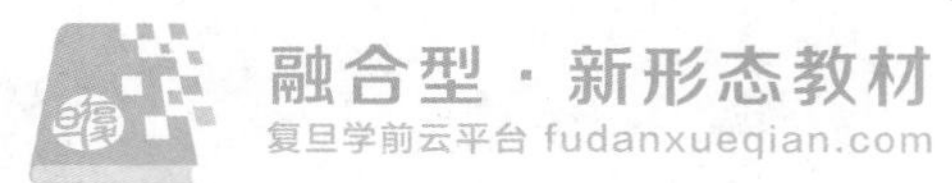

婴幼儿托育 · 早期教育系列教材

婴幼儿医学基础

主　编　史慧静

副主编　陈　劼　张博林

参与编写人员（按姓氏笔画排序）

王　珂　王　莉　史慧静　吕萍萍　吴光英　张博林　陈　劼

范　咏　罗梦雨　郭　玲

编写秘书

王　莉　张淑敏

视频和图像制作人员（按姓氏笔画排序）

王　莉　孔乐乐　吴光英　吴钰萍　范　咏　黄盼盼　梁欣悦

参编单位

复旦大学公共卫生学院

复旦大学附属儿科医院

合肥幼儿师范高等专科学校

长沙幼儿师范高等专科学校

复旦大学出版社

内容简介

本书较全面、系统地介绍婴幼儿健康相关的解剖、生理、病理、医学心理、健康促进和中医保健等医学领域基础知识。全书从介绍人体正常和异常的形态结构、功能和早期发育出发，讲解婴幼儿健康与疾病的概念和内涵，进一步细致介绍婴幼儿体格生长发育、心理行为发育过程中的规律和发育水平测评方法，最后介绍婴幼儿健康促进最新理论和养育照护措施，婴幼儿中医保健和中国的医疗卫生制度。同时将社会学、心理学、中医学等学科内涵融汇于医学基础知识的体系中，让学习者领会和理解中国特色卫生思想。

本书配套资源丰富，含有大量拓展阅读、实操视频、课件、习题答案、教案等，可登录复旦学前云平台（www.fudanxueqian.com）查看、获取。课件、教案仅限教师使用。每一个模块后配有在线测试题，学习者可以及时检验自己的学习情况。

本教材适合婴幼儿托育相关专业、早期教育专业、学前教育专业等学生学习，也可以作为从事婴幼儿生活保健的托幼机构园长、保健人员以及教师的参考用书。

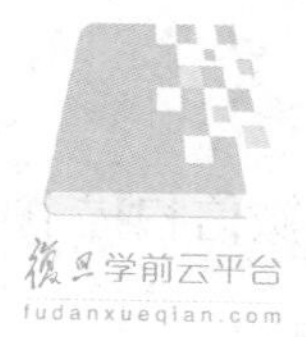

复旦学前云平台
数字化教学支持说明

为提高教学服务水平，促进课程立体化建设，复旦大学出版社学前教育分社建设了“复旦学前云平台”，为师生提供丰富的课程配套资源，可通过“电脑端”和“手机端”查看、获取。

【电脑端】

电脑端资源包括PPT课件、电子教案、习题答案、课程大纲、音频、视频等内容。可登录“复旦学前云平台”www.fudanxueqian.com浏览、下载。

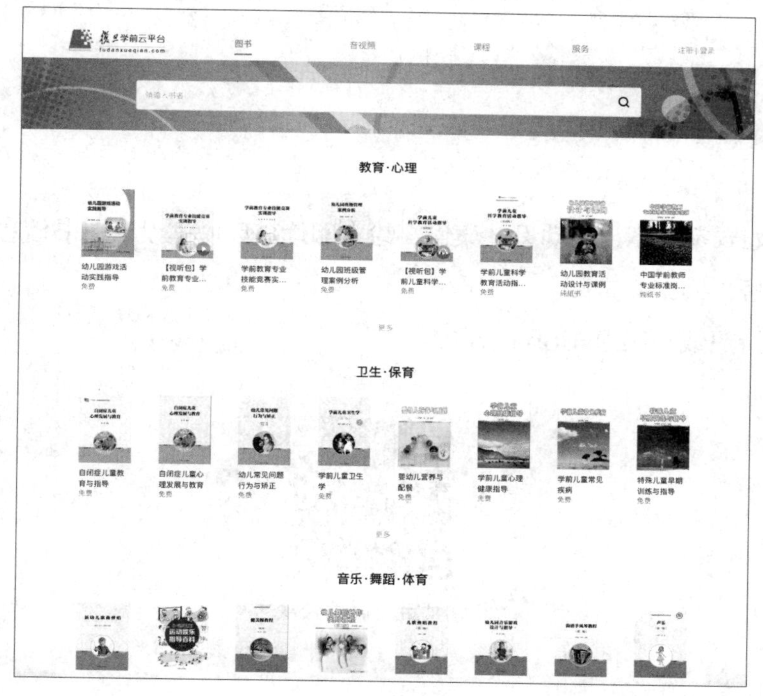

Step 1　登录网站“复旦学前云平台”www.fudanxueqian.com，点击右上角“登录/注册”，使用手机号注册。

Step 2　在“搜索”栏输入相关书名，找到该书，点击进入。

Step 3　点击【配套资源】中的“下载”（首次使用需输入教师信息），即可下载。音频、视频内容可通过搜索该书【视听包】在线浏览。

【手机端】

PPT 课件、音视频、阅读材料：用微信扫描书中二维码即可浏览。

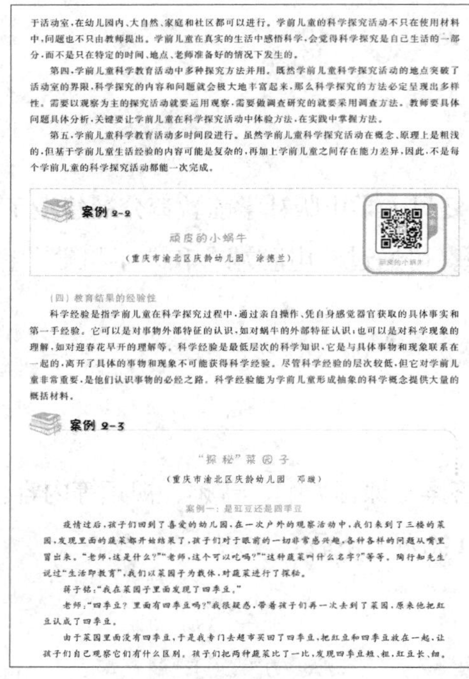

于活动室，在幼儿园内、大自然、家庭和社区都可以进行。学前儿童的科学探究活动不只在使用材料中，问题也不只由教师提出。学前儿童在真实的生活中感悟科学，会觉得科学探究是自己生活的一部分，而不是只在特定的时间、地点、老师准备好的情况下发生的。

第四，学前儿童科学教育活动中多种探究方法并用。既然学前儿童科学探究活动的地点突破了活动室的界限，科学探究的内容和问题就会极大地丰富起来，那么科学探究的方法必定呈现出多样性。需要以观察为主的探究活动就要运用观察，需要做调查研究的就要采用调查方法。教师要具体问题具体分析，关键要让学前儿童在科学探究活动中体验方法，在实践中掌握方法。

第五，学前儿童科学教育活动多时间段进行。虽然学前儿童科学探究活动在概念、原理上是粗浅的，但基于学前儿童生活经验的内容可能是复杂的，再加上学前儿童之间存在能力差异，因此，不是每个学前儿童的科学探究活动都能一次完成。

案例 2-2

顽皮的小蜗牛

（重庆市渝北区庆龄幼儿园　涂德兰）

（四）教育结果的经验性

科学经验是指学前儿童在科学探究过程中，通过亲自操作、凭自身感觉器官获取的具体事实和第一手经验。它可以是对事物外部特征的认识，如对蜗牛的外部特征认识；也可以是对科学现象的理解，如对迎春花早开的理解等。科学经验是最低层次的科学知识，它是与具体事物和现象联系在一起的，离开了具体的事物和现象不可能获得科学经验。尽管科学经验的层次较低，但它对学前儿童非常重要，是他们认识事物的必经之路。科学经验能为学前儿童形成抽象的科学概念提供大量的概括材料。

案例 2-3

"探秘"菜园子

（重庆市渝北区庆龄幼儿园　邓曦）

案例一：是豇豆还是四季豆

疫情过后，孩子们回到了喜爱的幼儿园，在一次户外的观察活动中，我们来到了三楼的菜园，发现里面的蔬菜都开始结果了，孩子们对于眼前的一切非常感兴趣，各种各样的问题从嘴里冒出来。"老师，这是什么？""老师，这个可以吃吗？""这种蔬菜叫什么名字？"等等。陶行知先生说过"生活即教育"，我们以菜园子为载体，对蔬菜进行了探秘。

蒋子铭："我在菜园子里面发现了四季豆。"

老师："四季豆？里面有四季豆吗？"我很疑惑，带着孩子们再一次去到了菜园，原来他把豇豆认成了四季豆。

由于菜园里面没有四季豆，于是我专门去超市买回了四季豆，把豇豆和四季豆放在一起，让孩子们自己观察它们有什么区别。孩子们把两种蔬菜比了一比，发现四季豆短、粗，豇豆长、细。

扫码浏览

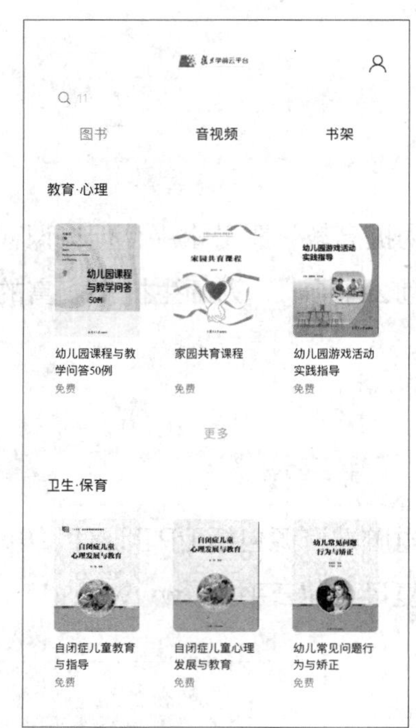

【更多相关资源】

更多资源，如专家文章、活动设计案例、绘本阅读、环境创设、图书信息等，可关注"幼师宝"微信公众号，搜索、查阅。

平台技术支持热线：029-68518879。

"幼师宝"微信公众号

【本书配套资源说明】

1. 刮开书后封底二维码的遮盖涂层。

2. 使用手机微信扫描二维码，根据提示注册登录后，完成本书配套在线资源激活。

3. 本书配套的资源可以在手机端使用，也可以在电脑端用刮码激活时绑定的手机号登录使用。

4. 如您的身份是教师，需要对学生使用本书的配套资料情况进行后台数据查看、监督学生学习情况，我们提供配套教师端服务，有需要的老师请登录复旦学前云平台官方网址：www.fudanxueqian.com，进入"教师监控端申请入口"提交相关资料后申请开通。

前言

21世纪以来，人类对于生命健康以及医学模式的认识发生了根本性的变化：人们对健康的要求不仅仅局限于无病痛，还要求更高的生活质量。为促进人口的健康增长，2016年开始我国调整生育政策，国务院办公厅于2019年下发《关于促进3岁以下婴幼儿照护服务发展的指导意见》，期望在健全婴幼儿照护服务的政策法规和标准规范体系的基础上，努力形成多元化、多样化、覆盖城乡的婴幼儿照护服务网络。针对0～3岁婴幼儿群体的特殊性，婴幼儿托育服务管理和照护人员的培养需要从了解和掌握必要的医学基础知识着手。本教材将多门类医学基础知识融为一体，以技能培养为核心构建内容，力求为培养高质量医药卫生应用型人才提供保障，为促进婴幼儿早期发展提供科学指导。

本教材在基础医学、临床医学、预防医学学科基础理论和前沿知识基础上，涵盖了婴幼儿人体解剖学、人体组织胚胎学、生理病理学、健康促进和中医保健等内容。不同于面向医学卫生专业的本科生，本教材将多学科知识融为一体，目的是帮助婴幼儿托育相关专业的学生在短时间内掌握必要的医学基础知识，是继续深入学习婴幼儿照护和保健的重要先导课。学生通过学习婴幼儿医学基础知识，可以掌握人体的组织结构、功能和病理变化，并了解社会学、心理学、中医学等学科的基础知识，从而更好地学习和掌握婴幼儿各类疾病的预防，采取适宜的措施对婴幼儿进行照护和保健。

本教材共六个学习模块。学习模块一和二，总体概述人体结构和功能、健康与疾病的含义，阐释一般人体与婴幼儿正常形态结构和功能，以及异常状态下的表现，帮助学习者建立对婴幼儿健康和疾病状态的初步认识；学习模块三和四，阐述了婴幼儿群体的体格生长发育、心理行为发育的规律特点，以及体格生长发育水平的测量和评价方法，让学习者懂得婴幼儿阶段正常的发育过程，能辨别出婴幼儿发育偏离和异常，以便及时采取干预措施；学习模块五是关于婴幼儿健康促进的内容，从现阶段国际上先进的健康促进理论、早期养育照护概念框架出发，启发学习者应在实际工作中把握婴幼儿早期发展的各种影响因素，因地制宜，采取适宜的方法、手段和健康倡导，促进婴幼儿早期发展；学习模块六主要介绍婴幼儿中医保健和我国现行医疗卫生制度，从中西医结合角度出发，阐述婴幼儿常用的中医保健技术和方法，以及我国医疗卫生制度改革过程，从而使学习者了解政府是如何从政策层面保障婴幼儿健康成长，应该如何合理利用医疗资源。

本教材的主要特点有以下三方面：一是结构清晰。在每个学习模块的开始，设置了“模块导读”“学习目标”和“内容结构”，让学习者在开始涉猎该模块内容时就能抓住学习重点和学习要求；在每个模块结尾的“模块小结”总结了该模块的重点内容，并提供相应的习题以巩固该模块的重要知识。二是知识模块化。本教材按照婴幼儿托育相关专业能力发展需求，整合必要的医学学科基础知识形成模块，并坚持理论学习与实践教学相结合，提升学习者的综合能力。三是内容丰富。正文内容采取知识点学习结合实训任务、文字结合图表、纸质材料结合电子二维码补充材料等方式，多形式、多途径帮助学习者理解掌握婴幼儿相关的医学基础知识。

编写团队成员中，既有国内著名高校的儿少卫生与妇幼保健学科专业人员、儿童专科医院的高层次护理团队人员，还有长期从事学前卫生和儿童保育教育的师资人员，保证了教材内容理论与实践相结合，科学与实用相结合。本书不仅适用于婴幼儿托育服务相关专业、早期教育和学前教育等专业学生学习，也可以作为婴幼儿照护者（如新手父母、保育师等）的参考用书。

编　者

目录

学习模块一 人体结构和功能 001

学习情境1 人体正常形态结构、功能及其发育 002

任务1 了解人体的基本构成 002

任务2 掌握婴幼儿各系统生长发育特点和照护要求 005

任务3 了解胚胎正常发育过程 011

PDF 人体不同细胞的形状 003

PDF 上皮组织、结缔组织、肌肉组织、神经组织的构成和功能 003

PDF 瘦体重、棕色脂肪的概念和临床意义 003

PDF 合成代谢和分解代谢的关系 004

PDF 眼的结构与功能 005

PDF《0~6岁儿童眼保健及视力检查服务规范（试行）》 006

PDF 耳的结构和功能 006

PDF《儿童耳及听力保健技术规范》 006

PDF 运动系统的结构和功能 006

PDF《关于5岁以下儿童身体活动、静坐行为和睡眠的指南》主要内容 006

PDF 呼吸系统的结构和功能 006

PDF 消化系统的结构和功能 007

PDF《儿童口腔保健指导技术规范》 007

PDF 免疫系统的结构和功能 008

▶ 婴幼儿皮肤护理 010

PDF 实训：婴幼儿体温测量 010

▶ 婴幼儿体温测量 010

PDF 受精过程 011

PDF 人胚及胎儿发育特点 013

学习情境2 认识人体形态结构及功能的异常 016

任务1 了解细胞、组织的适应与损伤 016

PDF 萎缩、肥大、增生和化生的表现和类型 017

任务 2　了解细胞、组织损伤后的修复　021
任务 3　了解出生缺陷　025
任务 4　了解儿童恶性肿瘤　028

遗传咨询　027
新生儿疾病筛查　027
儿童肿瘤洗澡自查法（图解）　030

在线练习　031

学习模块 二　健康与疾病　034

学习情境 1　健康概述　035
任务 1　理解婴幼儿健康的概念　035
任务 2　掌握婴幼儿健康的特征及评估方法　037
任务 3　掌握影响婴幼儿健康的因素　043

《妇女、儿童和青少年健康全球策略（2016～2030）》内容介绍　035

学习情境 2　疾病简论　047
任务 1　了解婴幼儿疾病的概念和致病因素　047
任务 2　掌握婴幼儿疾病的分类　051
任务 3　掌握疾病的发生、发展与转归　054

儿童非故意伤害现状　053

在线练习　057

学习模块 三　婴幼儿体格生长发育　060

学习情境 1　婴幼儿体格生长发育规律　061
任务 1　掌握婴儿原始反射和特殊生理现象　061
任务 2　掌握婴幼儿期体格生长基本规律及保育要求　064
任务 3　了解早产儿体格生长特征和保育要求　074

婴儿性征发育　063
婴幼儿视觉发育里程碑　066
婴幼儿听觉发育里程碑　066
囟门解剖　067
婴幼儿皮肤特点和毛发特点　067
体检听力筛查　074
追赶性生长　075
早产儿追赶性生长的研究进展　076
婴儿抚触操作视频　077

学习情境 2　婴幼儿体格生长测量与评价　079
任务 1　掌握体格生长测量方法　079
任务 2　掌握体格生长评价方法　081
任务 3　了解体格生长偏离的原因　087

体格生长测量方法　079
皮下脂肪测量　080
2015 年中国 9 市 3 岁以下儿童体格发育测量值　082
单项分级评价法　083
标准差计分法　083

中国儿童体格生长评价建议 086
矮身材儿童诊治指南概要 088

在线练习 089

学习模块 四 婴幼儿心理行为发育 092

学习情境 1 婴幼儿期心理行为发育规律 093
任务 1 掌握婴幼儿期心理行为发育规律及影响因素 093
任务 2 熟悉婴幼儿动作发展 097
任务 3 熟悉婴幼儿认知和语言发展 101
任务 4 熟悉婴幼儿情绪、性格和社会性发展 107

婴幼儿运动发育保育要求 100
婴幼儿认知发展保育要求 106
婴幼儿社会性发展 109

学习情境 2 婴幼儿心理行为发育评价 110
任务 1 了解婴幼儿心理评估方法和测验种类 110
任务 2 掌握婴幼儿心理行为发育问题表现与评估方法 113
任务 3 了解婴幼儿气质评估 120

孤独症的早期识别及保育要求 116
2~3 岁儿童行为量表（CBCL/2~3） 120

在线练习 123

学习模块 五 婴幼儿健康促进 125

学习情境 1 婴幼儿健康促进基本理论 126
任务 1 了解疾病与健康的生命早期起源 126
任务 2 掌握生命早期 1 000 天营养健康知识 130

慢性非传染性疾病的生命历程观 127
0~5 岁儿童生长标准 128
DOHaD 理论实例及流行病学研究 129
备孕妇女膳食指南 132

学习情境 2 婴幼儿早期养育照护 134
任务 1 掌握喂养与营养方法 134
任务 2 掌握婴幼儿回应性照护和早期发展知识 138
任务 3 掌握预防疾病与伤害的方法 141
任务 4 了解早产儿的养育照护 146

奶粉冲配 136
《婴幼儿辅食添加营养指南》 136
《托育机构婴幼儿喂养与营养指南（试行）》 137
脐部护理 141
洗浴 142
《托育机构婴幼儿伤害预防指南（试行）》 144
《国家免疫规划疫苗儿童免疫程序及说明（2021 年版）》 144
《早产儿保健服务指南》 148

《早产儿保健工作规范》 148
早产儿不同年龄段早期发展促进内容 149

在线练习 151

学习模块  婴幼儿中医保健和医疗卫生制度 153

学习情境 1 婴幼儿中医保健 154

任务 1 了解中医理论体系和哲学思想 154
任务 2 认识婴幼儿生理及病理病因特点与中医四诊 158
任务 3 熟悉婴幼儿疾病的中医防治 162

中医拾贝 154
人体是有机整体 155
中医的五脏、六腑、形体、官窍 155
四时养生 155
从中医整体观念浅谈健康 155
中医学的“异病同治” 155
阴阳学说的基本内容 156
五行的特性 157
变蒸学说 158
藏象学说之肺、脾、肾 159
易虚易实、易寒易热 159
孩子脾常不足，家长可做这些 160
中医儿科其他诊法 161
儿科常见的中医外治法 163
婴幼儿感冒中医小妙招 163
小儿咳嗽的常用食疗方法 164
灸腹部穴位治疗腹泻 164
几种缓解和治疗便秘的食疗便方 165
五迟五软护理须知 165
巧治夜啼 166

学习情境 2 婴幼儿医疗卫生制度及健康伦理 168

任务 1 了解中国婴幼儿健康促进政策发展 168
任务 2 掌握婴幼儿初级卫生保健 171
任务 3 了解婴幼儿健康伦理 174

1990 至 2018 年我国 5 岁以下儿童死亡率变化 168
托育服务发展历程 169
我国托育行业全国性政策发展历程 170
我国普惠托育的发展和规划目标 170
疫苗不良反应的分类与处理 173
辅助生殖技术的伦理原则 175
人胚胎干细胞研究的伦理原则 176
医学伦理委员会职能介绍 177

《涉及人的生命科学和医学研究伦理审查办法（征求意见稿）》 178

在线练习 178

主要参考文献 180

学习模块一
人体结构和功能

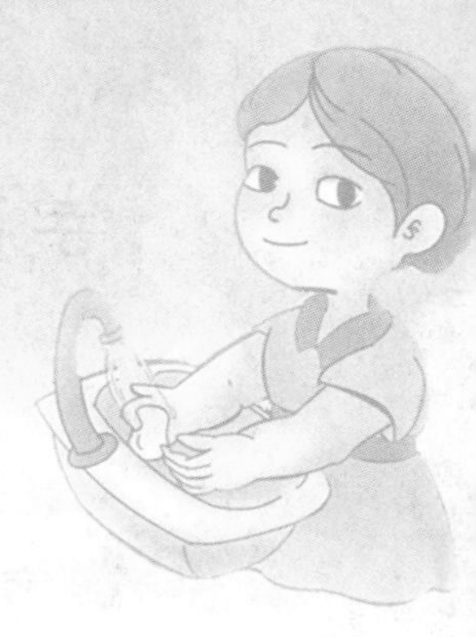

模块导读

婴幼儿正处于快速生长发育的重要时期，他们虽然已经具有人体的基本结构，但是各器官、系统尚未发育完全，与成人之间差异较大。因此，认识和掌握婴幼儿身体的结构和生理特点，是做好照护工作的前提。

本模块在介绍人体各系统主要构造和机能的基础上，着重介绍婴幼儿各系统的结构和机能特点，并据此提出符合婴幼儿生长发育特点的照护要求，以指导婴幼儿托育工作者的实践，促进婴幼儿的健康发展。

学习目标

➢ **知识目标**

1. 了解正常的人体结构和生理功能，以及病理状态下的变化。
2. 熟悉婴幼儿各系统发育特点，掌握婴幼儿各系统保健要点。
3. 了解胚胎发育过程和婴幼儿出生缺陷预防的相关措施。
4. 了解儿童常见肿瘤的临床表现和预防措施。

➢ **能力目标**

1. 能够根据婴幼儿发育特点将婴幼儿各系统保健要点应用于孕产保健和托育工作中。
2. 能够在预防先天畸形、优生优育方面进行孕产保健指导。
3. 能够对细胞的损伤、修复以及恶性肿瘤的发生有一定认识。

➢ **思政目标**

1. 能够运用辩证思维，懂得人体结构和功能相统一，关爱婴幼儿的成长。
2. 在科学预防出生缺陷的同时，能够以人文精神关爱出生缺陷儿。

内容结构

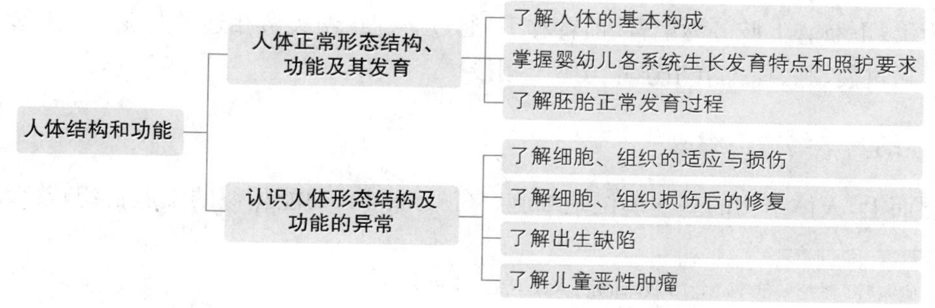

学习情境 1 人体正常形态结构、功能及其发育

案例导入

乐乐，男，3 岁，最近经常表现出不愿意去幼儿园，并且在家不停小便，仔细询问才得知，乐乐在幼儿园会经常憋尿，不愿意上厕所。但随着憋尿的时间延长，就老是有想小便的感觉了。到医院检查后，发现乐乐出现了尿路感染。

问题：请你思考像乐乐这样年纪的孩子容易发生尿路感染的原因，并进一步结合人体构造想一想婴幼儿的身体结构和成人一样吗？他们是“小大人”吗？

任务 1 了解人体的基本构成

人体是受精卵通过细胞的分裂和分化，形成组织、器官、系统，并最终由各系统有机组合成的一个协调统一的整体。

一、人体的基本形态和结构

（一）人体的基本形态

人体在外形上从上到下分为四部分：头部、颈部、躯干部和四肢[①]，见图 1-1。

头部包括面颅和脑颅。面颅上有眼、耳、鼻、口等器官。脑颅里的颅腔内装有脑。

颈部位于头部和躯干部之间，将两者相连。

躯干部前面是躯干前部，分为胸部和腹部；后面是躯干后部，分为背、腰、臀三个部分。躯干部内部体腔是躯干内部，以膈肌为界，分为胸腔和腹腔。其中有心、肺、肝、胃、肾、脾、肠等器官。

四肢分为上、下肢。上肢分为上臂、前臂和手，通过肩、肘、腕关节相连并与躯干相接。下肢分为大腿、小腿和足，通过髋、膝、踝关节相连并与躯干相接。

（二）人体的基本结构与组成

在物理层面上，人体结构的基本单位是细胞，来源于结构、功能相似的细胞群组成组织，不同组织

① 柏树令，应大君．系统解剖学[M]．8 版．北京：人民卫生出版社，2013：4-6.

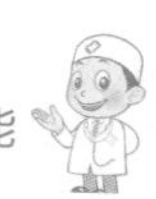

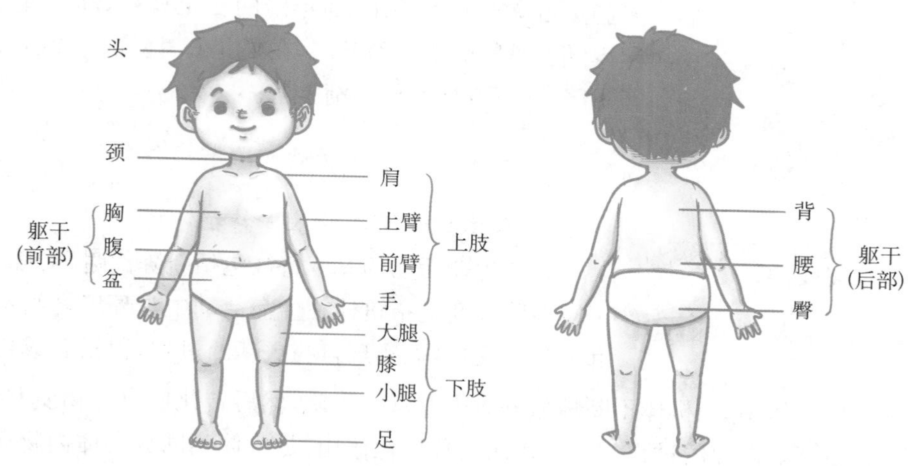

图 1-1　人体的划分

以一定数量和方式组合成器官，若干器官联合形成系统，各系统相互配合，形成统一的整体。

在化学层面上，组成人体的成分主要有蛋白质、核酸、糖类、脂类、水、无机盐等。这些物质在人体总重量中的构成比例称为体成分。体成分的均衡是维持健康生命活动的基础。

1. 细胞

细胞是人体形态结构、功能和生长发育的基本单位，数目庞大、大小不一、种类繁多、功能各异，但结构基本相似，包括细胞膜、细胞质和细胞核；化学成分大致相同，包括蛋白质、脂质、核酸等。

知识拓展

人体不同细胞的形状

细胞的外部边界称为细胞膜，这层天然屏障具有保护细胞的作用；细胞内的水样凝胶状物质称为细胞质，是细胞新陈代谢的主要场所；悬浮于细胞中央的称为细胞核，具有储存遗传信息的作用。

细胞和细胞之间的物质称为细胞间质，是维持细胞生命活动的重要内环境。

2. 组织

组织是由形态和功能相似的细胞和细胞间质有规律地结合起来形成的基本结构，包括四种基本组织：上皮组织、结缔组织、肌肉组织和神经组织。

上皮组织呈膜状覆盖于人体表面和体内各种管道、囊、腔的内外表面；结缔组织以多样的形态广泛分布于身体各部；肌肉组织具有收缩功能，可以完成身体运动和体内脏器的蠕动或搏动；神经组织具有接受刺激、传导冲动和整合信息的能力。

知识拓展

上皮组织、结缔组织、肌肉组织、神经组织的构成和功能

3. 器官和系统

器官是能够行使某些特定功能的结构单位，如心、肝、脾、肺等。器官是由组织构成的，其结构特点和功能相适应。

人体内能够完成共同生理功能的多个器官组合在一起形成一个系统。人体有运动、消化、呼吸、泌尿、生殖、脉管、神经、内分泌和感觉器九大系统，具体内容在本情境任务 2 会详细阐述。这些系统各有分工，相互之间又有配合，共同完成生命活动。

4. 身体成分

身体成分，简称体成分，指人体总重量中不同身体组成物质的构成比例。体成分有多种分类方法，从微观上划分，体成分主要有水、蛋白质、核酸、糖类、脂肪、无机盐等；从宏观上划分，体成分主要有体脂和瘦体重。根据代谢活性，体脂可分为白色脂肪和棕色脂肪，白色脂肪是一般所说的分布于皮下和内脏的脂肪，棕色脂肪大部分聚集在后颈到上背部的区域，随着年龄的增加而减少。

知识拓展

瘦体重、棕色脂肪的概念和临床意义

儿童出生后，随着体格的生长发育，体成分也在不断变化。图 1-2 展示了 0～10 岁儿童体脂率(体

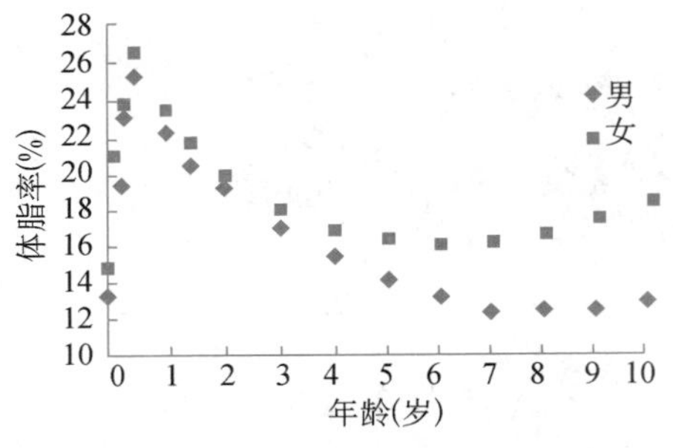

图 1-2　0～10 岁婴幼儿体脂率(BF%)的变化①

知识拓展

合成代谢和分解代谢的关系

脂量占体重的百分比)随年龄的变化规律,新生儿出生后,体脂率随着月龄的增加而升高,在婴儿 6 月龄时达到最高,之后逐步下降,在青春期前又逐渐上升。

(三) 人体的生命活动与调节

1. 人体生命活动的基本特征

人体生命活动的基本特征包括新陈代谢、兴奋性和生殖。

新陈代谢是指机体在生命活动中与环境之间不断进行物质和能量的交换,以实现自我更新的过程,包括合成代谢和分解代谢。合成代谢又称同化作用,是机体不断地从外界摄取营养物质,然后转化成自身物质并存储能量,以供机体生长、发育、更新等需要的过程。分解代谢又称异化作用,是机体不断分解体内物质并释放能量的过程。

兴奋性是指机体对刺激产生反应的能力,它使机体对环境的变化做出适当的反应,是生物体生存的必要条件。适应性是指机体根据内外环境的变化而调整体内各部分活动和相互关系的功能的过程,可使生物体更好地生存,也是生命活动的基本特征。

生物体在适宜阶段具有的产生和自己相似子代的能力称为生殖,是生命活动的另一基本特征,它可实现种系的延绵和生命活动的延续。

2. 人体生理功能调节的基本形式

人体生理功能调节的基本形式主要有以下三种。

(1) 神经调节。神经调节是指在神经系统的参与下,人体对内、外环境变化做出适应性反应的过程。神经调节主要通过神经反射活动发挥作用,反射的结构基础是反射弧。反射弧包括 5 个组成部分:感受器、传入神经、神经中枢、传出神经和效应器。其中,感受器接受刺激,中枢处理刺激,效应器产生反应,传入和传出神经是连接感受器和效应器的通路。神经调节具有反应迅速、准确、作用时间短暂的特点。

(2) 体液调节。体液调节是指体内产生的某些化学物质(如激素)通过体液运送到全身,继而对某些细胞、器官或组织的生理活动进行调节的过程。内分泌细胞分泌的激素多数经体液循环运送到身体各部位而发挥作用。但某些细胞或组织产生的化学物质可直接在局部组织液内扩散,从而改变临近细胞组织的活动。体液调节具有反应缓慢、广泛、作用时间长久的特点。

(3) 自身调节。自身调节是指机体不依赖神经或体液而自动产生的适应性反应的过程,是一种低级的调节方式,只存在于少数器官和组织中。自身调节具有简单、局限、调节幅度小、灵敏度低的特点。

实训 1.1.1　识别人体的基本形态和结构

解剖学是研究人体形态结构、发生发展及其功能关系的科学,与医学中其他各学科内容关系极为密切。对人体各器官、组织的形态结构的正确认识是区分正常和异常,充分理解人体各器官、系统的生理机能、病理和生理发生过程的基础。

(一) 任务要求

认识人体的基本形态和结构。

① 图片改自:季成叶. 现代儿童少年卫生学[M]. 北京:人民卫生出版社,2010.

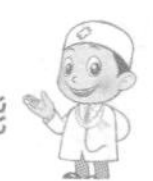

（二）操作方法

1. 对照有关教具和自己的身体，说出人体主要器官和结构的名称、部位。
2. 在下列学习单中填写相关内容（见表 1-1）。

表 1-1　人体主要器官和结构汇总学习单

人体部分	主要器官、结构
面颅	如：眼、耳、鼻、口、舌、齿、唾腺、腮腺、下颌腺
脑颅	
颈部	
躯干部	
四肢	

学习单
参考答案

（三）任务评价要点

在学习单中完整、正确地列出人体主要器官和结构。参考答案详见二维码。

任务 2　掌握婴幼儿各系统生长发育特点和照护要求

人体的诸多器官按照功能的不同，分别组成九大系统：感觉器、运动系统、呼吸系统、消化系统、脉管系统、泌尿系统、生殖系统、神经系统和内分泌系统，部分分类方式提出将免疫系统划分为九大系统之一。婴儿出生后，这些系统的结构和功能仍然在不断完善中。①

一、感觉器和运动系统

感觉器主要是感受机体内、外环境刺激并产生兴奋，形成视觉、听觉、触觉、痛觉、温度觉等各种感觉；而运动系统主要执行躯体的运动功能。视觉、听觉和运动系统在婴幼儿期值得关注。

1. 视觉与眼保健

眼的结构
与功能

眼由眼球及眼的附属结构构成。眼球分为眼球壁和内容物两部分。眼的附属结构分为眼睑、眼结膜、泪腺、眼外肌以及睫毛和眉等。

新生儿一出生只能看到光和影；颜色视觉发育在 4～7 月龄完成，此时应用颜色鲜艳的玩具吸引他们；深度和空间视觉发育在 6～8 月龄完成；眼的集合功能在 1～1.5 岁进一步发展，此时幼儿眼睛可跟随目标由远及近。与此同时，婴幼儿的视力也是一个逐步提高的过程，1 岁为 0.2～0.25，2 岁为 0.5，

① 柏树令，应大君．系统解剖学[M]．8 版．北京：人民卫生出版社，2013：4.

3 岁为 0.6，到 4～5 岁时视力接近 1.0，并于 9～10 岁升至正视化的 5.0(1.0)水平。

在婴幼儿照护工作中，应当适时给婴幼儿提供多种视觉刺激，促进儿童视觉发育。可以提供色彩、光线、物品和可自由探索的空间环境；保证婴幼儿良好的用眼环境，培养良好的用眼习惯，保护他们的视力。选择的婴幼儿读本应当色彩鲜艳、图像清晰、字体大小合适；阅读处应保证光线充足，并且光源从阅读者的左上方摄入。尽量不让婴幼儿看手机、玩平板电脑，少看电视和电脑屏幕。

《0～6 岁儿童眼保健及视力检查服务规范（试行）》

0～6 岁是儿童眼球结构和视觉功能发育的关键时期，这一时期发生的眼部疾病及视力不良，如未及时诊治，可能影响儿童眼球发育，导致儿童视觉发育异常或弱视，即使戴镜矫治也无法恢复为正常视力，因而要按照国家卫健委制定的《0～6 岁儿童眼保健及视力检查服务规范（试行）》定期进行视力筛查，早期发现视觉异常，预防眼外伤和感染性眼病。

2. 听觉与耳保健

耳的结构和功能

耳是由外耳、中耳和内耳三部分组成，耳的结构和功能可扫码阅读。其中外耳、中耳是声波的传导装置，内耳中的耳蜗是接受声波刺激的感受器所在部位。听觉是儿童语言发展、社会技能学习的重要途径，同时耳蜗也有保持身体平衡的功能。婴幼儿的外耳道皮肤娇嫩且狭窄，咽鼓管平直、短粗，因此外耳道易受感染并扩散至邻近器官、组织，鼻咽部感染也易通过咽鼓管引起中耳炎。由于婴幼儿的耳蜗对噪声较敏感，60 分贝（dB）的噪声便会影响婴幼儿的休息、睡眠。

《儿童耳及听力保健技术规范》

在婴幼儿照护工作中，应当戒除挖耳、揪耳等动作，防止耳受伤；如果受伤，应按照医嘱定时定量服用药物，避免因耳毒性药物过量引起的耳损伤。保持婴幼儿外耳道和鼻咽部干燥清洁，积极预防鼻炎、中耳炎、扁桃体炎等。日常生活中不断发展婴幼儿听觉，常让婴幼儿聆听风声、雨声、鸟叫等大自然的声音，或者轻柔、节奏明快的幼儿音乐。托育工作者可以参照《儿童耳及听力保健技术规范》对婴幼儿家长进行健康教育。

3. 运动系统与保健

运动系统由骨、骨连结和骨骼肌三部分组成。全身各骨由骨连结连在一起，构成骨骼，为骨骼肌提供附着；骨骼肌在神经支配下收缩，牵拉其所附着的骨产生运动。

运动系统的结构和功能

婴幼儿时期的骨骼在形态、结构、功能和化学成分上都处于不断变化的过程。随着粗大动作的发育，婴幼儿的脊柱由出生时的平直变为出现生理弯曲。但此时的生理弯曲尚未定型，要到 6～7 岁才会被韧带固定。婴幼儿的关节和韧带尚未发育完好，易发生关节脱臼。此外，婴幼儿肌肉收缩力差，易疲劳，但由于新陈代谢旺盛，疲劳后的肌肉也可较快恢复。

在婴幼儿运动系统保健工作中，要注意补充优质蛋白质、钙、磷、维生素 D、维生素 A 等，促进婴幼儿骨骼发育。适宜的体育锻炼可以加快新陈代谢和体格生长，应组织多样化、时长和强度符合婴幼儿年龄特点的锻炼。2021 年，世界卫生组织颁布的《5 岁以下儿童身体活动、静坐行为和睡眠的指南》给我们提供了更多启示。

《关于 5 岁以下儿童身体活动、静坐行为和睡眠的指南》主要内容

二、呼吸和消化系统

呼吸系统执行的是气体交换功能，消化系统则主要负责消化食物、吸收营养物质和排出代谢产物。以下将阐述呼吸和消化系统的主要构成及其保健知识。

1. 呼吸系统与保健

呼吸系统的结构和功能

呼吸系统由呼吸道和肺两部分组成。呼吸道自上而下依次包括鼻、咽、喉、气管、支气管，是沟通外界气体出入肺的通道。婴幼儿的鼻腔、喉腔、气管和支气管短窄，发育未成熟，但含有丰富的血管，因此，发生感染后易充血水肿而出现鼻塞，甚至呼吸困难；婴幼儿肺的弹性差，肺泡数量少，因此，气体交换能力较弱；且婴幼儿胸廓容积小，呼吸肌力量弱，所以，年龄越小的婴幼儿呼吸频率越快。

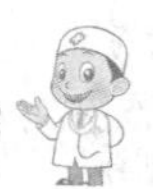

在婴幼儿照护工作中，应当培养婴幼儿良好的卫生习惯：避免用手挖鼻孔，避免边吃饭边嬉笑打闹，预防异物进入呼吸道；不要随地吐痰，不要蒙头睡觉；保持室内空气清新，时常开窗通风换气；根据婴幼儿年龄和健康状况，合理、适量、安全地进行活动，增加肺活量，促进呼吸系统的发育。

2. 消化系统与保健

知识拓展

消化系统的结构和功能

消化系统由消化道和消化腺两部分组成。消化道自上而下依次是口腔、咽、食管、胃、小肠、大肠和肛门，是一条肌性管道。牙齿是口腔中的重要结构。人一生有 20 颗乳牙和 32 颗恒牙两副牙齿。婴儿 6～8 个月时，乳牙萌出，在 2～3 岁时出齐。恒牙的骨化从新生儿开始，并于 6 岁开始萌出，因此，恒牙的坚固性很大程度取决于婴幼儿阶段的营养。婴幼儿的食道短窄，胃壁弹性差，消化腺的数量和功能发育不完善，但小肠相对较长，因此，婴幼儿的消化能力弱，吸收能力相对较强。

政策文件

《儿童口腔保健指导技术规范》

在婴幼儿照护工作中，应关注用牙卫生：婴儿在两次喂奶之间，可以给其喂少量白开水，起到清洁口腔的作用。幼儿在饭后应该及时用温水漱口，把残留在牙齿表面和间隙的食物冲掉。照护者应根据婴幼儿生长发育过程中营养需求的变化，提供多样化且与其发育水平相适应的食物；耐心鼓励和协助婴幼儿进食，培养细嚼慢咽的合理进食行为；禁止饭前、饭后剧烈运动；帮助幼儿学会自主进食，遵守必要的进餐礼仪，逐步形成健康的进餐模式。托育工作者可以参照《儿童口腔保健指导技术规范》对婴幼儿家长进行健康教育。

三、脉管和免疫屏障系统

脉管系统的功能是运送血液在体内的流动。免疫屏障系统的功能在于保护机体组织免受外界侵害，维持机体内环境的平衡稳定。以下将阐述脉管系统和免疫屏障系统的主要构成及其保健知识。

1. 脉管系统与保健

脉管系统也称心血管系统，由心脏、血管和血液组成。心脏通过有节律的收缩和舒张，促使血液在全身循环流动，是脉管系统的动力器官。血管包括动脉、静脉和毛细血管。其中，动脉血管管壁厚且弹性大，位于身体较深部位，管内血液流速快，具有把血液从心脏运送到全身的功能；静脉血血管管壁薄且弹性小，位于身体较浅部位，管内血液流速慢，具有把血液从全身各部位运回心脏的功能；毛细血管管壁极薄且呈网状结构连接动脉和静脉，是血液和组织液间进行物质和气体交换的高效场所。血液中的液体成分和有形成分分别为血浆和血细胞。其中，血浆中的 90%～92%是水分；血细胞包含数量最多的红细胞、有免疫功能的白细胞和具有加速凝血、止血功能的血小板。

婴幼儿心率较快，随着年龄增长，心率逐渐变慢。婴儿心率在 1 岁以内是 110～130 次/分钟，2～3 岁时是 100～120 次/分钟。婴幼儿血管内径较粗且内壁弹性好，因此血压偏低。正常情况下，婴幼儿是由骨髓造血，但当处于疾病或骨髓代偿功能不足时（如感染、溶血、贫血等），转换为髓外造血（肝、脾、淋巴结恢复胚胎期的造血功能）。婴幼儿的血液量相对较多，但凝血物质和中性粒细胞比例较少，因此，血液凝固较慢，并且机体的免疫能力较差。

在婴幼儿照护工作中，应根据婴幼儿年龄和体质状况，安排合理、适度的身体活动。身体活动可以促进机体血液循环，增强其造血功能，促使婴幼儿心肌生长得粗壮结实，并提高心脏的工作能力；注意让婴幼儿多在阳光下活动，促进皮肤维生素 D 的合成；剧烈运动不宜突然停止；运动中若有大量出汗的情况，不宜立刻大量喝水，应少量补充淡盐水。同时，应合理补充营养，积极防治贫血，婴幼儿生长发育较快，容易发生缺铁性贫血，因此婴幼儿在日常饮食中应注意多吃含铁丰富、易吸收的食物。

2. 免疫屏障系统与保健

免疫屏障系统由内、外部屏障构成。外部屏障是指皮肤，由表皮、真皮、皮下组织和一些附属结构

(毛发、汗腺、皮脂腺等)组成;内部屏障是指免疫系统,由免疫器官、免疫细胞和免疫分子组成。婴幼儿皮肤娇嫩、皮下脂肪少,皮肤的吸收能力和渗透能力较强并且体温调节能力较差,先天免疫功能逐渐减退,而获得性免疫功能尚缺陷,因此,婴幼儿抵抗疾病的能力较差,需要通过预防接种获得特异性的抗体。另外,由于婴幼儿的外周免疫器官发育较快,因而婴幼儿的扁桃体出现肥大是正常的生理现象。

知识拓展

免疫系统的结构和功能

在婴幼儿照护工作中,应注意保持婴幼儿皮肤清洁,避免皮肤损伤;提供适度、适量的户外活动,提高婴幼儿的免疫力;应定期、主动让婴幼儿参与计划免疫;区分病理性扁桃体肿大和生理性扁桃体肿大,慎重摘除扁桃体。因为扁桃体是具有免疫功能的淋巴组织,是机体防御疾病的“门卫”。目前医学界认为,单纯性扁桃体炎一般情况下不必摘除,如有反复化脓性感染、过度肥大或引发肾炎、风湿等疾病时,可以考虑摘除。

四、泌尿和生殖系统

泌尿系统可以排出机体内溶于水的代谢产物,而生殖系统主要执行生殖繁衍后代的功能。以下将阐述泌尿和生殖系统的主要构成及其保健知识。

1. 泌尿系统与保健

泌尿系统由肾、输尿管、膀胱和尿道四部分组成,见图 1-3。肾位于腹后壁,脊柱两旁,呈蚕豆形、左右各一,由皮质、髓质和肾盂组成,具有产生尿液、排出机体废物(如尿素、尿酸等)的作用;输尿管是输送尿液的一对细长的肌性管道;膀胱位于腹腔内;尿道是膀胱通向体外的排尿管道。

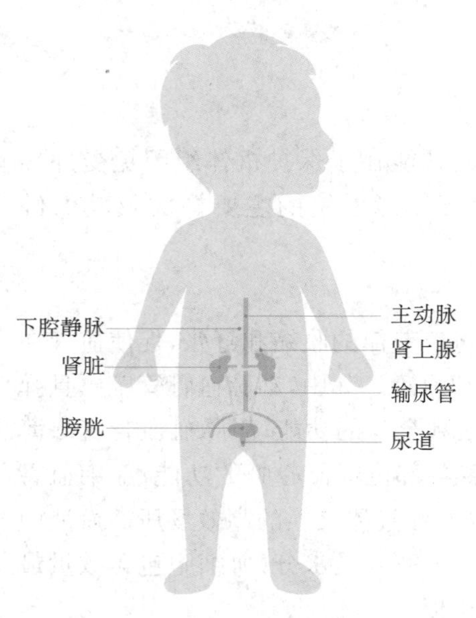

图 1-3　泌尿系统

婴幼儿的肾脏尚未发育成熟,年龄越小,尿量越多,婴幼儿在 1 岁、2～3 岁时的排尿频率分别为 15～16 次/天和 10 次左右/天;膀胱储尿功能差,一般 2 岁左右可以在白天控制排尿,3 岁左右可以在夜晚控制排尿;输尿管弹性差,易扩张并扭曲,因此,尿液容易驻留而诱发感染;尿道短且柔嫩,尤其是女孩,易发生尿道感染。

在婴幼儿照护工作中,应让婴幼儿适量饮水,养成及时排尿的习惯。适量饮水可以使婴幼儿保证新陈代谢,及时排出体内代谢产物;排尿可以清洁尿道,从而防止尿道感染;应保持婴幼儿会阴部清洁卫生,使用专用的毛巾和盆,每晚睡前清洗婴幼儿外阴;1 岁后不让幼儿穿开裆裤;教育幼儿不要坐在地上。托幼园的厕所、便盆应每天清洗、消毒;注意尿液颜色(正常的尿液呈淡黄色)、气味,预防泌尿系统疾病,某些药物、食物可以引起尿液颜色发生变化,应持续观察一段时间,若异常改变一直存在,则应及时就医。上呼吸道感染、扁桃体炎等都是肾炎的诱发因素,应注意这些因素的进行性发展,一旦发生泌尿系统感染应积极治疗。

2. 生殖系统与保健

生殖系统由内生殖器和外生殖器两部分组成。男性的内生殖器包括生殖腺(睾丸)、输精管道(附睾、输精管、射精管和尿道)、附属腺(精囊腺、前列腺、尿道球腺),外生殖器包括阴茎和阴囊。女性的内生殖器包括生殖腺(卵巢)、输卵管道(输卵管、子宫、阴道)、附属腺(前庭大腺),外生殖器包括阴阜、大、小阴唇、阴道前庭、阴蒂、前庭球。见图 1-4。

婴幼儿的生殖系统发育处于停滞状态,直到青春期,生殖系统开始迅速发育成熟。男孩性发育的第一信号是睾丸增大,同时阴囊增大,阴囊皮肤变薄、变红、起褶皱,遗精是性功能发育的重要标志。乳

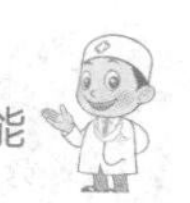

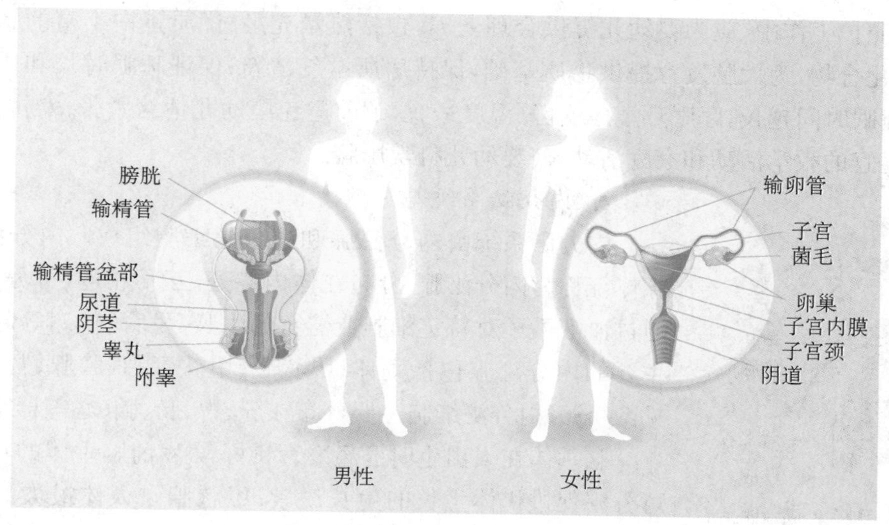

图 1-4　生殖系统

房发育是女孩性发育的第一个信号，月经初潮是女性性功能发育的“里程碑”。性早熟是指女孩在 8 岁前出现乳房发育或男孩在 9 岁前出现睾丸增大的情况。

在婴幼儿照护工作中，应保持婴幼儿外生殖器的清洁。养成便后清洗外阴的习惯，女孩应该注意清洗顺序是从前向后，最后清洗肛门；男孩一般包皮包住龟头，包皮内易形成皮垢，因而在其小便后或洗澡后要及时擦干外生殖器，勤换内衣裤；衣服宽松适度，避免穿紧身裤，避免影响生殖器的生长发育；避免生殖器损伤。

五、神经和内分泌系统

神经系统保持人体全身各器官系统活动的协调，内分泌系统则配合神经系统调控全身。以下将阐述神经系统的主要构成及其保健知识。

1. 神经系统与保健

神经系统分为中枢神经系统和周围神经系统两部分，通过神经反射使机体对变化的环境产生适应性反应，从而保证正常生命活动的进行。中枢神经系统由脑和脊髓构成，脑由大、小脑、间脑、脑干组成。大脑分为左、右半球，有许多功能区，见图 1-5；小脑具有维持身体平衡的作用；间脑包括丘脑和下丘脑，丘脑是皮质下感觉中枢，下丘脑可控制脑垂体的内分泌活动；脑干包括中脑、脑桥和延髓，中脑具有维持觉醒和睡眠、保持肌肉紧张度、维持身体平衡等功能，脑桥具有负责吞咽、呕吐的功能，延髓上分布着呼吸、心跳等生命活动的中枢。周围神经包括 12 对脑神经、31 对脊神经、自主神经，分别支配头部各器官、躯干和四肢、体内各脏器的运动。

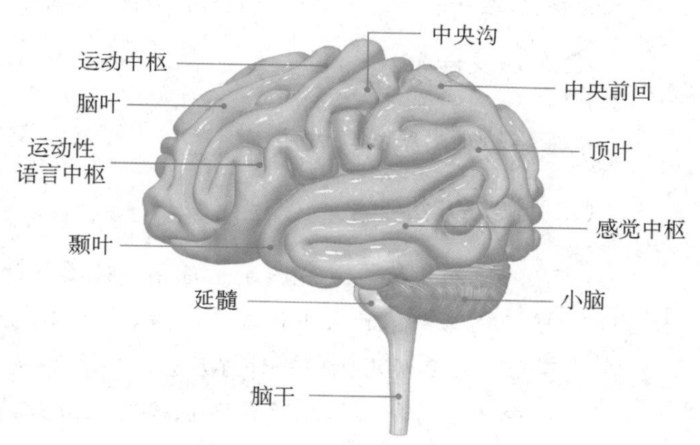

图 1-5　大脑皮质的功能定位

0～3 岁婴幼儿脑重量继续增加，平均脑重从出生时的 370 g 增至 3 岁时的 1 100 g(约为成人的 80％)。0～3 岁婴幼儿脑细胞迅速增殖但尚处于发育阶段，神经活动多为兴奋过程，但持续时间较短，因此，婴幼儿多表现为易激动、自控力差、注意力不集中。

在婴幼儿照护工作中，应为婴幼儿提供合理营养，包括热量充足、优质蛋白丰富的膳食，同时摄入一定量的碳水化合物，为大脑发育提供物质基础，保持居所空气清新；保证睡眠时长和质量，婴幼儿年龄越小，所需睡眠时间越长；睡眠环境应安静、温度适宜，睡前避免婴幼儿情绪紧张；安排生动、有趣、多样、持续时间适宜的教学活动和家庭活动，使婴幼儿科学用脑。

2. 内分泌系统与保健

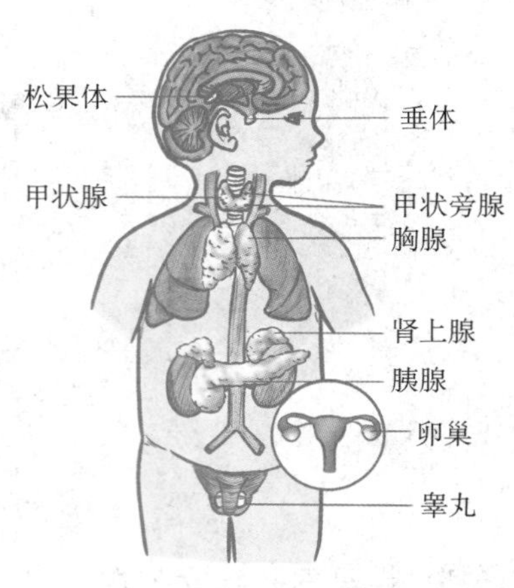

图 1-6　人体内分泌腺

内分泌系统由内分泌腺和内分泌细胞组成。内分泌细胞集中的腺体统称为内分泌腺，分布在体内各处，互不相连，可分泌激素。激素通过血液循环对特定细胞或器官的生长、发育、代谢等起到调节作用。主要的内分泌腺包括垂体、甲状腺、甲状旁腺、胰腺、肾上腺、胸腺等，见图 1-6；内分泌细胞主要分布在肝、胃、肠、脑、心等器官中。

脑垂体在人出生时已经发育良好，4 岁前脑垂体的功能较为活跃，可分泌促进机体生长的生长激素；甲状腺是人体最大的内分泌腺，具有调节新陈代谢、兴奋神经系统、促进骨骼生长发育的作用；胰岛分泌的胰岛素可以调节糖、脂肪和蛋白质的代谢；胸腺在胎儿期和新生儿期生长快速，幼年时的胸腺发育不完全，使得机体免疫功能建立不完善，因而婴幼儿易出现反复感染，如呼吸道、消化道等感染。

在婴幼儿照护工作中，应注意生长激素水平和功能发挥，及时发现婴幼儿的生长激素分泌不足或过多的情况，积极预防侏儒症或巨人症；应注意甲状腺素水平和功能发挥，适量摄入碘（如碘化盐、海带、紫菜等），以免甲状腺素分泌不足，积极预防侏呆小症等。合理安排一日的生活活动，保证充足睡眠，有效促进婴幼儿内分泌系统的正常发育。

实训 1.1.2　婴幼儿皮肤护理

视频
婴幼儿皮肤护理

皮肤是人体的第一道屏障，能保护身体免受毒物和微生物的危害，也可抵挡机械损伤及紫外线照射损伤。因此皮肤的健康对于人整体健康而言意义非凡，科学护理皮肤尤为重要。婴幼儿皮肤和成人的相比，在功能和结构上有一定的相似性，但抵抗力较低，更需要正确护理，以预防婴幼儿皮肤病。

（一）任务要求

掌握婴幼儿皮肤护理方法。

知识拓展
实训：婴幼儿体温测量

（二）操作方法

1. 在给婴幼儿擦身或洗脸时应选用质地柔软的毛巾，这一点在干燥的秋冬季尤其要注意。

2. 婴幼儿贴身穿的衣服用料宜柔软，应给婴幼儿挑选吸水性、透气性较好的棉布或棉毛织品衣服。冬天应为婴幼儿准备一件厚度合适、松软、暖和的棉袄，穿着方便。

3. 选择不含香料、酒精，无刺激性并能很好保护皮肤水分平衡的润肤霜。如果婴幼儿皮肤出现过敏反应，如皮肤发红、出现疹子等，应立即停止使用。

视频
婴幼儿体温测量

（三）任务评价要点

1. 在干燥的秋冬季节，应使用含有天然滋润成分的护肤产品让皮肤形成一个保护膜。

2. 相较于用两三件毛衣套着穿，在冬天给婴幼儿准备一件棉袄会更舒适。

3. 不要给婴幼儿化妆。化妆品中的铅会影响婴幼儿的大脑发育。

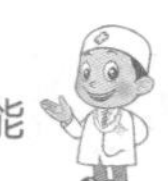

任务3 了解胚胎正常发育过程

人胚胎发育包括三个时期：胚前期(preembryonic period)、胚期(embryonic period)和胎期(fetal period)。从受精到第2周末二胚层胚盘出现为胚前期，也叫分化前期；从第3周至第8周末为胚期，胚(embryo)的各器官、系统与外形发育初具雏形；从第9周至出生为胎期，在此期内胎儿(fetus)逐渐长大，各器官、系统继续发育成形，部分器官出现一定的功能活动。人胚胎在母体子宫中发育总共经历38周(约266天)，最显著的进展出现在受精后的前8周内，这是整个胚胎发育的关键时期。

一、人体胚胎的正常发育

人胚胎发育从成熟卵子受精开始。对母体而言，胚胎在体内生长发育的全过程称为妊娠。正常妊娠全程历经约280天，即40周。值得注意的是，这里计算妊娠时长的起始时间并不是实际受精或排卵的时间点，而是从孕妇末次月经第1日起开始计算的，比胚胎的实际发育时间(即受精龄)常常要多14天左右。一般情况下，胎儿在24孕周后(受精后22周)出生可能存活，但生存力极差；28孕周后生存力逐渐增加；37～42孕周为足月成熟儿。整个孕期可分为孕早期、孕中期和孕晚期，分别指妊娠1～12周、13～27周以及孕28周至分娩。

(一) 受精卵的形成和植入

1. 受精

受精(fertilization)是有性生殖生物单倍体配子(精子和卵子)相互识别、融合、启动新生命的过程。哺乳动物的受精过程主要包括精子获能、顶体反应的发生和精卵质膜融合三个阶段。受精卵的形成是胚胎发育的起点。

知识拓展

受精过程

2. 胚泡形成和植入

人的受精卵一旦形成便开始从输卵管壶腹部向子宫方向移动并进行细胞分裂。受精后30小时左右，受精卵完全分裂为两个细胞，进入2细胞期；40小时左右进入4细胞期；在72小时，胚卵已有16个卵裂球，形成桑椹胚(morula)。

到第4天，桑椹胚进入子宫腔，其细胞继续分裂，透明带溶解，胚呈现为囊泡状，故称胚泡(blastocyst)。胚泡进入子宫内膜的过程称植入(implantation)，又叫着床。植入于受精后第5～6天开始，第11～12天完成。胚泡植入的部位通常在子宫的体部和底部，多见于后壁。

(二) 胚盘形成与胚层分化

在受精第2周，内细胞群的细胞分裂增殖并逐渐分化成两层细胞，靠近胚泡腔一侧的内细胞群细胞分化为下胚层(hypoblast)，其余的分化为上胚层(epiblast)。上下胚层紧贴形成一扁平椭圆形盘状结构称胚盘(germ disc)，它是人体发生的原基。

受精第3周初，部分上胚层细胞增殖较快，形成一条增厚隆起的细胞条索，即原条(primitive streak)。原条的出现确立了胚体的中轴和头尾，出现原条的一端为胚体的尾侧。原条的中线细胞向深层内陷形成原沟；其头端细胞增生快，细胞密集形成的结节状结构为原结。原条、原结等形成后，上胚层细胞继续增生并向原沟迁移，原沟深部的细胞在上下胚层间扩散迁移，一部分细胞在之间形成新的细胞层，称胚内中胚层（intraembryonic mesoderm），简称中胚层（mesoderm），它在胚盘边缘与胚外中胚层衔接，而内外胚层形成一条单独的中胚层细胞索，称脊索（notochord）。另一部分细胞进入下胚层，并逐渐置换了下胚层的细胞，形成一层新的细胞称内胚层（endoderm）。在中胚层和内胚层出现后，原上胚层改称为外胚层（ectoderm）。至第 3 周末，胚盘由内、中、外三个胚层构成，呈椭圆盘状，头端大尾端小，称三胚层胚盘。图 1-7 和图 1-8 分别展示了中胚层形成过程和三胚层胚胎的切面图。

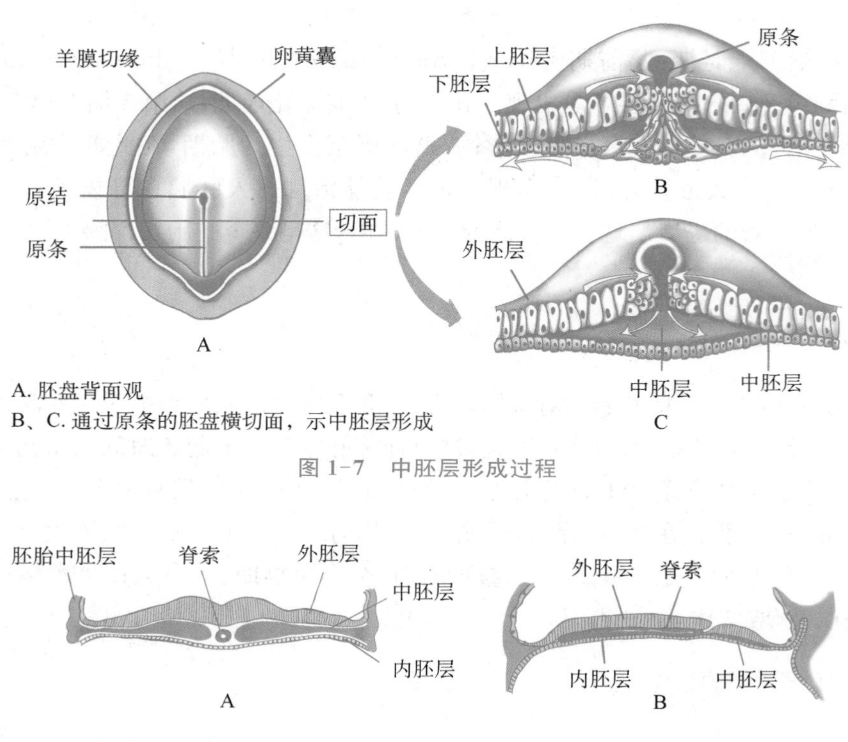

A. 胚盘背面观
B、C. 通过原条的胚盘横切面，示中胚层形成

图 1-7　中胚层形成过程

A. 含脊索的胚盘横切面示意图　　B. 胚盘中轴纵切面

图 1-8　三胚层胚胎的切面图

在第 4～8 周，三个胚层逐渐分化形成各种器官的原基。脊索诱导其背侧中线的外胚层增厚形成神经板，神经板中央沿长轴向脊索方向凹陷形成神经沟，在第 4 周完全闭合为神经管。神经管将分化为脑和脊髓以及松果体、神经垂体和视网膜等。如果未闭合，将造成无脑畸形或脊髓裂。妊娠前三个月缺乏叶酸可能导致胎儿神经管发育缺陷，所以提倡孕前 3 个月开始至怀孕后前 3 个月内母亲每天补充叶酸 0.4～0.8 mg。此外，表皮及毛发、皮脂腺、内耳等也都是外胚层分化产物。内胚层将分化为消化管、消化腺、呼吸道和肺的上皮，以及中耳、甲状腺、胸腺等器官的上皮。中胚层则将分化为骨骼肌、泌尿系统和生殖系统的大部分器官和结构等。

人的胚期是器官分化形成、个体轮廓初现时期。第 6 周末（妊娠 8 周末），胚胎已初具人形，头大，占整个胎体近一半。能分辨出眼、耳、口、鼻手指及足趾，各器官正在分化发育，心脏已形成，开始有心跳。

（三）胎儿发育

在早期妊娠阶段（受精头 8 周），胚胎的神经和心血管系统最先开始发育，而后其他器官、系统也在短时间内先后分化发生，生殖腺分化较晚。自妊娠第 11 周（受精第 9 周）起，胚胎发育进入胎期，超声检查可见胎儿胸壁运动。到 12 周末，胎儿手指和脚趾已经完全分离，一部分骨骼开始变得坚硬，并出现关节雏形。胎儿大脑的体积越来越大，内脏更加发达，外生殖器出现。孕 14 周的胎儿已有拳头大小，软骨形成，

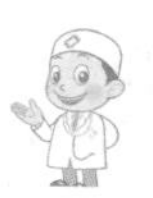

骨骼迅速发育；膀胱内产生尿液，通过排尿参与羊水循环。16 周末，胎儿开始出现呼吸运动，使羊水进出其呼吸道；也能做张开手、握拳等动作；部分孕妇能自觉胎动。孕 18 周起胎动越来越明显，28～34 周为胎动频繁时期。妊娠 24～26 周胎儿已能听见一些声音。28 周时胎儿眼开始出现对光反应，能够睁开与闭合。

进入孕晚期（孕 28 周后），胎儿的体重开始飞速增长，骨骼、肌肉和肺部的发育日趋成熟，直至孕 40 周胎儿完全成熟，随时准备降生。

知识拓展

人胚及胎儿发育特点

二、人体胚胎发育的影响因素

人胚胎发育是在许多编码蛋白基因和非编码蛋白基因选择性特异时空表达及其表达产物相互作用形成精确调控网络的条件下完成的复杂而有序的连续性过程。除遗传因素外，胚胎发育的过程也受到环境调控。

（一）遗传因素

影响胚胎发育的遗传因素包括遗传物质的传递和基因的时空表达。

1. 遗传物质的传递

染色体（chromosome）是遗传物质的载体，人类每个体细胞含 2 套基本相同的染色体（46 对常染色体＋1 对性染色体 XY 或 XX），构成 2 个染色体组。生殖细胞经减数分裂使其染色体数目减半，受精时精卵细胞核融合，染色体数目恢复，启动了胚胎发育进程。

在受精卵的不断有丝分裂过程中，DNA 通过复制（replication）将遗传信息从亲代 DNA 分子传递给子代 DNA 分子，其序列所蕴藏的遗传信息，又通过转录（transcription）和翻译（translation）形成具有生物活性的蛋白质，这个过程称为基因表达。

基因（gene）是生物体携带和传递遗传信息的最小基本单位，是染色体上的一段 DNA 序列。基因突变（gene mutation）指的是基因在结构上发生碱基对组成或排列顺序的改变，是新基因产生的方式。因减数分裂时对外界环境的高敏感性，生殖细胞的突变率通常比体细胞高。基因突变对个体及其子代的影响可能是有利（罕见）、有害或无明显效应的。

2. 基因的时空表达

基因的时空表达，即基因的选择性表达带来细胞分化，这是胚胎发育的基础。

胚胎干细胞（embryonic stem cell，ESC）来源于囊胚早期内细胞团的细胞，可分化为包括生殖细胞在内的各种胚胎细胞，具有高度全能性。但是内细胞团的细胞无法分化为囊胚外侧的滋养层细胞，不能独立完成胚胎发育的过程。

三胚层胚盘形成后，随着细胞空间关系的改变和微环境的差异，三个胚层衍生的未来组织器官轮廓开始决定下来，分化潜能出现局限性，各胚层倾向于发育为本胚层的组织器官。

（二）环境因素

环境因素可以通过诱导基因突变或调控表观遗传（epigenetic inheritance）来影响胚胎发育。在 DNA 序列不变情况下，基因功能发生了可遗传的变化，并最终导致表型变化的现象称为表观遗传，主要包括 DNA 甲基化、组蛋白修饰、非编码调控 RNA 和染色质重塑。

DNA 甲基化广泛存在于原核与真核生物中，与基因抑制相关。母亲孕期的抑郁和压力情绪与其胎盘中影响胎儿神经发育和神经精神疾病的基因甲基化水平存在显著关联①。此外，精子的成熟也有

① TESFAYE M, CHATTERJEE S, ZENG X, et al. Impact of depression and stress on placental DNA methylation in ethnically diverse pregnant women [J]. Epigenomics, 2021, 13(18): 1485-1496.

赖于表观遗传调控，其与染色质结构的变化和非编码 RNA 的转运有关。因此，父亲所处的环境（暴露于疾病、药物、精神压力等）可能通过影响精子成熟过程中表观遗传的调节而影响子代健康①。

环境因素也可直接诱导生殖细胞和胚胎中的 DNA 序列产生变化②。环境因素包括物理因素和化学因素，导致基因突变的物理因素包括紫外线和电离辐射（如 X 射线、γ 射线）等；化学因素则包括甲醛、芳香族类化合物、亚硝胺等，它们存在于杀虫剂、增塑剂、烟草和染色等工业中。

实训 1.1.3 测量宫底高

宫底高，简称宫高，是指从下腹耻骨联合上缘到子宫底（子宫体的顶部）的长度，是判断子宫大小的数据之一。宫高因孕妇的脐耻间距离、胎儿发育情况、羊水量、单胎或多胎等稍有差异。一般可利用宫高初步判断孕周，间接了解胎儿的生长发育情况等。

（一）任务要求

同学两两一组，利用道具等模拟孕妇互测宫高，或在人体模型上操作练习宫高的测量。

（二）操作方法

1. 使"孕妇"空腹排尿后平躺在床上，双腿伸直。

2. 测量者首先找到孕妇耻骨所在位置，然后于其肚脐上下寻找一个圆形轮廓状物，即子宫底。

3. 用软尺测量孕妇耻骨联合上缘到子宫底的长度，如图 1-9，两箭头范围内就是宫高。

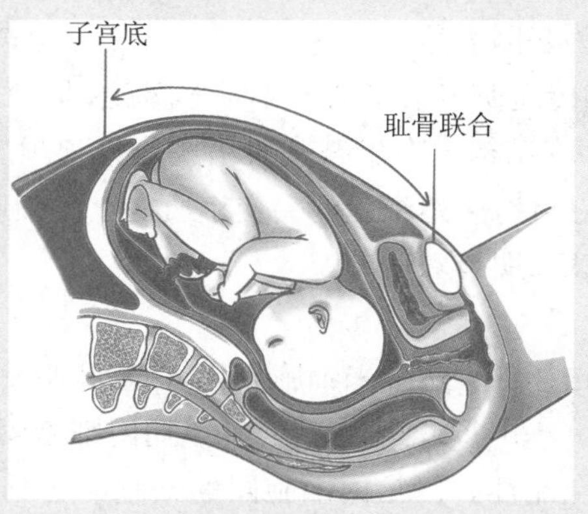

图 1-9 宫高测量示意图

（三）任务评价要点

从孕 20 周开始到孕 36 周，孕妇每周的宫底高都会增加。如果其间持续 2 周宫底高无变化，或增速过快、过慢，都值得引起重视。妊娠 20～24 周时宫高增长速度较快，平均每周增长 1.6 cm；至 $36\sim39^{+6}$ 周增长速度减慢，平均每周增长 0.25 cm，妊娠足月时由于胎先露下降入盆，宫高还会略有减小，具体评价标准可见表 1-2。

① CHEUQUEMáN C, MALDONADO R. Non-coding rnas and chromatin: Key epigenetic factors from spermatogenesis to transgenerational inheritance [J]. Biol Res, 2021, 54(1): 41.

② 刘祖洞，乔守怡，吴燕华，等. 遗传学[M]. 3 版. 北京：高等教育出版社，2013：262-264.

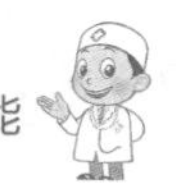

表 1-2　不同孕龄的子宫高度和子宫长度①

妊娠周数	手测宫底高度	尺测耻上子宫长度(cm)
12 周末	耻骨联合上 2～3 横指	—
16 周末	脐耻之间	—
20 周末	脐下 1 横指	18(15.3～21.4)
24 周末	脐上 1 横指	24(22.0～25.1)
28 周末	脐上 3 横指	26(22.4～29.0)
32 周末	脐与剑突之间	29(25.3～32.0)
36 周末	剑突下 2 横指	32(29.8～34.5)
40 周末	脐与剑突之间或略高	33(30.0～35.3)

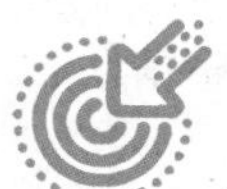

思政话题

0～3 岁是生命早期发展的基础阶段和关键时期。此时婴幼儿各系统发育尚不完善，身体和心理上都依赖养育者的细心照护，属于脆弱人群，不应被视作等比例缩小的成人。面对该群体，社会和家庭养育者都要予以特别关爱，尊重其生长发育特点，不能简单地将成人的模式推及婴幼儿。在用药方面，2014 年国家卫生计生委、国家发展改革委等部门联合印发的文件《关于保障儿童用药的若干意见》中提到加强合理用药宣传。儿童潜在用药错误远高于成人。他们生理和心理状况的脆弱性和特殊性，使得儿童用药不是在成人基础上的简单加减，而是因人、因病各异。②

请思考：基于婴幼儿人体结构和各系统的发育特点，如何用辩证统一的观点认识婴幼儿用药不是在成人基础上的简单加减，而是因人、因病各异？

---

① 谢幸，孔北华，段涛. 妇产科学[M]. 9 版. 北京：人民卫生出版社，2018：44.

② 信息来源：医疗保险司，《关于保障儿童用药的若干意见》，中华人民共和国人力资源和社会保障部(http://www.mohrss.gov.cn/)，2014 年 5 月 21 日。

学习情境 2 认识人体形态结构及功能的异常

案例导入

小花，女，2 岁，由于天气突然转凉，小花表现出咽部不舒服、鼻塞等轻度感冒症状。随着天气的进一步转凉，小花出现了打喷嚏、咳嗽、咽喉肿痛、发热等重度感冒症状。最后，爸爸妈妈带小花到医院检查后，发现小花的病情已经发展成更为严重的肺炎。

问题：请你思考外界和自身内部有哪些因素促使了小花病情的逐渐发展？照顾处于不同病情阶段的小花时，都应该注意什么？

任务 1 了解细胞、组织的适应与损伤

当机体的内、外环境发生变化时，细胞、组织的正常代谢、功能和形态会作出反应性调整，表现为适应性变化。但是，若负荷或刺激超过了细胞、组织、器官的耐受能力，则会表现为形态和功能的损伤性变化。轻度的细胞损伤大部分是可逆的，重度损伤则是不可逆的，也称细胞死亡。在形态学上，正常细胞、适应细胞、可逆性损伤细胞和不可逆性损伤细胞是一个连续变化的过程①，见图 1-10。

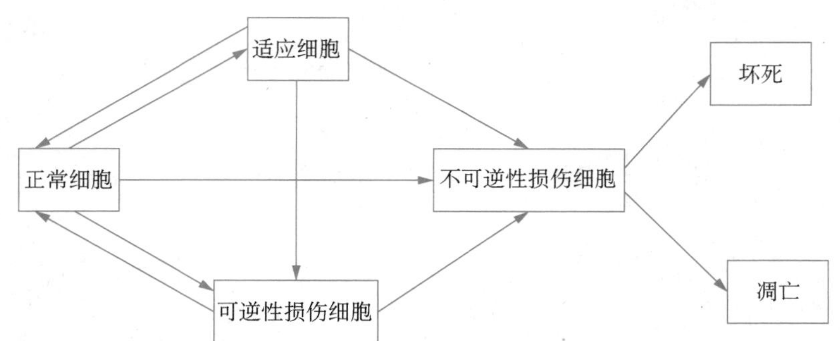

图 1-10　正常细胞、适应细胞、可逆性损伤细胞、不可逆性损伤细胞和细胞死亡间的关系

一、细胞和组织的适应

适应是指细胞、组织、器官对于内、外环境中的持续性刺激和各种有害因子产生的非损伤性应答反

① 步宏，李一雷. 病理学[M]. 9 版. 北京：人民卫生出版社，2018：5.

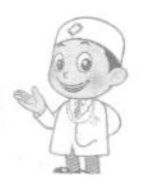

应。为了避免细胞和组织的受损，适应分为形态结构和功能代谢两部分。在形态学上，适应表现为萎缩、肥大、增生和化生，见图 1-11。

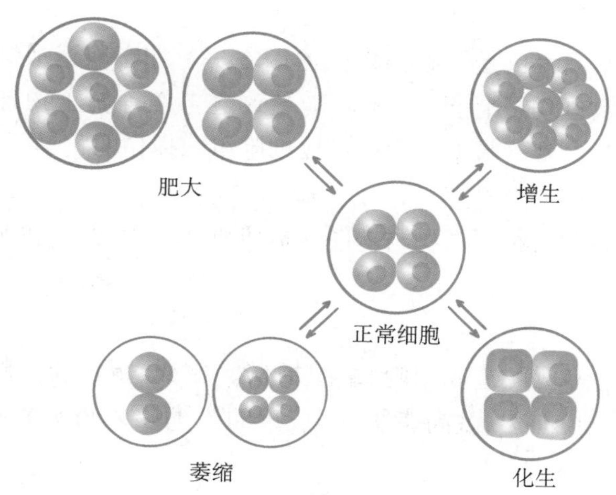

图 1-11　细胞、组织的适应

1. 萎缩

发育正常的细胞、组织、器官的体积缩小称为萎缩。当萎缩发生时，细胞的合成代谢降低，能量需求减少，原有功能下降。组织或器官的萎缩伴有实质细胞体积变小，也可伴有实质细胞数量减少，但组织、器官的未曾发育或发育不全不属于萎缩。

萎缩、肥大、增生和化生的表现和类型

2. 肥大

肥大是指由于功能增加，合成代谢旺盛，细胞、组织、器官体积增大的过程。组织或器官的萎缩伴有实质细胞体积增大，也可伴有实质细胞数量增加。

3. 增生

增生是指由组织、器官内细胞数目增多导致的组织、器官体积增大和功能活跃的过程。增生的出现多是由于过多激素刺激细胞、生长因子和受体过度表达或细胞凋亡被抑制。

4. 化生

化生是指一种分化成熟的细胞类型被另一种分化成熟的细胞类型所取代的过程，是由具有分化能力的干细胞或未分化的间充质细胞发生转分化形成的，并不是由原来成熟的细胞直接转变形成。

二、细胞和组织的损伤

损伤是指由于机体内、外环境的改变超过细胞、组织的适应能力，细胞和细胞间质发生的物质代谢、组织化学、结构功能的异常变化。根据损伤诱因的性质、持续时间、作用强度，细胞的种类、状态等，损伤的方式和结果也不尽相同。

（一）细胞和组织损伤的原因

引起细胞、组织、器官损伤的原因可分为外部因素、内部因素和社会心理因素。外部因素包括生物性、理化性和营养性等因素，内部因素包括年龄、性别、免疫、神经内分泌、遗传变异等因素，社会心理因素包括社会、心理、精神、行为和医源性等因素。

1. 生物性因素

生物性因素是导致细胞、组织、器官损伤的最常见原因。包括各种病原体，如细菌、病毒、真菌、原虫等。病原体侵入机体生长繁殖后通过造成机械性损伤、诱发变态反应、释放内外毒素等途径使得细胞和组织发生结构破坏和功能丧失。

2. 理化性因素

环境中的各种物理、化学因素也是导致损伤的原因之一。如寒冷造成冻伤、高温导致神经中枢受损或皮肤烫伤、外力破坏导致创伤或骨折、电流冲击导致电击伤等属于物理性因素导致的损伤；有机磷、蛇毒、强酸、强碱、尿素、自由基等是常见的可造成细胞组织损伤的化学因素。

3. 缺血、缺氧

缺血、缺氧可以损害细胞和组织的结构与功能。造成机体缺血、缺氧的原因包括心肺功能衰竭、贫血、一氧化碳中毒、血管阻塞等。

4. 营养因素

营养物质摄入过少或过多也可造成细胞、组织损伤。比如：蛋白质、碘、维生素 D 缺乏分别会造成营养不良、地方性甲状腺肿、佝偻病；高脂肪、高热量的长期摄入可导致肥胖、动脉粥样硬化、脂肪肝等。

5. 免疫因素

由于机体对某些抗原反应过度而发生的变态反应或超敏反应、自身抗原、免疫缺陷病均可引起细胞、组织损伤，如过敏性休克、支气管哮喘、系统性红斑狼疮、类风湿性关节炎、艾滋病等。

6. 遗传因素

遗传物质缺陷和突变是引起细胞、组织损伤的遗传因素。遗传物质缺陷会使子代发生某些疾病的风险增加；遗传物质畸变则可造成子代遗传病，如血友病、蚕豆病、先天愚型等。

7. 神经内分泌因素

甲亢会引起细胞、组织对感染、中毒的敏感性增加；迷走神经长期过度兴奋会导致原发性高血压或溃疡病；胰岛素分泌不足会引起糖尿病并进一步造成全身尤其是皮下组织的细菌性感染。

8. 社会心理因素

人的认知、情感、社会关系等不和谐是冠心病、原发性高血压、消化性溃疡和肿瘤等疾病的危险因素。医院获得性感染、药源性损伤等因卫生服务缺陷也会引起医源性伤害。

(二) 细胞可逆性损伤

细胞的可逆性损伤在形态学上表现为细胞或细胞间质内出现异常物质或正常物质蓄积(变性)，伴有细胞功能低下。细胞可逆性损伤包括细胞水肿、脂肪变、玻璃样变、淀粉样变、黏液样变、病理性色素沉着、病理性钙化。

1. 细胞水肿

由于细胞容积和胞质离子浓度调节机制功能下降，导致细胞内水和 Na^+ 蓄积的现象称为细胞水肿，也称为水变性，这是细胞损伤中最早出现的改变。缺血、缺氧、感染、中毒时的心、肝、肾等的实质细胞常会发生细胞水肿。

2. 脂肪变

脂肪变是指细胞内甘油三酯蓄积的现象。多见于心肌细胞、肝细胞、肾小管上皮细胞和骨骼肌细胞等，感染、中毒、缺氧、糖尿病、肥胖酗酒、营养不良等是其常见的诱因。

3. 玻璃样变

细胞内或细胞间质内某些变性的血浆蛋白、胶原蛋白、免疫球蛋白等蓄积的现象称为玻璃样变，也称为透明变。如酒精性肝病时，肝细胞中形成的 Mallory 小体、动脉粥样硬化纤维斑块等。

4. 淀粉样变

细胞内或细胞间质内淀粉样蛋白质和黏多糖复合物蓄积的现象称为淀粉样变。可分为全身性淀

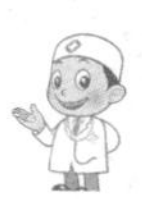

粉样变和局部性淀粉样变。全身性淀粉样变可累及心、肝、肾、脾等多个器官，或见于老年人和结核病等慢性炎症及某些肿瘤的间质中；局部性淀粉样变可累及皮肤、结膜、舌、喉和肺等处，或见于霍奇金病、多发性骨髓瘤、阿尔茨海默病的脑组织等肿瘤的间质内。

5. 黏液样变

细胞间质内黏多糖类物质和蛋白质蓄积的现象称为黏液样变。动脉粥样硬化斑块、风湿病灶、营养不良的骨髓和脂肪组织、间叶组织肿瘤等常会发生细胞水肿。

6. 病理性色素沉着

正常人体中含有内源性色素，如血黄素、脂褐素、黑色素等。病理情况下，细胞内或细胞间质内含铁血黄素、脂褐素、黑色素等蓄积的现象称为病理性色素沉着。如发生陈旧性出血或溶血性疾病时，细胞中会出现含铁血黄素蓄积。

7. 病理性钙化

骨骼和牙齿外的细胞内或细胞间质内磷酸钙、碳酸钙蓄积的现象称为病理性钙化。病理性钙化可见于许多疾病中，如结核病、动脉粥样硬化斑块、心脏瓣膜病变等。

(三) 炎症

炎症是机体对损伤因子产生的防御反应，局部表现为红、肿、热、痛和功能障碍；严重时会出现明显的全身反应，包括发热、白细胞增多乃至脏器病变等。

炎症的基本病理变化包括局部组织的变质、渗出和增生。变质是细胞变性和坏死的损伤过程，渗出是炎症局部组织血管内的液体和细胞成分通过血管壁进入组织间隙、体腔、黏膜表面和体表的过程。增生则是在致炎因子(任何能够造成组织损伤的因素都可称为致炎因子，包括细菌、病毒、低温、紫外线、刺激性气体等)和组织崩解产物的刺激下，炎症局部的细胞增殖，有修复受损组织、限制炎症扩散的作用，和渗出一起属于抗损伤过程。

炎症也是多种疾病的基本病理过程，根据有无病原体入侵机体可分为感染性和非感染性疾病。前者包括各种传染病，该类炎症的治疗原则是针对不同的病原体选择合适的药物，如抗生素、抗病毒和杀(寄生)虫药物等；过敏性疾病、自身免疫系统疾病等则属于后者，在治疗时应对症下药，缓解症状、防止组织器官的进一步受损，可选择的抗炎药有甾体类抗炎药(一般是激素类)和非甾体类抗炎药如双氯芬酸、布洛芬等。

三、细胞老化和死亡

细胞老化与死亡是细胞生命活动中的基本规律，在细胞老化的过程中，细胞结构会发生一系列变化，细胞死亡有凋亡和坏死两种类型。坏死性死亡可引起炎症反应，而自然凋亡会引起炎症反应，对于维持生物体内细胞新陈代谢具有重要意义。

(一) 细胞老化

随着生物体年龄的增长，细胞发生退行性变化的过程被称为细胞老化，为生物个体的老化奠定了基础。每一个细胞从诞生那一刻起，老化也就同步开始。生长、发育、老化和死亡等阶段是细胞和生物个体都要经历的必然过程。

细胞发生老化时，在形态学上表现为：细胞体积缩小，水分减少，细胞器(线粒体、高尔基体)减少且扭曲或呈囊泡状，脂质色素沉着，细胞和细胞核变形。

细胞老化具有普遍性，每一个细胞、组织、器官和机体都会出现不同程度的老化改变。细胞的老化过程是进行性或不可逆性的，老化过程是随着时间的推移不断进行性发展的。细胞老化具有内因性，老化是由细胞内在基因决定的衰退，不是外伤、事故等外在因素造成的。细胞老化是有害的，老化会造成细胞的代谢、适应和代偿等多种功能低下，恢复能力也同时缺乏，继而导致机体的疾病患病率和死亡率逐渐增加。

（二）细胞死亡

细胞死亡也称为细胞不可逆损伤，是指细胞发生致死性结构、代谢和功能障碍。细胞死亡包括凋亡和坏死两种类型。细胞由两者中的何种方式死亡，取决于外来刺激的种类、强度、持续时间、细胞内的基因程序性表达情况等。

细胞凋亡是细胞的生理性死亡，但在某些病理过程中也存在。其机制是基因调控的程序化细胞死亡，主动进行（自杀性）。常见诱因是生理性或轻微病理性刺激因子，死亡范围多涉及散在的单个细胞，形态学上表现为细胞固缩，细胞膜和细胞器膜完整，膜可发泡成芽，形成凋亡小体，核染色质边集，不会引起周围组织炎症反应和修复再生，但凋亡小体可被临近实质细胞和巨噬细胞吞噬。

细胞坏死是细胞的病理性死亡。其机制是意外事故性细胞死亡，被动进行（他杀性）。常见诱因是病理性刺激因子，如严重缺氧、感染、中毒等，死亡范围多涉及集聚的多个细胞。形态学上表现为细胞肿胀，细胞膜和细胞器膜溶解破裂，溶酶体酶释放使细胞自溶，核染色质边集或絮状，会引起周围组织炎症反应和修复再生。

实训 1.2.1　探寻婴幼儿病因

引发一系列代谢、功能、结构的变化，表现为症状、体征和行为的异常的原因称为病因。儿科常见的发病原因与成人大致相同，但先天因素是儿科特有的病因。其次还包括外界、心理和社会因素。疾病治疗过程中，寻找病因，可以对疾病的诊断、治疗及预后有非常重要的作用。

（一）任务要求

了解记录患儿的疾病信息，探寻可能的病因。

（二）操作方法

通过细致的观察、询问和适当评判，从以下三方面探寻婴幼儿可能病因，并填写在表 1-3 学习单上。

1. 患儿机体内部因素：免疫性、遗传性、先天性、神经内分泌性、性别、年龄等因素。
2. 患儿外界致病因素：生物性、物理性、化学性、营养性等因素。
3. 社会和心理因素：家庭社会经济状况、家庭成员间关系和行为生活方式、亲子沟通等。

表 1-3　婴幼儿可能病因汇总记录表学习单

可能病因分类	主要可能病因
内部因素	如：性别、年龄、遗传物质缺陷、遗传物质突变等
外部因素	
社会心理因素	

学习单
参考答案

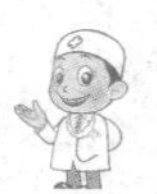

（三）任务评价要点

完整、简明、正确地从患儿内部因素、外界致病因素、心理和社会因素罗列出患儿可能的病因。答案详见二维码。

任务2　了解细胞、组织损伤后的修复

修复是指机体修补恢复损伤造成的细胞和组织的丧失过程，可以使组织的结构、功能得到部分或完全恢复。修复过程包括再生和纤维性修复两种类型。通常情况下，因为损伤涉及多种组织，因此，再生和纤维性修复过程往往同时存在。

一、再生

再生是指由损伤周围的同种细胞进行修复的过程，分为生理性再生和病理性再生。在再生过程中发挥重要作用的是干细胞。

细胞、组织不断老化、消耗，并由新生的同种细胞不断补充的，以保持原有的结构和功能的过程称为生理性再生。如：子宫内膜周期性脱落后，基底部细胞可增生进行恢复；淋巴造血器官输出大量新生细胞进行死亡细胞的替换等。本部分主要对病理性再生进行简要阐述。

（一）不同类型组织的损伤再生过程

1. 上皮组织的再生

上皮组织的损伤是由创缘或底部的基底层细胞的分裂增生、组织干细胞的分化增殖、形成的单层上皮增生分化为鳞状上皮等过程来修复。如胃肠黏膜的上皮缺损时，再生过程为临近的基底部细胞分裂增生、组织干细胞分化增殖。

腺上皮的损伤是由残存细胞分裂来修复，如子宫内膜腺、肠腺等可以从残留部细胞再生。但是，若腺上皮缺损的同时，腺体的基底膜也被破坏，则腺上皮不能再生。

2. 纤维组织的再生

纤维组织的损伤是由受损处的成纤维细胞分裂、增生形成的纤维细胞来修复。成纤维细胞转变为纤维细胞会经历分裂增生、合成并分泌前胶原蛋白、在细胞周围形成胶原纤维、细胞变长、胞质变少、细胞核深染的过程。静止状态下的纤维细胞或未分化的间叶细胞易转变分化为成纤维细胞。

3. 软骨组织和骨组织的再生

软骨组织的损伤是由受损处的软骨膜增生的幼稚细胞转变为软骨母细胞并进一步形成软骨细胞来修复。软骨组织缺损较大时，纤维组织参与修复。

骨组织的再生能力强，骨折后可以完全修复。（详见本任务中“创伤愈合”部分）

4. 血管的再生

大血管的损伤是由手术吻合处的内皮细胞分裂增殖、互相连接来修复，离断的肌层由结缔组织来

修复。

毛细血管的损伤是由损伤处的内皮细胞以生芽的方式形成细胞索并最终演化为管腔来修复。整个再生过程也称为血管生成。

5. 肌组织的再生

肌组织的损伤是由受损处的肌细胞通过分裂、产生肌浆并分化出肌原纤维来修复。若肌纤维完全断开，纤维组织参与修复；若肌膜也完全断开，肌组织则不能再生。

6. 神经组织的再生

外周神经的损伤是由受损处的神经鞘细胞增生成带状合体细胞来修复，此过程需要数月以上才可以完成。若其损伤较为严重，再生的突触会与结缔组织混在一起形成创伤性神经瘤，造成顽固性疼痛。脑和脊髓的神经细胞没有再生能力，只能依靠神经胶质细胞和其纤维进行修复。

（二）再生过程的影响因素

细胞增殖是再生的关键环节，会受到细胞外环境和各种化学因子的调控。影响再生的化学因子包括刺激因子和抑制因子，均会使正常的再生过程失控。

可以影响细胞再生的化学介质多为多肽类生长因子，如血小板源性生长因子、成纤维细胞生长因子、表皮生长因子、转化生长因子等。它们可以通过刺激同类细胞或同一胚层发育来的细胞增生而促进修复过程。因此，生长因子具有刺激细胞增殖和参与损伤组织重建的两种作用。

与生长因子相对，抑素可以抑制细胞本身的增殖。当细胞受损时，抑素停止分泌，细胞得以分裂增殖，直到细胞达到足够数量或抑素达到足够浓度。

二、纤维性修复

（一）肉芽组织和瘢痕组织的形态及作用

1. 肉芽组织形态及作用

肉芽组织是由新生薄壁的毛细血管和增生的成纤维细胞构成的，伴有炎细胞浸润。外观呈现为鲜红色，颗粒状，柔软湿润。在损伤后2～3天内，肉芽组织自下而上（体表创口）或从周围向中心（组织内坏死）生长，对创口或异物进行填补或机化。随后1～2周内，肉芽组织逐渐成熟。

在组织损伤修复过程中，肉芽组织可以抗感染、保护创面，填补创口和其他组织缺损，包裹或机化坏死、血栓、炎性渗出物和其他异物。

2. 瘢痕组织形态及作用

瘢痕组织是由大量胶原纤维束平行或交替分布构成的。外观呈现为苍白或灰白色，半透明，质地硬韧且缺乏弹性。在损伤发生较长时间后，肉芽组织成熟为结缔组织，并逐渐形成老化的瘢痕组织。

在组织损伤修复过程中，瘢痕组织对机体的作用有利有弊。好处在于瘢痕组织可以把创口或其他缺损填补并连接起来，保持组织器官的完整性；与肉芽组织相比，通过其较强的抗拉能力能保持组织器官的坚固性。弊端在于，在重要器官或关节附近，易发生瘢痕收缩，继而引起关节挛缩、活动受限；在器官之间或器官和体腔壁之间，易发生瘢痕性粘连，继而影响组织器官功能；瘢痕组织增生过度会突出皮肤表面，形成瘢痕疙瘩。

（二）肉芽组织和瘢痕组织的形成过程

瘢痕组织是由肉芽组织成熟改建而来的，这个过程包括血管生成、纤维化和组织重构三个过程。

1. 血管生成

血管生成是指组织中已经存在的成熟血管的内皮细胞增殖和游走并形成小血管的过程。

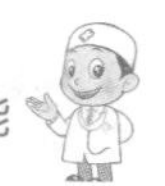

在血管生成过程中，首先，原有血管基底膜发生降解并引起毛细血管芽的形成和细胞迁移；随后，内皮细胞向受刺激方向迁移；最后，位于迁移细胞后边的内皮细胞增殖并发育成熟。

影响血管生成的因素包括生长因子、相互作用的细胞和细胞外基质。

生长因子和血管生成素是在血管生成过程中发挥特殊作用的因子。在血管发育早期，生长因子可以介导内皮细胞的增殖迁移，并引起毛细血管管腔的形成；血管生成素可以使内皮细胞外侧出现新的细胞，促进血管更精细结构的形成，调控进一步的血管新生。

2. 纤维化

肉芽组织发生纤维化的过程包括成纤维细胞迁移、增殖和细胞外基质积聚两个过程。

成纤维细胞的迁移、增殖受到多种细胞和因子的直接或间接调节。在修复过程中，随着增生的成纤维细胞和内皮细胞数量的减少，成纤维细胞会合成更多的细胞外基质并在细胞外积聚。修复部位结缔组织的主要成分是纤维性胶原，影响着创伤愈合过程中的张力。在创伤后的 3～5 天内，胶原开始合成，并根据创口的大小持续数周。细胞外基质的积聚与胶原的合成和降解均有关系。由创伤愈合时的白细胞以及成纤维细胞分泌的生长因子和细胞因子可以促进胶原的合成。肉芽组织首先转变为含有梭形成纤维细胞、致密胶原、弹性纤维和其他细胞外基质成分的瘢痕，之后血管逐渐退化，演变为苍白、血管缺少的瘢痕。

3. 组织重构

在肉芽组织转变为瘢痕组织的过程中，细胞外基质除了发生成分上的改变，其结构也会发生改变。细胞外基质的合成和降解是慢性炎症和创伤愈合的重要特征，同时，也会导致结缔组织的重构。

三、创伤愈合

因遭受外力作用，机体出现皮肤等组织缺损或离断后修复愈合过程称为创伤愈合，涵盖了各种组织再生、肉芽组织增生和瘢痕形成。包括了协同作用的细胞迁移、细胞外基质重构、细胞增殖三个过程。创伤愈合包括皮肤创伤愈合和骨折愈合。

（一）皮肤创伤愈合

1. 皮肤创伤愈合的过程

皮肤创伤分为三种：创伤仅限于皮肤表皮层的最轻度的创伤；皮肤和皮下组织断裂，并有伤口的稍重的创伤；肌肉、肌腱、神经、骨骼发生断裂的严重的创伤。由损伤部位的固有组织、血小板和嗜碱性粒细胞分泌的修复介质可以发挥相应作用，如调节血管渗透性，降低受损组织反应，启动伤口修复。

创伤刚发生时，伤口处会出现不同程度的组织坏死，血管断裂处出血。数小时内，局部红肿，炎症反应出现，伤口处充血、浆液渗出、白细胞游走。白细胞浸润由早期的中性粒细胞转变为 3 天后的巨噬细胞。伤口中的血液和渗出液的纤维蛋白很快形成凝块，有些凝块表面形成痂皮，两者均起到保护伤口的作用。

创伤发生 2～3 天后，伤口的边缘皮肤和皮下组织向中心移动，使伤口迅速缩小，整个过程持续到创伤后 14 天左右。伤口收缩是通过伤口边缘新生的肌成纤维细胞的牵拉实现的，可以缩小创面。但是，根据伤口的部位、大小和形状，创口缩小的程度也不尽相同。

创伤发生大约第 3 天时，伤口底部和边缘开始长出肉芽组织，毛细血管垂直于创面，呈袢状弯曲，以 0.1～0.6 mm/天的速度增长。

创伤发生大约第 5～6 天，胶原纤维产生，活跃一周后逐渐慢下来，大约在创伤发生一个月后完全形成瘢痕。

2. 创伤愈合的类型

根据损伤程度和感染与否，创伤愈合可分为一期愈合和二期愈合两种类型。

两种愈合的基本过程是一样的，均有出血、炎症等伤口早期反应、伤口收缩及肉芽组织增生和瘢痕形成。

但一期愈合见于组织缺损少、创缘整齐、无感染、对合严密的伤口，二期愈合见于组织缺损较大，创缘不整齐、术后切口裂开、无法整齐对合或伴有感染的伤口。二期愈合与一期愈合相比有以下不同：由于坏死组织多，或伴感染，局部组织变性、坏死，炎症反应明显，只有感染被控制，坏死组织被清除后，再生才能开始；伤口大，伤口收缩明显，多量肉芽组织从伤口底部及边缘长出将伤口填平；愈合的时间较长，形成的瘢痕较大。

（二）骨折愈合

骨折分为外伤性骨折和病理性骨折。经过良好复位的单纯性外伤性骨折在几个月内可恢复正常结构和功能。骨折愈合分为血肿形成、纤维性骨痂形成、骨性骨痂形成和骨痂改建或再塑四个阶段。多数在儿童期发生的“青枝骨折”属于稳定性骨折，无需进行手术治疗，可以对患儿实施整复、固定以及其他治疗。其康复过程分为早期康复、中期康复、晚期康复三期。

1. 早期康复

伤后或术后 3～6 周以内，康复措施以治疗为主导，在医师指导下进行锻炼，内容包括：抬高患肢、消除肿胀；肢体末端的关节，进行活动锻炼，如手指、脚趾。

2. 中期康复

伤后 3～6 周起至 8～10 周，以练习肌肉力量及末端关节活动为主。

3. 晚期康复

骨折愈合后，通过肌力锻炼及关节活动练习。

（三）创伤愈合的影响因素

影响创伤愈合的因素包括全身因素和局部因素。其中全身因素包括年龄和营养；局部因素包括感染与异物、局部血液循环、神经支配和电离辐射。

1. 年龄

组织的愈合能力和机体年龄密切相关。儿童和青少年的创伤修复能力强，而老年人的创伤修复能力弱。

2. 营养

蛋白质、维生素和微量元素是影响组织再生能力的重要因素。其中，充足的蛋白质，尤其是含硫氨基酸（如硫氨酸、胱氨酸）可以使肉芽组织和胶原形成良好，伤口愈合较好；维生素 C 可以间接影响前胶原分子，继而影响胶原纤维的形成；微量元素中的锌可以促进创伤愈合。

3. 感染与异物

伤口处发生感染时，细菌会产生大量毒素、酶，引起组织坏死或溶解，加重损伤，延缓愈合。同时，渗出物增多，伤口处的张力增大，继而撑开已经愈合的伤口。坏死组织或异物也是妨碍创伤愈合的另一重要因素，并且是感染的诱因。

4. 局部血液循环

局部血液循环可以保证组织再生所需要的氧气和营养，同时，也可以吸收坏死物质和控制感染。因此，良好的血液循环可以促进再生修复，而不良的血液循环（如动脉粥样硬化等）会延缓伤口愈合。

5. 神经支配

正常的神经支配会对组织再生造成一定的影响。如自主神经损伤会改变局部血液供应，继而影响再生；麻风导致的溃疡不易愈合是神经受累致使局部神经性营养不良的体现。

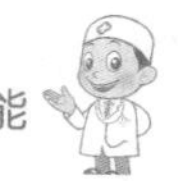

6. 电离辐射

电离辐射会破坏细胞，损伤小血管，抑制组织再生，继而影响创伤愈合。

实训 1.2.2 幼儿摔伤的护理

在幼儿学步过程中，磕碰、摔伤是常见情况。尤其在夏天，幼儿穿着的衣物单薄，虽便于活动，但是也少了一层防护，皮外伤严重时还容易留下疤痕。因此，幼儿发生摔伤后，婴幼儿照护者的针对性护理要及时到位，将“后果”的严重性尽量降低。

（一）任务要求

掌握幼儿摔伤的护理步骤，能够独立为摔伤后的幼儿护理。

（二）操作方法

1. 摔伤处表现为创口面积小、位置浅、轻微破损或出血时：

用碘油、酒精（红药水）涂伤口周围的皮肤，用干净消毒纱布包扎好。二次消毒时如伤口无肿痛感染，两天后可用酒精棉球（红药水）再消毒伤口一次；也可用干净的水清洗伤口，然后涂上抗菌软膏，再贴上创可贴。

2. 摔伤处表现为创口面积大、位置深、伤口上沾有无法自行清洗掉异物（如沙粒、脏物）、受伤位置重要（如脸部）时：

马上用一块清洁的纱布轻轻按压伤口，以达止血的目的，并及时送医院外科做局部清创处理，并注射破伤风针剂。

3. 摔伤处表现为疼痛或触痛时：

固定好受损部位，尽量实施婴幼儿制动，并及时送往医院进行相应检查，明确是否骨折；若发生骨折，在医院处理过后，应加强患处制动、固定的管理，保证骨折端不出现微动，持续牵引等，尽可能保证骨折端固定稳妥，防止出现移位。婴幼儿皮肤稚嫩，应避免患处皮肤被勒紧而造成破损。

（三）任务评价要点

1. 准确识别婴幼儿摔伤后伤口处的状态。
2. 针对不同伤口状态，准确实施相应的护理措施。

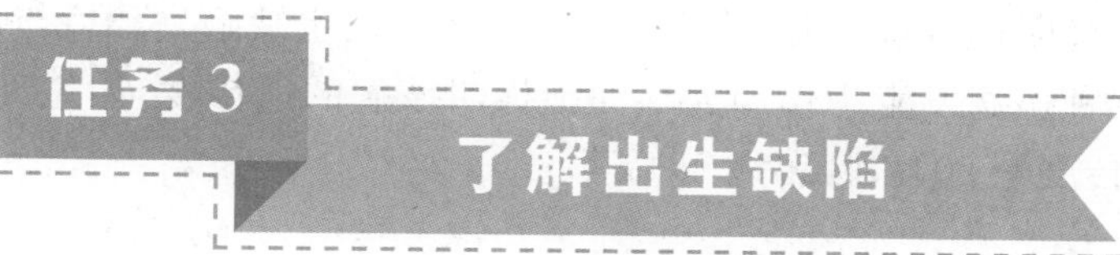

任务3 了解出生缺陷

出生缺陷[①]（birth defect）是指出生前发生的身体结构、功能或代谢异常，通常包括先天畸形、染色体异常、遗传代谢性疾病，以及功能异常如盲、聋和智力障碍等，这是导致早期流产、死胎、婴幼儿死亡

① 中华人民共和国卫生部. 中国出生缺陷防治报告(2012)[R/OL]. (2012-09-12)[2022-03-11]. http://www.nhc.gov.cn/wsb/pxwfb/201209/55840/files/0af7007b1a68469397531b154d9425f9.pdf.

和先天残疾的主要原因。目前已知的出生缺陷超过 8 000 种，并且有些与出生缺陷有关的疾病在成长过程中才会被发现。因此，加强出生缺陷的三级预防，是实现新生儿及其家庭健康与幸福的必要措施，更是提高出生人口素质的根本途径之一。

一、常见出生缺陷

2011 年，我国出生缺陷监测前五位高发畸形及发生率分别为先天性心脏病(40.95/万)、多指(趾)(16.73/万)、唇腭裂(11.43/万)、先天性脑积水(5.47/万)、马蹄内翻足(5.17/万)。其中先天性心脏病(congenital heart disease，CHD)，简称先心病，是我国最常见的先天畸形[①]。其他常见出生缺陷还包括无脑畸形、脊柱裂、先天性巨结肠和唐氏综合征等。

二、出生缺陷的发生原因

出生缺陷发生原因包括遗传因素、环境因素和两者的相互作用。其中遗传因素引起的出生缺陷约占 25%，环境因素约占 10%，遗传因素与环境因素相互作用和原因不明者约占 65%。

(一) 遗传因素

引起出生缺陷的遗传因素可分为两种类型：一是染色体结构和数目异常，二是基因突变。染色体数目异常引起的典型先天畸形包括：唐氏综合征(Downs 综合征)——由于胎儿的 21 号染色体多出一条；性染色体三体(47，XXY)引起的先天性睾丸发育不全等。染色体结构畸变也可造成出生缺陷，如 5 号染色体短臂末端断裂缺失引起的猫叫综合征[②]。而基因突变尽管发生频次比染色体畸变多，但多不引起畸形，与其相关的先天畸形主要有软骨发育不全、小头畸形、多囊肾等。

(二) 环境因素

影响胚胎发育的环境有三种，包括母体周围的外环境、母体内环境和胚胎周围的微环境。这三个层次环境中能引起胚胎畸形的因素均被称为致畸因子(teratogen)，主要可分为生物性致畸因子、化学性致畸因子、物理性致畸因子和其他行为因素等。风疹病毒、巨细胞病毒、单纯疱疹病毒等都是人胚胎的生物性致畸因子。而许多存在于农药、工业添加剂中的激素样环境化学物质则是重要的化学性致畸因子，如有机氯杀虫剂和重金属铅等。还有已证实会影响胚胎发育的药物，如己烯雌酚[③]。物理致畸因子则包括射线、机械性压迫和损伤等。

(三) 环境与遗传因素的相互作用

单纯遗传因素或环境因素引起的出生缺陷是少数，多数出生缺陷是环境与遗传相互作用的结果。用来衡量遗传因素在某种疾病发生中作用大小的指标叫该病的遗传度，如先天性心脏病的遗传度为 35%，先天性巨结肠遗传度是 80%，腭裂为 76%等。

三、出生缺陷的三级预防

我国防治出生缺陷主要采取婚前孕前检查、产前筛查与诊断、新生儿疾病筛查等三级预防措施。

---

① 淮河流域出生及出生缺陷监测项目专家组．出生缺陷临床识别手册[M]．北京：人民卫生出版社，2014：114.

② 编者注：一种常见染色体异常综合征，表现为婴幼儿期似猫叫样哭声、特殊面容和生长发育障碍等。

③ 胡梦桑，陈毅斐，徐营．胚胎发育与环境激素的影响 [J]．中国组织工程研究与临床康复，2011，15(11)：2059-2063.

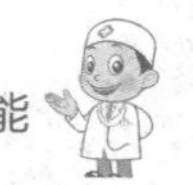

（一）一级预防：孕前干预

孕前干预包括婚前检查、遗传咨询(genetic counselling)和其他孕前保健措施。婚前检查是结婚前男女双方进行的常规系统性体检，检查重点除常见病外，还包括遗传病、传染病和生殖器检查。遗传咨询则是由从事医学遗传的专业人员或咨询医师，就咨询对象提出的家庭中遗传性疾病的相关问题予以解答，并就咨询对象提出的婚育问题给出医学建议。

其他孕前保健措施还包括男女生育年龄、生活方式和环境等的选择①。男女双方最好都处于体质健壮、精神饱满的条件下(最佳生育年龄女性为 25～29 岁，男性为 25～35 岁)，合理营养、积极控制孕前基础疾病，远离烟酒、射线等有害物质，避免感染、谨慎用药，在健康的生活方式中备孕。其次，女性可以从计划怀孕前 3 个月开始至怀孕后前 3 个月内每天补充叶酸 0.4～0.8 mg。

（二）二级预防：产前干预

产前干预包括产前筛查、诊断、可能的宫内干预和其他孕期保健措施。我国推荐的产前检查孕周分别为：妊娠 6～13 周$^{+6}$，14～19 周$^{+6}$，20～24 周，25～28 周，29～32 周，33～36 周，37～41 周；共 7～11 次②。产检过程中，医生可根据具体情况对孕妇及其家人进行健康教育和妊娠各阶段的生活指导。

产前诊断又叫宫内诊断，其对象除了产前筛查发现的高风险人群外，还包括根据病史和其他检查确定的高风险人群，如拥有不良生育史的孕妇，长期处于污染环境及羊水过多或过少的孕妇等。常见的宫内诊断方法主要有：羊膜囊穿刺、绒毛膜监测、胎儿镜检查和 B 型超声波检查。

（三）三级预防：产后干预

新生儿疾病筛查作为出生缺陷的产后预防措施之一，是防治儿童智力低下、提高出生人口素质的重要手段，包括新生儿遗传代谢病筛查、听力和视力筛查等。新生儿疾病筛查遵循早筛查早发现早治疗原则，如苯丙酮尿症患儿越早接受无(低)苯丙氨酸的饮食治疗，其智力损伤越小。

实训 1.2.3　指导孕期保健和出生缺陷筛查

优生优育是计划生育具体内涵的延伸。促进胎儿宫内健康发育、防止或减少有严重遗传性和先天性疾病的个体的出生，是最基本和最有实现价值的优生措施，这离不开孕前和孕期的保健、筛查工作。请查阅相关资料(如《孕前和孕期保健指南(2018)》)，结合以下实例，从预防出生缺陷、优生优育的角度对孕妇接下来的产前检查和孕期保健给出指导。

案例：李女士 38 岁，身高 161 cm，体重 70 kg，此前无生育史，和丈夫也均无家族遗传病史；平素月经周期规律，月经间隔约 28 天，每次持续 5～6 天。现在是 2022 年 1 月 15 日，距其末次月经结束已有 40 天，验孕试纸检测显示阳性。

（一）任务要求

1. 熟悉孕前和孕期保健注意事项，了解妊娠各阶段产检内容。
2. 列出该孕妇首次产检的必查项目和推荐备查项目。

① 蒋泓. 孕前、产前保健与婴儿喂养实用指南[M]. 上海：复旦大学出版社，2018：1-17.

② 漆洪波，杨慧霞. 孕前和孕期保健指南(2018)[J]. 中华妇产科杂志，2018,21(3):145-152.

3. 对该孕妇妊娠全程各阶段保健提出建议。

(二) 操作方法

1. 孕妇首次产检时一般会在医院建立孕期档案记录孕期常规保健和项目检查结果。首次产检内容一般包括全面的体格检查和血、尿、肝炎、梅毒等相关生化检查。高龄初产妇(女性≥35岁第1次怀孕)怀孕易出现早产、流产、妊娠高血压综合征等并发症,高龄产妇所生育胎儿染色体异常的机会也更大。

2. 孕期保健应遵循合理营养、适当活动、远离有害物质、保持健康生活方式和心理健康的原则,注意各阶段营养素的补充,如从怀孕前3个月至孕前3个月补充叶酸,孕13~14周开始常规补充钙剂等。

(三) 任务评价要点

学习单
参考答案

全面、具体地介绍包括饮食运动相关建议等等在内的孕前和孕期保健措施,并结合孕妇的妊娠年龄、家族病史、孕前BMI和胎儿发育阶段等给出相应的产检和孕期保健要点和注意事项。详细答案可扫描二维码查看。

任务4 了解儿童恶性肿瘤

肿瘤(tumor,neoplasm)是机体细胞在各种内外刺激作用下异常增殖形成的新生物,常表现为机体局部的异常组织团块(肿块),可分类为良性肿瘤和恶性肿瘤。良性肿瘤细胞分化成熟度高,生长缓慢,没有侵袭性或侵袭性弱,不转移,危害小;恶性肿瘤细胞分化不成熟,生长迅速,侵袭性强,可以从原发部位转移到身体他处,危害大。

儿童恶性肿瘤与成人的相比虽然恶性程度高、进展快,但对放、化疗更为敏感,儿童对化疗的耐受性也更好,因此及早发现和治疗儿童恶性肿瘤,往往能取得优于成人的预后。

一、儿童恶性肿瘤的分类和流行现状

儿童恶性肿瘤包括血液系统肿瘤和实体瘤两大类。常见的血液系统肿瘤主要是白血病(leukaemia),常见的实体瘤为神经母细胞瘤、肾母细胞瘤、肝母细胞瘤等。

世界范围内每年约有40万0~19岁的儿童青少年罹患恶性肿瘤。2020年全球0~4岁儿童的癌症发病率约为12.3/10万,其中发病率占前三位的分别是白血病(4.2/10万)、大脑及中枢神经系统肿瘤(1.4/10万)和肾肿瘤(1.3/10万)。

我国0~14周岁儿童恶性肿瘤的年发病率约为10.0/10万,5年生存率达到72%,略低于美国。但我国儿童肿瘤发病率近年来呈波动上升趋势且增速明显,给儿童生命健康造成巨大威胁[①]。据《全国第三次死因调查》结果显示,恶性肿瘤是造成我国1~4岁儿童死亡的第五位病因;在5~14岁年龄组

① 周艳玲. 中国儿童恶性肿瘤防控体系研究[D]. 北京协和医学院,2016:3-4.

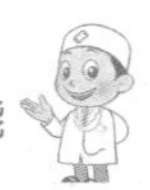

中，恶性肿瘤则已成为第二大死因。

二、儿童常见恶性肿瘤的临床表现

儿童恶性肿瘤往往起病较隐匿，没有特殊症状。加上儿童自我表述病痛的能力有限，因此不容易及早发现。

白血病是造血干细胞在分化过程中的不同阶段发生阻滞、凋亡障碍及恶性增殖而出现的血液系统恶性肿瘤。儿童白血病的临床表现形式多样，最常见的有贫血、出血、易感染和发热以及肝、脾、淋巴结肿大，还可能伴有骨关节疼痛、牙龈肿胀等症状。

儿童期颅脑肿瘤是仅次于白血病的儿童常见恶性肿瘤。往往在发现脑肿瘤数周或数月前，儿童已经存在嗜睡、易怒、兴奋、易忘等症状，还可导致头痛、呕吐、复视。

神经母细胞瘤是婴儿最常见的恶性肿瘤，也是儿童最常见的颅外实体瘤。该病好发于5岁以下，尤其是2岁以下的婴幼儿。临床症状与肿瘤发生部位有关。常见不规则腹部肿块，肿瘤出血常导致肿块进行性增大伴面色苍白。患儿表现为激惹、烦躁。若侵犯脊柱、骨盆、头颈等部位会造成呼吸困难、皮肤肿块、骨痛、疲乏等相应症状。

三、儿童恶性肿瘤的致病因素

儿童恶性肿瘤的病因可包括遗传因素、环境因素和遗传-环境因素的交互作用。

（一）遗传因素

遗传因素对散发性肿瘤的作用是使患儿对某些肿瘤具有易感性。遗传性或家族性肿瘤综合征的患儿携带特定的染色体或基因异常，这使他们比一般人群更易患某些肿瘤。肾母细胞瘤、肉瘤、白血病等都可由家族遗传引起。

（二）环境因素

可导致恶性肿瘤发生的物质统称为致癌物(carcinogen)。分为化学、物理和生物致癌物。

重要的化学致癌物包括多环芳烃、致癌的芳香胺类、亚硝胺类物质和真菌毒素等。① 多环芳烃存在于煤烟以及烟熏和烧烤的鱼、肉等食品中。② 致癌的芳香胺类物质如联苯胺则多用于印染和橡胶工业。③ 亚硝酸盐存在于腌制食品、肉类的保存剂与着色剂中。④ 最具代表性的强致癌真菌毒素为黄曲霉素，其广泛存在于霉变食品特别是霉变的花生、玉米和谷类中。

物理致癌因素则包括紫外线(UV)和电离辐射等，紫外线可引起皮肤鳞状细胞癌、基底细胞癌和恶性黑色素瘤。

生物致癌因素包括病毒、细菌和寄生虫等。如人乳头瘤病毒(HPV)，其亚型HPV-16、18与子宫颈癌有关；EB病毒(EBV)与Burkitt淋巴瘤和鼻咽癌等肿瘤有关；乙型肝炎病毒(HBV)感染者发生肝癌的几率是未感染者的200倍。同时，在慢性胃炎和胃溃疡发病中起重要作用的幽门螺杆菌也与胃癌有密切关系。

（三）遗传-环境因素的交互作用

肿瘤发生的病因复杂，往往是由遗传、环境和行为因素综合导致的。在3岁前发病的儿童恶性肿瘤主要受先天因素影响。此外，病毒感染、接触化学物质及放射性物质和免疫缺陷等，都可能是儿童恶性肿瘤的诱因。

四、儿童恶性肿瘤的预防

孕前，父母应做好备孕计划，注意生殖健康，避免长期接触苯类、油漆、杀虫剂、染发剂等化学物质，经电离辐射或放射治疗的父母及患有慢性感染性疾病的父母都应暂缓生育。

妊娠期间，在合理、按时产检的基础上，还可加强对胎儿肿瘤的产前筛查和诊断。B 超可以发现常见的肝、肾、肾上腺、腹膜后及骶尾部肿瘤。此外，必要时也可进行磁共振成像(MRI)和产前染色体诊断，以早期发现遗传因素相关的肿瘤。

儿童出生后，根据《全国儿童保健工作规范(试行)》，应接受妇幼卫生保健相关机构不少于 2 次的新生儿访视和规律的健康体检，1 岁以内婴儿每年 4 次，1～2 岁儿童每年 2 次，3 岁以上每年 1 次。必要时也可通过血、尿生化和 B 超等项目进行针对性筛查。儿童疾病的定期筛查为早期发现肿瘤、出生缺陷和其他严重疾病患儿提供了更多机会。家长还应在日常生活中注意观察儿童生长发育情况及身体变化，提高对相关症状、体征的敏感性，做好自查。

婴幼儿出生后应尽量使其减少暴露于包括二手烟、汽车尾气、电子设备辐射等在内的环境污染中；不住新装居室，远离新装家具，以避免较多接触甲醛、氡等致癌物。同时，切勿给儿童盲目用药、服用补剂或保健品。

实训 1.2.4 洗澡时的儿童肿瘤自查法

儿童肿瘤洗澡自查法(图解)

儿童肿瘤起病隐匿，待明显或特异性症状出现时，往往已发展到中晚期。肿瘤的早期发现离不开照护者对儿童的贴心呵护和细致观察。下面介绍一套肿瘤自查方法，供照护者给儿童洗澡时操作。

(一) 任务要求

学生利用 1∶1 大小婴儿模型练习儿童肿瘤洗澡自查法。

(二) 操作方法

1. 手指并拢，给婴幼儿洗澡时边涂肥皂边按系统擦拭皮肤表面，同时顺便摸查全身，包括头皮、会阴、指趾等。主要顺序可按头颈上肢、前身下肢和后身会阴进行，或按 8 字诀顺序：头、颈、肩、臂、腹、腿、背、(会)阴。

2. 摸查时注意皮下软硬不平的肿物，注意淋巴结、甲状腺等有无疼痛、肿大；观察皮肤表面是否有黑红斑块、小疣；注意腹部有无压痛、肿胀；注意儿童四肢躯干的对称性。

图解步骤和注意事项可见二维码：儿童肿瘤洗澡自查法(图解)。

(三) 任务评价要点

1. 操作时有条不紊，顺序不乱不漏，能熟练地进行全套检查。

2. 能区分正常和异常体征，如正常淋巴结为可活动、无痛的、小豆形、橡皮样硬度的皮下颗粒；长圆扁形如蚕豆，最长径不超过 10 cm。

思政话题

据《中国出生缺陷防治报告(2012)》统计，我国每年新增出生缺陷新生儿数约 90 万例，其中出生时

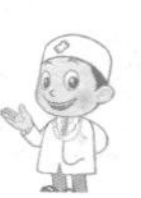

临床明显可见的出生缺陷新生儿约有25万例，给家庭和社会带来了巨大负担。因此我国积极推进出生缺陷的综合防治，持续改善孕产保健和儿童保健服务，通过孕前优生健康检查、增补叶酸、产前筛查和诊断等措施，使出生缺陷导致的儿童死亡明显下降。《中国妇幼健康事业发展报告(2019)》显示：与2007年相比，2017年出生缺陷导致5岁以下儿童死亡率由3.5‰降至1.6‰，全国围产期神经管缺陷发生率较1987年下降了94.5%。尽管如此，出生缺陷仍使患儿及其家庭承受着身心压力。①

请思考：婴幼儿照护和保健卫生工作者在面对出生缺陷儿及其家庭时应抱有怎样的态度？有哪些注意事项？

模块小结

本模块系统阐述了人体基本结构和功能，重点介绍了婴幼儿各大系统的解剖生理特征、发育特点和保健要点；同时，介绍了当机体受到刺激后，产生的适应、可逆性损伤和不可逆性损伤的发生过程和特点，以及通过再生、纤维性修复进行细胞、组织愈复的过程；也对胚胎发育历程和相关调控机制予以了概述。

在人体功能异常情境下，本模块结合孕前和孕产期保健知识，以优生优育为导向，重点介绍了出生缺陷的三级预防和儿童肿瘤的常见类型、病因、早期体征识别等有关知识。

思考与练习

在线练习

一、单项选择题

1. 下列何者不属于内分泌腺？(　　)

A. 甲状腺　　B. 唾液腺　　C. 胰腺　　D. 肾上腺
E. 垂体

2. 人体的结构层次是(　　)。

A. 细胞—组织—系统—器官—个体　　B. 细胞—器官—系统—组织—个体
C. 细胞—组织—器官—系统—个体　　D. 系统—器官—组织—细胞—个体
E. 器官—细胞—组织—系统—个体

3. 下列哪个不是适应的形态学表现？(　　)

A. 萎缩　　B. 增生　　C. 肥大　　D. 脂肪变
E. 化生

4. 人体生命活动最基本的特征是(　　)。

A. 物质代谢　　B. 新陈代谢　　C. 适应性　　D. 应激性
E. 自控调节

5. 神经调节的基本方式是(　　)。

A. 反射　　B. 反应　　C. 适应　　D. 正反馈
E. 负反馈

6. 机体不断分解自身物质，释放能量，以供给机体的过程，称为(　　)。

---

① 信息来源：原中华人民共和国卫生部，《中国出生缺陷防治报告(2012)》，中国政府网(http://www.gov.cn/gzdt/att/att/site1/20120912/1c6f6506c7f811bacf9301.pd)，2012年9月12日。妇幼健康司，《中国妇幼健康事业发展报告(2019)》，中国政府网(http://www.nhc.gov.cn/fys/s7901/201905/bbd8e2134a7e47958c5c9ef032e1dfa2.shtml)，2019年5月27日。

A. 吸收　B. 新陈代谢　C. 物质合成代谢　D. 异化作用
E. 消化

7. 0～4 岁儿童最常见的恶性肿瘤是(　　)。
A. 白血病　B. 肾母细胞瘤　C. 脑癌　D. 神经母细胞瘤
E. 非霍奇金淋巴瘤

8. 前置胎盘是植入在(　　)。
A. 子宫颈管内口　B. 腹腔　C. 输卵管　D. 子宫后壁
E. 桑椹胚

9. 我国最常见的先天畸形是(　　)。
A. 唐氏综合征　B. 腭裂　C. 先心病　D. 先天性脑积水
E. 多指(趾)

10. 目前国内推荐的孕期产检总次数为(　　)次。
A. 4　B. 6　C. 5～7　D. 7～11
E. 11～12

二、多项选择题

1. 下列是二期愈合特点的是(　　)。
A. 见于组织缺损少、创缘整齐、无感染、对合严密的伤口
B. 局部组织变性、坏死、炎症反应明显
C. 伤口大,伤口收缩明显
D. 愈合的时间较长
E. 形成的瘢痕较大

2. 下列生理功能中哪些属于生命的基本特征?(　　)
A. 新陈代谢　B. 神经反射　C. 兴奋性
D. 植物性功能和动物性功能　E. 反馈

3. 下列情况有增生性改变的有(　　)。
A. 再生　B. 机化　C. 化生　D. 肿瘤
E. 炎症

4. 健康的肉芽就是(　　)。
A. 鲜红色　B. 对细菌的入侵有抵抗能力
C. 触之易出血　D. 分泌物多
E. 易损伤

5. 用干滤纸血片法筛查的新生儿遗传代谢病包括(　　)。
A. 苯丙酮尿症　B. 先天性甲状腺功能减低症
C. 唐氏综合征　D. 先天性肾上腺皮质增生症
E. G－6－PD

6. 以下哪些属于产前诊断的指征?(　　)
A. 有不良生育史(包括曾生育过严重畸形儿,多次发生自然流产、死胎、死产)
B. 妊娠年龄≥30 周岁
C. 产前筛查结果显示为高风险人群
D. 孕妇曾罹患阴道炎
E. 孕早期服用过致畸药物

7. 儿童常见恶性肿瘤包括(　　)。

A. 白血病　B. 神经母细胞瘤　C. 淋巴癌　D. 横纹肌肉瘤
E. 视网膜母细胞瘤

8. 儿童白血病的常见临床表现有(　　)。

A. 男童双侧睾丸红肿　B. 骨关节疼痛　C. 齿龈肿胀、出血　D. 面色苍白
E. 心跳加快、精神不振

9. 胚胎在(　　)发育阶段时,所有细胞均保留了全能性。

A. 2 细胞期　B. 4 细胞期　C. 8 细胞期　D. 受精卵
E. 早期胚泡

10. 推荐进行遗传咨询的情况为(　　)。

A. 夫妇双方或一方家庭成员中有遗传病、出生缺陷、不明原因的癫痫、智力低下、肿瘤及其他与遗传因素密切相关的患者
B. 夫妻双方或之一本身罹患智力低下或出生缺陷
C. 不明原因的反复流产或有死胎、死产等病史的夫妇
D. 孕期接触不良环境因素及患有某些慢性病的夫妇
E. 婚后多年不育的夫妇,或 35 岁以上的高龄孕妇

三、判断题

1. 棕色脂肪随年龄的增加而减少。(　　)
2. 婴幼儿鼻咽部感染易通过咽鼓管引起中耳炎。(　　)
3. 年龄、营养、感染与异物均是可以影响创伤愈合的全身因素。(　　)
4. 瘢痕组织是由肉芽组织成熟改建而来。(　　)
5. 受精后的第 3 到第 8 周是人胚的致畸敏感期。(　　)
6. 胚胎的物理致畸因子则包括射线、机械性压迫和损伤等。(　　)
7. 白血病是婴儿最常见的恶性肿瘤。(　　)
8. 唐氏综合征(Downs 综合征)是由于胎儿的 18 号染色体多出一条。(　　)
9. 小儿白血病以急性为主。(　　)
10. 怀孕后前三月补充叶酸可以预防胚胎神经管发育缺陷。(　　)

四、简答题

1. 请简述婴幼儿呼吸系统保健要点。
2. 请简述人体生理功能调节的基本形式。
3. 请简述人胚胎在受精后第一周内的发育过程。
4. 请简述预防出生缺陷的孕前和孕产期保健措施。
5. 请简述儿童恶性肿瘤的预防措施。

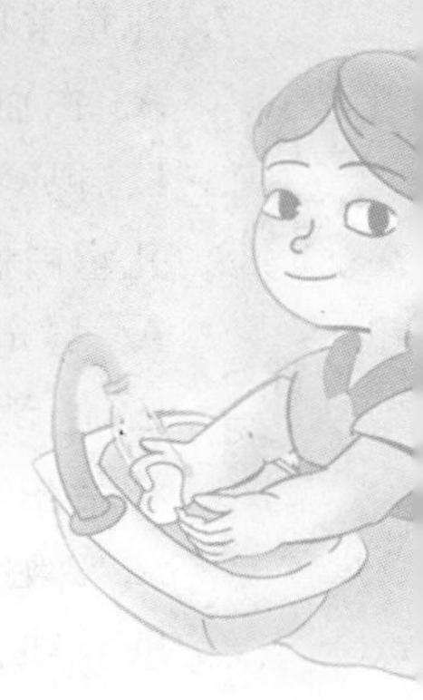

学习模块二 健康与疾病

模块导读

儿童时期是人生的重要阶段，儿童健康是全民健康的重要基石。近年来，国家陆续发布了《中国儿童发展纲要2021—2030》《健康中国2019—2030》《健康儿童行动提升计划（2021—2025年）》等政策。全方位维护儿童健康，提升儿童健康素质，是贯彻落实健康中国战略的重要内容。世界卫生组织（WHO）报道称，近几十年来，尽管儿童的生存、营养和教育状况有了显著改善，但在所有可持续发展目标中，儿童健康和福祉指标的进展目前处于停滞不前的状态。在促进每个儿童的发展、确保他们有一个健康未来方面，目前没有一个国家提供了足够的条件。《中国儿童发展纲要（2021—2030年）》强调，要强化儿童疾病防治，以早产、低出生体重、贫血、肥胖、心理行为异常、视力不良、龋齿等儿童健康问题为重点，推广儿童疾病防治适宜技术，建立早期筛查、诊断和干预服务机制。

本模块主要阐述健康以及疾病的定义及表达，介绍各个年龄阶段健康婴幼儿的特征，并描述营养、卫生、安全以及家庭、环境因素是如何影响儿童健康的。此外，在介绍婴幼儿常见疾病基础上，以婴幼儿腹泻为例，详细阐述婴幼儿疾病的发生、发展及转归。

学习目标

➢ 知识目标

1. 理解婴幼儿健康的概念。
2. 掌握婴幼儿健康的特征及评估方法，以及影响健康的因素。
3. 了解婴幼儿疾病的概念和致病因素。

➢ 能力目标

1. 能够建立正确的婴幼儿健康观并应用于儿童保健指导和照护服务工作中。
2. 能够开展基本的婴幼儿健康评估和健康教育。
3. 能够识别常见致病因素并帮助育婴家庭构建安全健康的婴幼儿成长环境。

➢ 思政目标

通过对婴幼儿疾病发生发展的学习，树立对婴幼儿疾病早发现、早诊断、早治疗的高度责任感、使命感和严谨的工作态度，爱护婴幼儿。

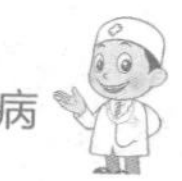

内容结构

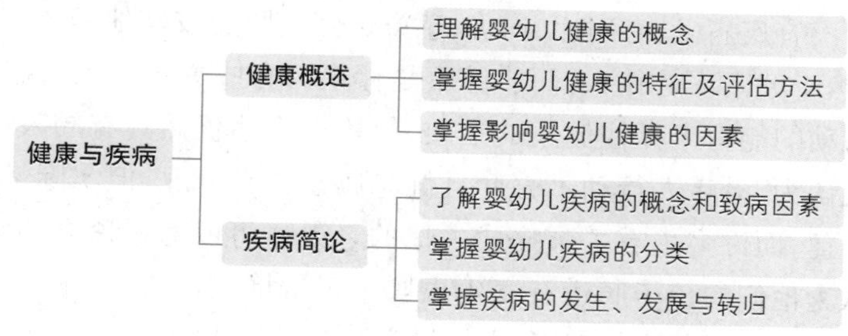

学习情境1　健康概述

小宝，男，3岁，体重15 kg，身长100 cm，对外界声音没有回应，喜欢盯着旋转的电风扇，经常在房间里来回走动。其出生体重为3 kg，妊娠38周出生，母亲无既往病史。父亲每日居室吸烟，无既往病史，家庭居住环境的家庭条件尚可，房屋3公里内有医院。该男童体格生长发育正常，喜独处。

问题：请你思考小宝是不是健康的？为什么？

任务1　理解婴幼儿健康的概念

儿童的健康事关国家未来人民健康的发展水平。儿童健康是一个综合的概念，应该包括三个层次，即没有疾病和伤残、良好的身体和心理状态、发育潜力的充分发展。因此案例中，从“对外界声音没有回应”这一点来看，就不太符合良好的心理状态这一层次，小宝并不属于健康儿童的行列。

一、现代健康观

《妇女、儿童和青少年健康全球策略(2016～2030)》内容介绍

生命历程各阶段具有连续性，胎儿期至婴幼儿期是生命中第一个发育关键期。2015年9月，联合国前秘书长潘基文宣布启动联合国《妇女、儿童和青少年健康全球策略》，该报告倡议要“确保所有女童

和男童能够获得质量良好的幼儿期发育”[①]，这是实现生存、繁衍、变革目标的需要。促进儿童发展身体、认知、语言和社会情感潜能，特别是在生命最初三年，可以通过更好的教育、健康、社交能力和经济成就以及减少犯罪在生命全程实现 7%～10%的回报率[②]。

健康通常被定义为没有疾病(没有病症、伤害、感染、疼痛、肿瘤或其他身体失调)，但这一解释并不完整，因为这一定义聚焦于健康不是什么，而非健康是什么。有些关于健康的定义试图通过强调健康是一种从事正常日常活动的能力来抓住健康的本质，但该类表述仍然具有局限性，因为“正常”的定义因人而异。例如有些人认为，老年人行动不方便且健忘属于正常情况，但实际情况并非如此。许多老年人动作灵活且思维敏捷，而许多患有关节痛或失忆的老人也可以通过适当的治疗得到改善。同样，全球许多地区的父母认为他们的孩子肠道有寄生虫属于正常情况，这也是不正确的，未经治疗的寄生虫传染病大大影响了全球数百万儿童的健康、生长发育以及学习成绩。

关于健康的综合定义，除了关注人们身体健康和心理健康以外，还强调促进健康的制度。世界卫生组织(WHO)宪章(1948)中将健康定义为“具有完全的身体、心理状态和社会幸福感，而不仅仅是没有疾病或衰弱”。这一定义认可了健康不仅是生物学作用的结果，健康源于生物学、心理学、社会学以及众多其他因素。根据 WHO 的观点，当今世界几乎没有人可以被认为处于“完全”的健康状态，但是该定义还是为医疗系统与公共卫生系统提供了努力的目标，通过两个系统相互合作，共同促进个人与社群的健康状况改善。

二、婴幼儿健康的定义和表达

从整个生命历程来看，婴幼儿时期的健康发展至关重要。《国家基本公共卫生服务规范》中，将儿童作为重点人群，规定的服务对象为 0～6 岁婴幼儿和学龄前儿童，这个阶段的儿童对自然环境和社会环境的适应能力尤其脆弱，最容易发生健康问题，是儿童健康最为脆弱的时期。近十几年发展起来的全生命周期保健、生命初始 1 000 天、健康社会决定因素工作框架以及将健康融入所有政策等，为促进婴幼儿健康、预防和控制婴幼儿常见病和慢性病带来了全新思路。

(一) 婴幼儿健康的定义

早在 1948 年，世界卫生组织(WHO)提出了从生理健康、心理健康和社会健康三个维度衡量健康。这是现代的生物—心理—社会医学模式在健康概念中的具体体现。

1. 身体健康

身体健康是评价婴幼儿健康状况最基本和最重要方面，内容包括体格发育、生理功能、运动能力。例如，体格发育常用指标有身高、体重、坐高、头围、胸围、臀围、肩宽、骨盆宽、皮褶厚度等，可通过人体测量学方法准确测量。

2. 心理健康

心理健康作为评价婴幼儿健康状况已日益受到重视，心理健康对身体健康有重要影响。

心理健康是指心理的各个方面及活动过程处于一种良好或正常的状态。心理健康的理想状态是保持性格完好、智力正常、认知正确、情感适当、意志合理、态度积极、行为恰当、适应良好的状态。

3. 社会健康

社会健康也称社会适应性，指个体与他人及社会环境相互作用并具有良好的人际关系和实现社会

---

① Every Woman Every Child. The global strategy for women's, children's and adolescents' health(2016—2030)[M]. Rome. Every Women Every Child, 2015.

② Heckman J. 4 big benefits of investing in early childhood development. 2015. http://heckmanequation.org/content/resource/4-big-benefits-investing-early-childhood-development.

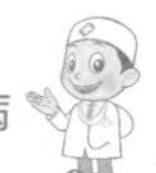

角色的能力。通常情况下，心理健康的儿童能够尊敬长辈，善于与同龄人交往，在交往的过程中能与人平等、友好、和谐地相处，无猜忌，无严重的嫉妒心理，无明显的凌弱欺小行为等。

（二）婴幼儿健康的表达

健康是一种身体健康并且幸福的积极状态。健康来源于健康的行为，包括进食营养丰富的食物、适当运动、充足睡眠。要获得健康需要得到一些资源，包括充足的食物、预防接种、卫生保健。健康的儿童身体强壮，能够以协调、安全的方式玩耍。一个健康的、营养全面的儿童在学习时注意力更集中。

实训 2.1.1　列举婴幼儿健康定义的各维度内容

任务1中我们学习了现代健康概念以及婴幼儿健康定义和表达，其中重点为了解健康包含的三个层次内容，并非仅是指身体层面。

（一）任务要求

理解并掌握婴幼儿健康的定义及表达，能够列举婴幼儿健康定义的各维度内容。

（二）操作方法

1. 根据任务提供的背景结合所学知识，客观有据地指出婴幼儿健康的三个维度。
2. 可以通过文献阅读（搜索知网、万方、Web of Science 等中英文数据库）、小组讨论和咨询专业人士等方法完成任务。学习单参考答案可见二维码。

表 2-1　婴幼儿健康的各维度内涵学习单

健康维度	内涵
生理健康	
心理健康	
社会健康	

学习单
参考答案

（三）任务评价要点

尽可能地指出健康三个维度并举例说明。例如维度一，包括身体健康，没有疾病、体格发育正常。

任务 2　掌握婴幼儿健康的特征及评估方法

一、健康婴幼儿的特征

婴幼儿期是孩子一生成长的黄金阶段，且这个阶段的婴幼儿在体重、身高、精细动作等方面的生长发育也是较为迅速的。这个阶段的婴幼儿具有很大的发展潜能和很强的可塑性，应充分利用这一阶段以对婴幼儿的体格发育、智力发育、良好行为习惯的形成起到积极的促进作用①。

（一）健康新生儿的特征

自胎儿从母体娩出至生后 28 天称新生儿期。出生不满 7 天的阶段称新生儿早期。按年龄划分，新生儿期实际包含在婴儿期内，但由于此期婴儿在生长发育和疾病方面具有非常明显的特殊性，故将婴儿期中的这一特殊时期单列为新生儿期。

1. 一般情况

正常新生儿体重在 2 500 g 以上（约 3 000 g），身长在 47 cm 以上（约 50 cm），哭声响亮，肌肉有一定张力，四肢屈曲，皮肤红润，胎毛少，耳壳软骨发育好，指甲、趾甲达到或超过指、趾端，乳晕清楚，乳头突起，乳房可扪到结节，整个足底有较深的足纹，男婴睾丸下降，女婴大阴唇覆盖小阴唇。新生儿出生体重与胎次、胎龄、性别及宫内营养状况有关。新生儿出生后体重增长应为胎儿宫内体重增长曲线的延续。

2. 睡眠

睡眠是生命中的一个重要生理过程，人的一生中有 1/3 的时间在睡眠中度过。对于儿童来说，睡眠是早期发育中脑的基本活动，在生命的早期所需睡眠时间更长。新生儿总睡眠时间在各期儿童中最长，每天 16～20 小时，昼夜睡眠时间基本相等。

3. 视觉发育

新生儿已有视觉感应功能，瞳孔有对光反应，但因视网膜黄斑发育不全和眼外肌协调较差，视觉不敏锐，只有 15～20 cm 范围内视觉才最清晰，在清醒和安静状态下可短暂注视和追随近处缓慢移动的物体。不少新生儿可出现一时性斜视和眼球震颤，3～4 周内自动消失。

4. 听觉发育

新生儿出生时听力较差，但对强声可有瞬目、震颤等反应；出生 3～7 天后听力已良好。

5. 味觉发育

出生时味觉发育已很完善。新生儿对不同味道如甜、酸、苦、咸等可产生不同的面部表情。出生后 1～2 周的新生儿已可辨别母亲和他人的气味。

6. 皮肤感觉

皮肤感觉包括触觉、痛觉、温度觉和深感觉。触觉是引起某些反射的基础，新生儿触觉已很灵敏，尤以眼、口周、手掌、足底等部位最为敏感。新生儿已有痛觉，但较为迟钝。新生儿温度觉很敏感，冷的刺激比热的刺激更能引起明显的反应。

7. 特殊生理状态

新生儿期的常见特殊生理状态是新生儿期的正常现象，其中包括：① 生理性体重下降；② 生理性黄疸；③ 乳腺肿大；④ “马牙”和“螳螂嘴”；⑤ 假月经；⑥ 粟粒疹等。

因此在新生儿期应该注重保暖和给予生长发育的足够营养，推荐尽可能进行纯母乳喂养，早开奶。

（二）健康婴儿的特征

自出生 1 周岁之前为婴儿期（infant period）。这个时期是儿童出生后生长发育极其旺盛的时期，因此对能量和营养尤其是蛋白质的需要量相对较大，但婴儿消化吸收功能尚未完善，易发生消化紊乱和营养不良。同时，这个时期婴儿体内来自母体的免疫抗体逐渐减少，而自身免疫功能尚不成熟，易发生各种感染和传染性疾病，需要有计划地接受预防接种，完成基础免疫程序，并应重视卫生习惯的培养

---

① ［美］斯蒂文・谢尔弗. 美国儿科学会育儿百科 0～5 岁［M］. 池丽叶等，译. 5 版. 北京：北京科学技术出版社，2020：124-364.

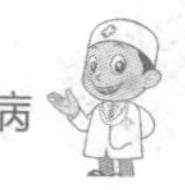

和注意消毒隔离。

1. 一般情况

儿童年龄越小，体重增长越快。出生后3～4个月体重约为出生体重的2倍；出生后前三个月体重的增长约等于后9个月体重的增长，即12月龄时婴儿体重约为出生体重的3倍（9～10 kg）。生后第1年是婴儿体重增长最快速的时期，为“第一个生长高峰”。后囟为顶骨与枕骨边缘形成的三角形间隙，出生时即已很小（大约0.5 cm）或已闭合，最迟出生后6～8周闭合。前囟闭合时间相对较晚。

2. 视感知发育

婴儿期的视感知发育迅速，第2个月起可协调动作，追随跌落的物体，开始认识母亲和常见物品，如奶瓶，喜欢红色等鲜艳明亮的颜色；8～9个月时开始出现视深度的感觉，能看到小物体。

3. 听感知发育

婴儿1个月时能分辨“吧”和“啪”的声音，3～4个月时头可转向声源（定位方向），听到悦耳的声时会微笑；6个月时能区别父母声音，唤其名有应答表示；7～9个月时能确定声源，区别语言的意义；10～12个月时能听懂自己的名字。

4. 味觉发育

4～5个月婴儿对事物味道的轻微改变已很敏感，喜欢原味食物，是“味觉发育关键期”，可适时开始添加各类换乳期食物。

5. 骨骼发育

牙齿的发育与骨骼发育有一定关系，但因胚胎来源不完全相同，故发育速度也不平行。人一生有两副牙齿即乳牙（deciduous teeth/primary teeth，共20个）和恒牙（permanent teeth，共32个）。出生后4～10个月（多数8个月）婴儿乳牙开始萌出。乳牙萌出顺序一般下颚先于上颌、自前向后进行。

6. 皮肤感觉发育

婴儿期眼、口周、手掌、足底等部位的触觉已很灵敏，而前臂、大腿、躯干的触觉逐渐变得灵敏，对痛觉的感知从第2个月起开始逐渐改善。

7. 运动方面

① 粗大运动，1个月大婴儿俯卧位时会尝试抬头，2个月垂直能抬头，3个月俯卧位以肘支起前半身，4个月能坐，6个月时扶手可以站，7个月会爬，8个月能坐，9个月扶着栏杆站起来，10个月推推车能走，11个月拉手往前走，11～12个月会站立。② 精细运动，指手和手指的动作。婴儿3～4个月握持反射消失后，试用全手掌抓握物体；5～6个月时主动伸手抓物；6～8个月能独自摇摆或玩弄小物体，出现换手及捏、敲等探索性动作；8～10个月可用拇指、食指取物，喜撕纸。

9. 语言表达

婴儿3～4个月会咿呀发音，7～8个月能发出“爸爸”“妈妈”等语音，8～9个月时喜欢模仿发声。语言理解上，6～7个月时婴儿能听懂自己的名字，9个月左右已能听懂简单的词意，如“再见”“把手给我”等。10个月左右的婴儿已能有意识地叫“爸爸”“妈妈”。

10. 睡眠

1～2个月时，开始随光线强度变化调整睡眠；2～3个月是建立昼夜睡眠规律的关键期。2～12个月的婴儿每天总睡眠时间12～13个小时，其中夜间睡眠9～10个小时，日间睡眠3～4个小时。

11. 社会行为发育

儿童社会行为（personal-social behavior）是各年龄阶段心理行为发展的综合表现，其发展受外界环境的影响，也与家庭、学校、社会对儿童的教育有密切关系，并受神经系统发育程度的制约。婴儿2～3个月时能通过微笑、停止啼哭、发音等行为表示认识父母；3～4个月时开始出现社会反应性的大笑，对母亲声音表示愉快；7～8个月时表示认生，对发声玩具感兴趣等；9～12个月是认生高峰，会模仿别人的动作，呼其全名会转头。

（三）健康幼儿的特征

儿童自满1周岁到满2周岁之前为幼儿期(toddle age)。这个时期儿童生长发育速度较前稍减慢，但活动范围渐广，接触周围事物的机会增多，智能发育较前突出，语言、思维和社会适应能力增强，自主性和独立性不断发展，但对危险的识别能力和自我保护能力不足；由于接触外界较广，而自身免疫力较低，传染病发病率仍较高，防病仍为保健重点。这个时期儿童消化功能仍不完善，营养需求量仍然相对较高，合理喂养仍然是保持正常生长发育的重要环节。

1. 一般情况

出生后第2年幼儿体重增加2.5～3 kg，2岁时体重约为出生体重的4倍(12～13 kg)。

2. 视、听感知发育

18个月的幼儿能辨别形状，喜看图画，2岁时两眼调节好，可区别垂直和横线，逐渐学会辨别红、白、黄、绿等颜色，视力达到4.7。听感知方面，幼儿1～2岁时能听懂简单指令。皮肤感觉方面，2岁左右的幼儿通过接触能区分物体的软、硬、冷、热等属性。粗大运动方面，12～14个月幼儿会走，15个月会蹲着玩，18个月会爬上小梯子，2岁时就已能跑、双足跳。精细运动方面，12～18个月能拿笔乱画，几页、几页地翻书；18个月能叠2～3块方积木；2岁能叠纸、叠6～7块方积木，一页一页翻书，模仿画直线和圆。

3. 语言表达

一般幼儿12月龄开始会说单词；18个月幼儿能用15～20个字；24个月时幼儿能指出简单的人、物品和图片，会说短句。

4. 社会行为发展

12～13个月幼儿喜欢玩变戏法和躲猫猫游戏；18个月时逐渐有自我控制能力；2岁时已不再认生，爱表现自己，能执行简单命令。

5. 睡眠方面

2岁左右儿童，夜间睡眠约9～11小时，多有一次日间小睡。高质量睡眠有助于儿童智力发育，与儿童的认知功能、学习和注意力密切相关并能促进其体格生长。

二、婴幼儿健康评估的方法

在了解了各个月龄段健康婴幼儿的健康特征后，还需进一步了解如何评估婴幼儿是否健康。其中包括选择合适的检查时间和频次，保证健康检查内容的完整性，定期健康体检以及异常情况的识别确保及时转诊[①]。

（一）健康检查时间

婴儿期至少4次健康检查，建议分别在3、6、8和12月龄；3岁及以下儿童每年至少2次健康检查，每次间隔6个月，时间在1岁半、2岁、2岁半和3岁；3岁以上儿童每年至少1次健康检查。健康检查可根据儿童个体情况，结合预防接种时间或本地区实际情况适当调整检查时间、增加检查次数。

健康检查需在预防接种前进行，就诊环境布置应便于儿童先体检、后预防接种，每次健康检查时间不应少于5～10分钟。

---

① 卫生部，教育部．中小学生健康体检管理办法[J]．[2021-01-19]．http://www.moe.gov.cn/s78A,2008,17.

（二）健康检查内容

对婴幼儿的健康检查内容包括问诊、体格测量、体格检查、心理行为发育监测和实验室及其他辅助检查。

1. 问诊

(1) 喂养及饮食史。包括喂养方式，食物转换（辅食添加）情况，食物品种、餐次和量，饮食行为及环境，营养素补充剂的添加等情况。

(2) 生长发育史。包括既往体格生长、心理行为发育情况。

(3) 生活习惯。包括睡眠、排泄、卫生习惯等情况。

(4) 过敏史。包括药物、食物等过敏情况。

(5) 患病情况。指两次健康检查之间患病情况。

2. 体格测量

① 体重，② 身长（身高），③ 头围。

3. 体格检查

(1) 一般情况。观察儿童精神状态、面容、表情和步态。

(2) 皮肤。有无黄染、苍白、紫绀（口唇、指趾甲床）、皮疹、出血点、瘀斑、血管瘤，颈部、腋下、腹股沟部、臀部等皮肤皱褶处有无潮红或糜烂。

(3) 淋巴结。全身浅表淋巴结的大小、个数、质地、活动度、有无压痛。

(4) 头颈部。有无方颅、颅骨软化，前囟大小及张力，颅缝，有无特殊面容、颈部活动受限或颈部包块。

(5) 眼。外观有无异常，有无结膜充血和分泌物，眼球有无震颤。婴儿是否有注视、追视情况。

(6) 耳。外观有无异常，耳道有无异常分泌物。

(7) 鼻。外观有无异常，有无异常分泌物。

(8) 口腔。有无唇腭裂，口腔黏膜有无异常。扁桃体是否肿大，乳牙数多少，有无龋齿及龋齿数。

(9) 胸部。胸廓外形是否对称，有无漏斗胸、鸡胸、肋骨串珠、肋软骨沟等，心脏听诊有无心律不齐及心脏杂音，肺部呼吸音有无异常。

(10) 腹部。有无腹胀、疝、包块、触痛，检查肝脾大小。

(11) 外生殖器。有无畸形、阴囊水肿、包块，检查睾丸位置及大小。

(12) 脊柱四肢。脊柱有无侧弯或后突，四肢是否对称、有无畸形，有条件者可进行发育性髋关节发育不良筛查。

(13) 神经系统。四肢活动对称性、活动度和肌张力。

4. 心理行为发育监测

婴幼儿每次进行健康检查时，需按照儿童生长发育监测图的运动发育指标进行发育监测，定期了解儿童心理行为发育情况，及时发现发育偏离儿童。

5. 实验室及其他辅助检查

(1) 血红蛋白或血常规检查。儿童在6～9月龄检查1次，1～6岁儿童每年检查1次。

(2) 听力筛查。对有听力损失高危因素的儿童，采用便携式听觉评估仪及筛查型耳声发射仪，在儿童6、12、24和36月龄各进行1次听力筛查。

(3) 视力筛查。儿童4岁开始每年采用国际标准视力表或标准对数视力表灯箱进行一次视力筛查。

(4) 其他检查。有条件单位可根据儿童具体情况开展尿常规、膳食营养分析等检查项目。

（三）健康教育

1. 喂养与营养

提倡母乳喂养，指导家长进行科学的食物转换，均衡膳食营养，培养儿童良好的进食行为，注意食品安全。预防儿童蛋白质-能量营养不良、营养性缺铁性贫血、维生素 D 缺乏性佝偻病、超重/肥胖等常见营养性疾病的发生。

2. 体格生长

告知家长定期测量儿童体重、身长（身高）、头围的重要性，反馈测评结果。

3. 心理行为发育

根据儿童发育年龄进行预见性指导，促进儿童心理行为发育。

4. 伤害预防

重视儿童伤害预防，针对不同地区、不同年龄儿童伤害发生特点，对溺水、跌落伤、道路交通伤害等进行预防指导。

5. 疾病预防

指导家长积极预防儿童消化道、呼吸道等常见疾病，按时预防接种，加强体格锻炼，培养良好卫生习惯。

（四）转诊

对低体重、生长迟缓、消瘦、肥胖、营养性缺铁性贫血及维生素 D 缺乏性佝偻病儿童进行登记，并转入儿童营养性疾病管理。对儿童心理行为发育筛查结果可疑或异常的儿童进行登记并转诊。出现下列情况之一，且无条件诊治者应转诊：

（1）皮肤有皮疹、糜烂、出血点等，淋巴结肿大、压痛。

（2）头围过大或过小，前囟张力过高，颈部活动受限或颈部包块。

（3）眼外观异常、溢泪或溢脓、结膜充血、眼球震颤，婴儿不注视、不追视，4 岁以上儿童视力筛查异常。

（4）耳、鼻有异常分泌物，龋齿。

（5）听力筛查未通过。

（6）心脏杂音，心律不齐，肺部呼吸音异常。

（7）肝脾肿大，腹部触及包块。

（8）脊柱侧弯或后突，四肢不对称、活动度和肌张力异常，疑有发育性髋关节发育不良。

（9）外生殖器畸形、睾丸未降、阴囊水肿或包块。

在健康检查中，发现任何不能处理的情况均应转诊。

实训 2.1.2　婴儿时期的健康评估

任务 2 前面讲述了关于婴幼儿健康的特征以及评估内容，重点在于定期进行婴幼儿健康评估，请尝试完成以下实训内容。

（一）任务要求

1. 理解并掌握婴儿时期健康检查的时间以及内容。
2. 熟练掌握婴儿时期生长发育的正常范围和转诊要求。

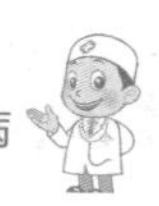

（二）操作方法

1. 根据任务提供的背景结合所学知识，客观有据地指出1岁内婴儿健康评估的内容。

2. 可以通过文献阅读（搜索知网、万方、Web of Science 等中英文数据库）、小组讨论和咨询专业人士等方法完成任务，并填写表2-2的学习单。学习单参考答案可见二维码。

学习单
参考答案

表2-2　婴儿健康评估内容学习单

评估内容	1岁内婴儿健康评估内容
身体健康	
心理/社会健康	
体检次数及时间	

（三）任务评价要点

能够正确理解并掌握婴儿时期健康检查的时间以及内容，并能够说出健康的状态包括的三方面。

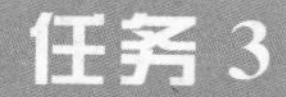

任务3　掌握影响婴幼儿健康的因素

现代社会的生活环境复杂，尤其对于婴幼儿来说更是一种生存的挑战。如果能够在婴儿出生时就开始对其进行健康管理，可及时规避、改善婴幼儿健康问题，达到避免或延缓疾病发生的风险，提高婴幼儿的生存率与身体素质。

一、生物遗传与健康

遗传（heredity）是指形态结构、生理功能及身心发育等性状在亲代与子代之间的相似性和连续性。在胚胎发育过程中，受精卵中父母双方各种基因的不同组合及其表达，决定子代个体的各种遗传性状，使其可显现亲代的形态、功能、性状和心理素质等特征，形成每个儿童各自的生长发育潜力。但这些潜力能否充分发挥，即有关基因型的外显程度，受环境和社会决定因素的制约及其与遗传因素的交互作用。

新生儿疾病筛查是指通过采用一种简便、快速方法检测新生儿血液中的某些特殊生化指标来发现那些危害严重的先天性或遗传代谢性疾病，从而让阳性病儿在临床症状出现之前得到及时治疗。预防严重出生缺陷及其他严重后果发生。我国法律规定的常规新生儿疾病筛查为甲状腺功能低下（CH）和苯丙酮尿症（PKV）两项。由于遗传代谢疾病种类繁多，且具有地域差异性，除了以上两项之外，各地区根据地区地域特点不断扩展新的筛查病种，如广州增添了葡萄糖-6-磷酸脱氢酶缺乏症，上海除了增添葡萄糖-6-磷酸脱氢酶缺乏症以外还有先天性肾上腺皮质增多症。

二、生活环境与健康

环境是相对于某个中心而言的周围因素。人类的环境，中心就是人类，所以又可以说，作用于人类所有外界力量的总和就是人类的环境。它包括自然环境以及与之相关的社会环境。

自然环境是指围绕着人群的空间中可直接或间接影响到人类生活、生产的一切物质及其能量的总体。它是人类赖以生存的物质基础，可分为大气环境、水体环境、土壤环境、生物环境、地质环境等。

社会环境是指人类在自然环境基础上，通过长期有意识的社会劳动所创造的人工环境。它是人类物质文明和精神文明发展的标志，可分为聚落环境、交通环境、文化环境等。人不能脱离社会而生存，必然受到社会政治、经济、文化、教育、风俗习惯等因素的影响。

物质环境(physical environment)是人类赖以生存的物质基础，其与社会环境、生产生活方式共同决定儿童生长发育的可实现性。阐明主要物质环境，如自然地理气候条件、生活环境和各类环境污染因素与儿童生长发育的内在联系与规律，对婴幼儿预防疾病、增强体质、促进身心健康发育具有重要意义。

WHO公共卫生专家委员会给“环境”下的定义是，“在特定时刻由物理、化学、生物及社会的各种因素构成的整体状态，这些因素可能对生命机体或大类活动直接地或间接地产生现时的或远期的作用”。

对0～3岁的婴幼儿来说，家庭是儿童最重要的生活场所，良好的家庭环境可以促进儿童身心健康发育，对于小年龄儿童来说尤其如此。家庭环境因素中除经济状况、父母职业和受教育程度、家庭结构等客观要素外，还包含与“情感联结”更为密切的要素，如家庭氛围、亲子关系、教养方式等，两者相辅相成，共同决定居家养育过程中家庭生活质量。

三、营养与健康

食物是人类保持健康和长寿的重要因素。为了保证充分的发育和高效的社会生活，人体每天需要摄取适当的食物。发育的基础要素包括来自父母的遗传信息和不可缺少的营养。人类只有不断从食物中获得营养成分才能保持人体和外界环境的物质代谢平衡和能量平衡。

营养(nutrition)是指人体摄入、消化、吸收和利用食物中的营养成分，维持生长发育、组织更新和良好健康状态的动态过程。营养素(nutrient)是指食物中可为人体提供能量，可以作为人体的构成成分，具有修复组织和调节生理功能的化学物质。人类已知的营养素包括蛋白质(protein)、脂肪(fat)、碳水化合物(carbohydrate)、矿物质(mineral)、维生素(vitamin)和水(water)。其中蛋白质、脂肪和碳水化合物在人体内含量丰富，人体需要量较多，称为宏量营养素(macronutrients)，矿物质、维生素则称为微量营养素(micronutrients)。由于蛋白质、脂肪和碳水化合物在代谢过程中可产生能量(energy)，故又称为产能营养素。

合理营养是指从食物中摄取的各种营养素与身体对这些营养素的需要达到平衡，既不缺乏，也不过多。缺乏某些营养素会引起营养缺乏病，如缺钙引起佝偻病、缺铁引起贫血等。某些营养素(如脂肪和碳水化合物)摄入过多又会导致肥胖症糖尿病、心血管病等营养性疾病。

对0～3岁的婴幼儿来说，合理的营养摄入对儿童的健康成长尤为重要。充足的营养和适宜的喂养照护实践，可以满足婴幼儿体格生长和机体功能成熟及大脑快速发育的需求，是促进儿童健康、保障潜能发展的最有效措施。

铁缺乏(iron deficiency，ID)是最常见的营养素缺乏症和全球性健康问题，据估计，全球1/3人口缺铁，6个月后的婴儿如仅哺喂母乳将会导致其铁严重缺乏。由于缺铁导致许多含铁酶活性降低，婴幼儿严重缺铁可出现免疫功能、认知、学习能力和行为发育、胃肠道及皮肤黏膜等非血液系统症状表现。

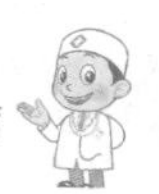

婴幼儿照护及卫生保健人员应该通过对0～3岁儿童家长进行母乳喂养、辅食添加、合理膳食、饮食行为等科学喂养知识的指导，从而提高6个月内婴儿纯母乳喂养率，引导家长合理喂养，预防儿童营养性疾病的发生。应明确0～3岁儿童常见营养性疾病的筛查评估标准、干预措施及随访管理要求，及时矫正儿童营养偏离状态，促进儿童健康成长。

四、卫生保健服务与健康

享有卫生保健的权利是《世界人权宣言》认可的诸多人权之一，其中条款25规定，“人人有权获得足以使自己和家人健康和福祉所需的生活水准，包括食物、衣服、住房、医疗和必要的社会服务”。

婴幼儿保健就是要通过有计划、有组织和系统的教育活动促使健康人群自愿改变不良行为，消除或减轻负面因素，预防疾病的发生，从而能够提高生活质量。

儿童健康管理内容及工作流程为：根据0～36个月儿童特点，将儿童健康管理服务向前延伸至胎儿期，妇女健康管理医生应做好孕期保健、产后访视、母乳喂养咨询指导等工作，并将儿童健康管理与免疫规划相结合，定期开展预防接种与儿童健康体检服务。儿童家长可先带儿童到社区健康服务中心免疫规划登记处登记，到儿童健康管理室进行健康检查、评估与指导，并预约下次体检。体检评估后如无接种禁忌证，可进行预防接种；对体检评估中有异常的儿童，医生进行有针对性的干预指导，必要时转诊。

有研究表明，只有孕前重视生殖健康保健，孕后重视围生期的保健，产后重视对子女的智力开发及其教育方式，才能及早发现婴幼儿早期的异常表现，从而对其进行早期干预。家长对婴幼儿保健意识与水平也决定着婴幼儿健康水平。

实训 2.1.3　3岁幼儿健康的影响因素

任务3学习了婴幼儿健康的影响因素，本实训重点在于识别健康的影响因素并进行分类。

(一) 任务要求

理解并掌握影响3岁幼儿健康的各项因素。

(二) 操作方法

1. 根据任务提供的背景结合所学知识，客观有据地指出存在的健康风险因素有哪些。
2. 可以通过文献阅读（搜索知网、万方、Web of Science 等中英文数据库）、小组讨论和咨询专业人士等方法完成任务，并填写表2-3的学习单。学习单答案可扫码参考。

表 2-3　健康影响因素学习单

婴儿健康影响因素	具体因素例举
生物因素	
生活环境	
营养	
卫生保健	

学习单
参考答案

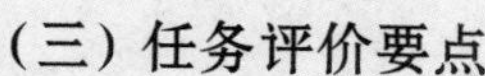

(三) 任务评价要点

能够正确理解并掌握影响3岁幼儿健康的各项因素。

思政话题

国务院办公厅《关于促进3岁以下婴幼儿照护服务发展的指导意见(国办发〔2019〕15号)》提出，以习近平新时代中国特色社会主义思想为指导，全面贯彻党的十九大和十九届二中、三中全会精神，按照统筹推进“五位一体”总体布局和协调推进“四个全面”战略布局要求，坚持以人民为中心的发展思想，以需求和问题为导向，推进供给侧结构性改革，建立完善促进婴幼儿照护服务发展的政策法规体系、标准规范体系和服务供给体系，充分调动社会力量的积极性，多种形式开展婴幼儿照护服务，逐步满足人民群众对婴幼儿照护服务的需求，促进婴幼儿健康成长、广大家庭和谐幸福、经济社会持续发展。①

请思考：(1) 你认为如何才能开展多种形式的婴幼儿照护服务？(2) 如果是你，你该如何以自己的方式促进婴幼儿照护服务的发展？

---

① 信息来源：中华人民共和国国民经济和社会发展第十四个五年规划和2035年远景目标纲要，人民日报，2021年3月13日。

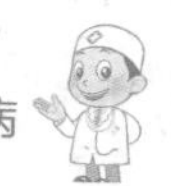

学习情境 2　疾病简论

案例导入

患儿，男，10 个月，平日体重 9.5 kg，喜吃手指，家庭条件尚可，家附近交通方便，来往车辆多、灰尘大。患儿 3 天前开始腹泻，呈黄色稀水样便，每日 5～6 次，量中等。有时呕吐，呕吐物为胃内容物，呈非喷射状，量少。伴轻咳、流涕。1 天前大便次数增多，每日 10 余次。发病后患儿食欲减退，精神萎靡，尿量减少。患儿系足月顺产，部分母乳喂养，6 个月开始添加换乳期食物。现在的体温为 38.2℃，体重降至 8.48 kg，精神萎靡，皮肤干燥，弹性差，前囟和眼窝凹陷，口腔黏膜干燥，咽红，出牙 4 颗。

问题：请你思考患儿开始腹泻的原因可能有哪些？案例中的两个时期是否都需要及时就诊？

任务 1　了解婴幼儿疾病的概念和致病因素

生命的连续过程中，疾病是处于完全健康与绝对死亡之间的一种生命状态。身体内部的平衡系统是动态的过程，在完全失去平衡之前，有一个不断调整的过程。可以说，整个疾病过程是身心因素相互作用、相互影响的过程。此时如果抓住健康管理的时机，往往能收到事半功倍的效果。

一、疾病的概念

疾病（disease）是一个极其复杂的过程，许多情况下，从健康到疾病是一个由量变到质变的过程。疾病是在一定的外因作用下，机体调节紊乱而发生的异常生命活动过程。当外界致病因素作用于细胞，达到一定强度或持续一定时间，也就是说，致病因素有了一定量的积累就会引起细胞的损伤，这个被损伤的细胞会出现功能、代谢、形态结构紊乱。

对人体正常形态与功能偏离的疾病，有如健康一样，从不同角度考查可以给出不同的定义。最常应用的定义是“对人体正常形态与功能的偏离”①。

现代医学对人体的各种生物参数（包括智能）都进行了测量，其数值大体上服从统计学中的常态分布规律，即可以计算出一个均值和 95%健康个体的所在范围。习惯上称这个范围为“正常”，超出这个范围，过高或过低，便是“不正常”，疾病便属于不正常的范围。在许多情况下，这一定义是适用的，如伤寒可以表现为一定时间内体温和血中“伤寒血凝素”（抗体）的异常增高。但是，正常人的个体差异和生

① 陈方才，王汉华. 健康、亚健康与疾病[J]. 旅行医学科学，2008(2)：5-8.

物变异很大，有时这一定义就不适用。如正常人心脏的大小有一定范围，许多疾病可以造成心脏扩大，但对于运动员来说，超过正常大小的心脏伴有心动过缓（慢至每分钟 40 次左右）并非病态；这种偏离正常值属于个体差异。

在精神方面，智商大大超过同龄人的是天才，而不是病人。也有人从功能或适应能力来定义疾病，认为功能受损和与环境的协调能力遭到破坏才是疾病的表现，这样可以避免把正常人的个体差异和生物变异误划为疾病。如缺氧时才出现症状的镰状细胞性贫血，就表现为适应能力的缺陷。对于许多精神病人，特别需要考察其与环境的协调能力。但是适应功能的不良并不一定是疾病，如一个长期缺乏体力活动的脑力工作者不能适应常人能够胜任的体力活动，稍有劳累就腰酸背痛，这不一定是有病。因此有人建议在健康与疾病之间增加一个"无病状态"。

身体健康主要涉及身体的情况。它的建立需要提供适当的营养、进行足够的锻炼以及得到充分的休息。如果能每天这样做，儿童就会保持良好的身体健康状态。儿童的身体健康可能会被急性或慢性疾病损害。急性疾病是指一些突然发作并且持续时间短的情况。急性疾病包括传染病，如上呼吸道感染以及骨折或扭伤等伤害。慢性疾病持续时间长，需要持续评估或治疗。它包括出生时出现的畸形，称为先天性疾病，即遗传性疾病或身体畸形。许多慢性病患儿也有患急性疾病的风险。

二、致病因素

致病因素包括社会经济因素、环境因素、营养、儿童的个体特征及行为习惯和出现伤害。

（一）社会经济因素

社会经济因素包括贫困和居住条件差。贫困的儿童更容易健康状况不良。贫困所带来的影响尤其令人不安，因为贫困对儿童的各个方面都可能产生负面影响。贫困的儿童更容易健康状况不良，这可能是由于高收入家庭对医疗的可及性更强，更可以做到对疾病的早发现、早诊断。此外，多元文化教育下婴幼儿托育机构的班级构成变得越来越多样化和跨文化。因此，托育机构在教学过程中需要将家庭对儿童的营养、健康和安全的多样期望纳入考虑。举例来说，晚睡是由家庭管理的，而午睡是由学校安排的。教师需要明白，不同家庭对儿童的营养、健康和安全的期望是不同的。

（二）环境因素

自然因素对生态环境的破坏，给人类生命财产可能会带来巨大损害，甚至疾病暴发流行。但这种破坏，常具有明显的地域性，发生频率相对较低。人为因素如环境污染对人类生态系统的破坏则更为严重。它能造成各种规模性的急、慢性毒害事件，增加人群癌症发生率，甚至对子孙后代发育与健康带来严重影响。环境污染对生态的破坏没有国界，它不仅影响自身的国家，而且还可能对全球生态环境产生影响。

环境污染主要有大气污染、水污染、土壤污染、居室污染等。污染源主要有煤燃烧，释放出一氧化碳、二氧化硫、烟尘等有害物；机动车辆排放废气，主要含氮氧化合物、一氧化碳、铅的气态化合物等有害气体；工业"三废"，即废气、废水、废渣；生活废水和垃圾；化肥、农药的大量使用；建筑装潢装饰材料中所含的有害物质的释放等。

环境有害因素的作用方式越来越受到密切关注。由于婴幼儿身体较小、发育较快、与周围环境关系密切，他们对环境毒素尤为敏感。暴露于铅的环境会导致儿童学习和行为问题，水中的污染物会导致儿童胃肠道疾病等健康问题。在城市中成长的儿童可能受到工业及汽车污染物的危害，而农村儿童可能处于农业喷药的危害中。

空气质量现在也被研究得很多。大气污染物，包括臭氧、粉尘和可吸入颗粒物、二氧化硫以及二氧

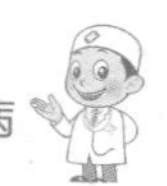

化氮等，都会增加哮喘和呼吸道疾病的患病风险。

空气中高浓度的一氧化碳会降低血液转运氧的能力，从而导致健康问题。2010 年，有 67%的儿童所生活的社区空气污染物浓度高于规定范围。此外，二手烟会导致人患呼吸道疾病、肺炎、哮喘和婴儿猝死综合征(SIDS)等疾病。由于二手烟的各种副作用，美国外科联盟已经断言不存在二手烟的零风险暴露。

(三) 营养

婴幼儿(0～3 岁)生长发育迅速，是人体生长发育的重要时期，合理营养将为其一生的体力和智力发育打下良好的基础，而且对于某些成年或老年疾病的发生有预防作用。

婴幼儿能量消耗包括五个方面：基础代谢、食物特殊动力作用、婴幼儿的各种动作消耗、生长所需和排泄消耗。婴幼儿时期是儿童时期发育最快的阶段，按单位体重计算，婴幼儿对各种氨基酸的需要量较成人更高。在满足必需氨基酸需要量的同时，还需要有足够的非必需氨基酸来合成蛋白质。脂肪为婴幼儿能量和必需脂肪酸的重要来源，但摄入过多或过少对婴幼儿的生长发育都不利。

一滴初乳中含有 0.5～2.5 mg 的免疫球蛋白，相当于成熟乳的 20～50 倍，所以，有"初乳如金"之说。初乳是分娩后 12 天内的乳汁，是最宝贵的营养品，不仅能为婴儿提供宝贵的营养，还能促进婴儿小肠发育。最新研究表明，喂母乳的时间越长，孩子的智商越高，母乳中含有多种营养，能够促进脑细胞的发育。但若单纯母乳喂养时间过长，不及时添加辅食，也不利于婴幼儿的健康成长。6 月龄宝宝的饮食除了母乳牛奶外，为了适应宝宝生长发育的需要，可以开始为宝宝添加辅食。并让宝宝养成良好的吃饭习惯。

营养性疾病是指因营养摄入不足、消化吸收障碍和消耗增加引起营养缺乏以及营养过剩或营养代谢异常而引起的一类疾病。良好的喂养和进食行为有利于婴幼儿口腔和胃肠功能的发育以及手眼协调、认知和情绪调控能力的发展。应及时、敏感地了解婴幼儿进食需求，进行回应性喂养，鼓励但不强迫进食，帮助婴幼儿形成规律的进餐时间，学习进餐技能，培养良好的进食行为。

(四) 儿童的个体特征及行为习惯

儿童早期对许多致病因素易感。集体环境中的儿童更容易患病，因为这种环境容易传播细菌和病毒。儿童天生具有好奇的本性，他们通过触摸和摆弄玩具及物体等来探索这个世界。这些行为使他们常常将手或者物品放进嘴里，更容易导致病从口入。集体幼儿照护要采取措施防止传染病的传播。

不恰当的坐姿可能会导致儿童的脊柱侧弯，长时间地观看电视或手机可能会引起儿童的早期近视。提倡母乳喂养，牙齿萌出以后规律喂养，应当逐渐减少夜间喂养次数。人工喂养儿应当避免奶瓶压迫其上下颌，不要养成含着奶瓶或含着乳头睡觉的习惯。牙齿萌出后，夜间睡眠前可喂服 1～2 口温开水清洁口腔。建议儿童 18 个月后停止使用奶瓶。不良的饮食习惯，如喜爱每天吃甜食及饮用碳酸饮品的习惯，都会导致儿童龋病的发生，应当培养儿童养成规律性的饮食习惯，注意营养均衡。

睡眠与婴幼儿生长发育密切相关，婴幼儿在出生后相当长的时间内，大脑继续发育，这个过程离不开睡眠；且儿童的生长在睡眠状态下速度增快，因为睡眠期血浆生长激素可以连续数小时维持在较高水平。所以应让婴幼儿有充足的睡眠，以保证其生长发育。人体在正常情况下，能对侵入的各种抗原物质产生抗体，并通过免疫反应而将其清除，保护人体健康。睡眠能增强机体产生抗体的能力，从而增强机体的抵抗力。睡眠还可以使各组织器官自我康复加快。现代医学中常把睡眠作为一种治疗手段，用来帮助患者渡过最痛苦的时期，以利于疾病的康复。

婴儿宜睡在自己的婴儿床里，与父母同一房间。幼儿期可逐渐从婴儿床过渡到小床，有条件的家庭宜让儿童单独在一个房间睡眠。

可以从规律作息、睡前活动、入睡方式和睡眠姿势四方面引导儿童正确睡眠。

(1) 规律作息。从3～5个月起，儿童睡眠逐渐规律，宜固定就寝时间，一般不晚于21:00，但也不提倡过早上床。节假日保持固定、规律的睡眠作息。

(2) 睡前活动。可为儿童安排3～4项睡前活动，如盥洗、如厕、讲故事等。活动内容每天基本保持一致，固定有序，温馨适度。活动时间控制在20分钟内，活动结束时，尽量确保儿童处于较安静状态。

(3) 入睡方式。培养儿童独自入睡的能力，在儿童瞌睡但未睡着时单独放入小床睡眠，不宜摇睡、搂睡。将喂奶或进食与睡眠分开，至少在幼儿睡前1小时喂奶。允许儿童抱安慰物入睡。儿童哭闹时父母先耐心等待几分钟，再进房间短暂待在其身边1～2分钟后立即离开，重新等候，并逐步延长等候时间，帮助儿童学会独自入睡和顺利完成整个夜间连续睡眠。

(4) 睡眠姿势。1岁之前婴儿宜仰卧位睡眠，不宜俯卧位睡眠，直至婴幼儿可以自行变换睡眠姿势。

(五) 伤害

伤害是儿童面临的重要健康威胁，造成了沉重的疾病负担。婴幼儿伤害的发生与其自身生理和行为特点、被照护情况、环境等诸多因素有关。常见的伤害类型包括窒息、跌倒伤、烧烫伤、溺水、中毒、异物伤害、道路交通伤害等。大量证据表明，伤害不是意外，可以预防和控制。

实训 2.2.1　10月龄婴儿的致病因素

任务1主要概述了疾病的概念，以及婴幼儿疾病的常见致病因素。应该掌握识别生活中致病因素的能力，请你尝试完成以下实训内容。

(一) 任务要求

理解并掌握10月龄婴儿的致病因素。

(二) 操作方法

1. 根据任务提供的背景结合所学知识，客观有据地指出存在的致病因素并完善至表2-4的学习单。

2. 可以通过文献阅读(搜索知网、万方、Web of Science等中英文数据库)、小组讨论和咨询专业人士等方法完成任务。学习单参考答案可见二维码。

学习单
参考答案

表2-4　10月龄婴儿致病因素学习单

影响10月龄婴儿健康的因素	具体因素例举
社会经济因素	
生活环境	
营养	
个体特征及习惯	

(三) 任务评价要点

能够正确理解并掌握婴幼儿致病的因素，并能够在学习单中准确地填写出案例中的各个要素。

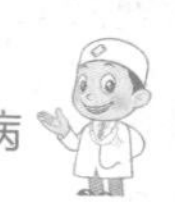

任务 2　掌握婴幼儿疾病的分类

许多婴幼儿常见病已经成为重要的公共健康问题，加强和促进婴幼儿科学的生活和习惯培养，可以对婴幼儿常见疾病例如超重/肥胖、视力异常、龋齿等起到预防作用。

一、常见疾病

（一）营养代谢性疾病

1．儿童单纯性肥胖

儿童单纯性肥胖(obesity)是由于长期能量摄入超过人体的消耗，使体内脂肪过度积聚、体重超过一定范围的一种营养障碍性疾病。几年来，儿童肥胖症的发病率在我国呈逐渐上升趋势，目前发病率为 5%～8%。肥胖不仅影响儿童的健康，儿童期肥胖还可延续至成年，增加其患高血压、糖尿病、冠心病、胆石症、痛风等疾病的风险，故应重视对本病的防治。

2．营养性维生素 D 缺乏性佝偻病

这是儿童体内维生素 D 不足(vitamin D deficiency)引起钙、磷代谢紊乱，产生的一种以骨骼病变为特征的全身慢性营养性疾病。典型的表现是生长中的长骨干骺端和骨组织矿化不全。主要见于 2 岁以下婴幼儿，由于地理位置、气候等因素，北方佝偻病患病率高于南方。近年来，随社会经济文化水平的普遍提高，我国营养性维生素 D 缺乏性佝偻病发病率逐年降低，病情也趋于轻度。

3．缺铁性贫血

这是指由于体内不同程度铁缺乏引起的以小细胞、血红蛋白(hemoglobin)低下为主要特征的一类贫血症状。中国儿童少年贫血中 90%以上属于缺铁性贫血。病人因血红蛋白含量低引起血液携氧能力下降，而对体能、学习能力、疾病抵抗力等造成严重不利影响，被 WHO 列为四大营养缺乏性疾病之一。

（二）过敏性疾病

过敏性疾病(anaphylactia)，又称变态反应性疾病。指接触致敏物质引起过敏反应或变态反应的疾病。从新生儿到老年人的各个年龄阶段都可能发生过敏性疾病，往往具有明显的遗传倾向。过敏性疾病中，以速发型过敏反应比较常见，其主要类型有皮肤过敏反应、呼吸道过敏反应及过敏性休克等，常见疾病有如下九种：① 药疹；② 接触性皮炎；③ 湿疹；④ 荨麻疹；⑤ 皮肤划痕症或皮肤瘙痒；⑥ 食物过敏；⑦ 过敏性鼻炎；⑧ 过敏性哮喘；⑨ 过敏性紫癜。

（三）呼吸道疾病

小儿呼吸道疾病包括上、下呼吸道急、慢性炎症，呼吸道变态反应性疾病，胸膜疾病，呼吸道异物，先天畸形及肺部肿瘤等。其中急性呼吸道感染最为常见，约占儿科门诊的 60%以上，北方地区则比例更高。由于婴幼儿免疫功能尚不完全成熟，肺炎最为多见，因此卫生管理部门把它列为小儿四病(肺炎、腹泻、佝偻病、贫血)防治方案中的首位。呼吸道疾病的症状涉及鼻腔、鼻窦、耳、咽喉和肺。呼吸系统疾病在幼儿中很常见,常见的呼吸系统感染性疾病包括普通感冒、中耳炎、咽炎(喉咽部的感染)、鼻窦炎(鼻窦感染)和肺炎(肺部感染)。这些疾病最常见的是通过打喷嚏、咳嗽或流鼻涕传播。呼吸道疾病的症状包括发热、鼻塞、咽喉肿痛、耳痛、咳嗽或呼吸困难。有些感染也伴随皮肤的皮疹。

1. 急性上呼吸道感染

急性上呼吸道感染(acute upper respiratory infection,AURI)指鼻腔、咽或喉部急性炎症的总称,简称上感,俗称"感冒"。本病是儿童时期最常见的急性感染性疾病,常诊断为"急性鼻炎""急性咽炎""急性扁桃体炎"等。该病一年四季均可发生,在北方寒冷多变的冬春季节,南方湿度较大的夏秋雨季更容易造成流行。主要是通过空气飞沫传播。一次患病后产生的免疫力不足,故可反复患病。

2. 急性支气管炎

急性支气管炎(acute bronchitis)是指各种病原体引起的支气管黏膜感染,因气管常同时受累,故又称为急性气管支气管炎(acute tracheobronchitis)。本病是儿童时期常见的呼吸道疾病,多见于婴幼儿,常并发或继发于呼吸道其他部位感染,或为麻疹、百日咳等急性传染病的一种临床表现。

3. 肺炎

肺炎(pneumonia)是指肺部出现炎症,为呼吸系统的多发病、常见病。肺炎可以发生在任何年龄层的人身上,但以年幼及年长者以及患有免疫力缺乏症或免疫系统比较差的人为高危患者,他们比较容易发病。若病况严重,可以致命。据世界卫生组织调查,肺炎死亡率占呼吸系统急性感染死亡率的75%。肺炎是一个非常广泛的概念,因为肺部有炎症则称为肺炎,其病因可以为生物性、物理学、化学性等等。

4. 支气管哮喘

简称哮喘,为一种异质性疾病,常以慢性气道炎症为特征,包含随时间不断变化的呼吸道症状病史,如喘息、气短、胸闷和咳嗽,同时具有可变性呼气气流受限。病因尚未完全清楚,遗传过敏体质(特异反应性体质)与本病有密切关系,多数患儿有婴儿湿疹、过敏性鼻炎和食物(药物)过敏史。

(四)消化道疾病

消化系统疾病是儿童最常见的疾病之一,此类疾病往往会影响营养物质的提取、消化和吸收。由于儿童消化功能尚不完善,易发生消化紊乱、水电解质和酸碱平衡失调,从而造成慢性营养障碍甚至影响儿童的生长发育,同时也会造成儿童机体抵抗力下降而导致感染。因此,应全面评估消化系统疾病对消化系统功能以及儿童身心方面的影响。小儿腹泻的致病因素可以分为感染性腹泻和非感染性腹泻,感染性腹泻包括肠道内感染和肠道外感染,肠道内感染又分为病毒感染、细菌感染、真菌、寄生虫。非感染性腹泻包括饮食护理不当、过敏性腹泻、原发性或继发性双糖酶、气候因素等。

1. 急性感染性腹泻

腹泻指频繁和过多地排泄水样便。婴幼儿通常表现为不舒服和弄脏尿布及衣物,或者频繁去厕所。病毒和细菌都可引起感染性腹泻。该病可以通过人和人之间的直接或间接接触传播。① 病毒感染腹泻的主要病原为轮状病毒,其次为科萨奇病毒、埃可病毒、冠状病毒等。临床特点为起病急、恶心、呕吐、腹痛、腹泻,排水样便或蛋花汤样稀便,可伴有发热和全身不适等症状,病程短,病死率低。病毒感染腹泻主要通过人传人,经粪—口或口—口传播,亦可能通过水源污染或呼吸道传播,主要以9～12月龄发病率最高,6月龄以下少见。② 细菌感染腹泻的主要病原为致病性大肠杆菌、产毒性大肠杆菌、侵袭性大肠杆菌、弯曲菌肠炎,临床特点为大便次数增多,3～5次/天,少数可达10次,大便伴有粘液、脓血,腥臭味,里急后重,发热。细菌感染腹泻多见于营养不良或长期应用广谱抗生素的小儿。③ 真菌性腹泻的主要病原菌为念珠菌、曲菌、毛霉菌等,临床特点为起病可急可缓,大便次数多,黄色稀水便,泡沫多,有黏液,发霉气味,呈豆腐渣样,严重时为脓便或脓血便,可伴有低热、呕吐、腹胀及腹痛。寄生虫腹泻的主要病原菌为隐孢子虫、阿米巴等,临床特点为反复发作的腹痛和腹泻、血便。

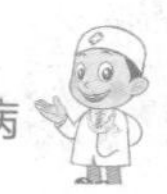

2. 非感染性腹泻

非感染性腹泻主要是由饮食不当引起的。当摄入食物的质和量突然改变并超过消化道的承受能力时，食物不能被充分消化和吸收而积滞于小肠上部，使肠腔局部酸度减低，有利于肠道下部细菌上移和繁殖，使食物发酵和腐败而产生锻炼有机酸，致肠腔的渗透压增高，并协同腐败性毒性产物刺激肠壁致肠蠕动增加，引起腹泻，进而引发脱水和电解质紊乱。

（五）其他疾病

1. 屈光不正

屈光不正是指眼在不使用调节时，平行光线通过眼的屈光作用后，不能在视网膜上形成清晰的物像，而在视网膜前或后方成像。它包括远视、近视及散光。婴幼儿期视力快速发育，眼球相对短小，呈生理性远视状态。但是此时眼屈光发育对于预防今后的屈光不正有重要意义。

2. 龋齿

乳牙也可以发生龋齿，并且病变的进展比恒牙更快，先是牙釉质发生龋蚀，牙冠龋坏的部位色泽变成灰黯，牙面上不光滑，易有牙垢堆积。儿童不良的饮食习惯如吃奶后直接入睡，或者含着奶瓶入睡，都会导致龋齿的发生。

3. 心理问题

(1) 不良习惯。不适当的吸吮行为、咬指(趾)甲、饮食行为问题、睡眠问题、遗尿、过度依赖、退缩行为、屏气发作、暴怒发作、习惯性摩擦综合征等。

(2) 心理行为问题。精神发育迟滞、言语和语言障碍、孤独症谱系障碍、异食癖、拔毛癖、口吃、睡眠障碍、分离性焦虑障碍、注意缺陷多动障碍、抽动障碍、对立违抗性障碍、创伤后应激障碍等。

（六）伤害

伤害包括故意伤害和非故意伤害。非故意伤害(unintended injury)是指因各种非主观故意因素综合作用而引起的人体损伤。故意伤害(intended injury)是指各种带有主观目的的行为致他人受伤害。伤害已成为威胁儿童健康和生命的主要问题，是 5 岁以下儿童死亡的首要原因。伤害是可预防的，可通过 4E(Education 教育，Engineering 工程，Enforcement 执行，Economics 经济)干预避免事故的发生。

知识拓展

儿童非故意伤害现状

实训 2.2.2　疾病的分类

(一) 任务要求

熟练掌握10月龄婴儿常见疾病症状并能及时就医。

(二) 操作方法

1. 根据任务提供的背景结合所学知识，客观有据地指出疾病的常见疾病的症状并完善至表 2-5。

2. 可以通过文献阅读(搜索知网、万方、Web of Science 等中英文数据库)、小组讨论和咨询专业人士等方法完成任务。学习单参考答案可见二维码。

学习单参考答案

表 2-5　10 月龄婴儿常见疾病症状学习单

10 月龄婴儿常见疾病	常见症状
小儿腹泻	
急性支气管炎	

（三）任务评价要点

能够熟练掌握婴幼儿常见疾病症状并能识别危重症及时就医，并能够在学习单中准确、全面地给出10月龄婴儿的常见疾病及其常见症状。

任务3 掌握疾病的发生、发展与转归

本任务将以婴幼儿腹泻为例，详述婴幼儿疾病的发生、发展与转归。婴幼儿腹泻是一组多病因引起的以大便次数增多、大便稀薄以及水电解紊乱为主的综合征，是儿科的常见病和多发病，也是世界性的公共卫生问题，全世界每年约有10%的儿童死于腹泻①。

一、疾病的发生

（一）病因

腹泻易感因素为消化系统发育不成熟、生长发育快、机体防御功能差、肠道菌群失调、人工喂养。感染因素包括病毒、细菌、真菌、寄生虫，尤以病毒和细菌多见的。非感染因素包括饮食不当、气候因素等。

（二）发病机制

导致腹泻的机制包括：肠腔内存在大量不能吸收的具有渗透活性的物质（渗透性腹泻）、肠腔内电解质分泌过多（分泌性腹泻）、炎症所致的液体大量渗出（渗出性腹泻）及肠道运动功能异常（肠道功能异常腹泻）等。但临床上不少腹泻并非由某种单一机制引起，而是多种机制共同作用的结果。

当肠粘膜受损时，人就会腹泻。出现稀便主要是由于肠道无法正常消化吸收或吸入摄入的营养物质，同时体液会通过受损的肠黏膜渗出，而且矿物质和盐会随着体液流失。

以轮状病毒为例，轮状病毒通常是婴幼儿致命性腹泻的首要原因。轮状病毒侵犯小肠，在肠黏膜上皮细胞内复制，使肠黏膜上皮细胞变性、坏死、脱落、数量减少，存在于小肠黏膜表面的乳糖酶等双糖酶相应减少，使食物中的双糖（尤其是乳糖）分解和吸收发生障碍，造成消化吸收不良。未被分解吸收的乳糖进入结肠，使肠道内渗透压升高，肠道内的细菌酵解乳糖产生脂肪酸和气体，这些脂肪酸和气体会影响肠道蠕动，引起或加重腹泻，不利于患儿生长发育。

二、疾病的发展与转归

并非所有的婴幼儿发生腹泻后都需要进行就医，这就需要照护者有一定的判断能力。按照腹泻的严重程度可分为轻微腹泻和严重腹泻。

---

① ［美］斯蒂文·谢尔弗．美国儿科学会育儿百科0～5岁［M］．池丽叶等，译．5版．北京：北京科学技术出版社，2020：517-572.

(一) 轻微腹泻

如果婴幼儿出现轻微腹泻但没有发展到脱水的地步,并且没有发热,同时精力充沛、食欲良好、有饥饿感,就不用改变他们的饮食。

如果婴幼儿出现轻微腹泻并伴有呕吐的情况,就应该用电解质溶液代替日常饮食。儿科医生会让他们多次少量服用电解质溶液,以保证在呕吐停止之前维持体内的水和电解质平衡。大多数情况下,这种溶液只需要喝 1～2 天。孩子一旦停止呕吐,就可以慢慢恢复日常饮食。

(二) 严重腹泻

婴幼儿发生腹泻,应该积极预防他们不发生脱水。如尿量明显减少,哭闹的时候没有眼泪,眼窝凹陷、囟门凹陷等,就应该立即就医。小儿的胃肠道比较薄弱,一旦出现重症腹泻,会引起患儿全身抵抗力降低,影响患儿的生长发育。如果不及时进行治疗,会导致水电解质紊乱,严重时危及患儿的生命。重型腹泻多由肠道内感染引起,小儿重症腹泻区别于轻型的主要特点是水、电解质明显紊乱。重症腹泻患儿大便次数>10 次/天以上,呈水样或蛋花汤样,可带有黏液,腹痛、腹胀,伴或不伴有呕吐,严重的水电解质紊乱,如不进行及时救治会危及患儿的生命健康。因此,积极有效地治疗重症腹泻,是患儿恢复健康的重中之重。

持续 2 周以上的腹泻被定义为慢性腹泻,需要再进一步找到发生慢性腹泻的病因。

实训 2.2.3 识别婴幼儿腹泻脱水

任务 3 主要以腹泻为例,讲述了疾病的发生、发展和转归,照护者应该掌握识别小儿发生腹泻后是否发生脱水的症状,保证婴幼儿得到及时救治,请尝试完成以下实训内容。

案例:悦悦,10 月龄,表现为 3 天前开始腹泻,呈黄色稀水样便,每日 5～6 次,量中等。有时呕吐,呕吐物为胃内容物,呈非喷射状,量少。伴轻咳、流涕。1 天前大便次数增多,每日 10 余次。发病后食欲减退,精神萎靡,尿量减少,且伴有体温升高。

表 2-6 小儿腹泻病脱水严重程度评估表

项目	轻	中	重
失水量(占体重%)	3%～5%	5%～10%	大于 10%
精神状态	稍差	萎靡、烦躁	嗜睡、昏迷
皮肤弹性	尚可	差	极差
黏膜	稍干燥	干燥	明显干燥
前囟、眼窝	稍有凹陷	凹陷	明显凹陷
肢端	尚温暖	稍凉	凉、发绀
尿量	稍少	明显减少	无尿
脉搏	正常	增快	明显增快且弱
血压	正常	正常、稍降	降低、休克

(一) 任务要求

1. 准确判断悦悦所患的疾病。
2. 熟练掌握脱水的各个时期的保健重点和就医要求。

(二) 操作方法

1. 根据任务提供的背景结合所学知识，参考表 2-6，客观有据地填写表 2-7 学习单。

2. 可以通过文献阅读（搜索知网、万方、Web of Science 等中英文数据库）、小组讨论和咨询专业人士等方法完成任务。学习单参考答案可见二维码。

学习单
参考答案

表 2-7　悦悦的疾病现况学习单

悦悦患儿	现况
疾病及分型	
现有症状，是否脱水	
是否需要送医，原因	

(三) 任务评价要点

能够正确理解并掌握婴幼儿脱水的表现并且能够在学习单中准确、全面地填写表单中的内容。

思政话题

2016 年 10 月 25 日，中共中央、国务院发布了《“健康中国 2030”规划纲要》，这是今后 15 年推进健康中国建设的行动纲领。党中央、国务院高度重视人民健康工作。习近平总书记指出，健康是促进人的全面发展的必然要求，是经济社会发展的基础条件，是民族昌盛和国家富强的重要标志，也是广大人民群众的共同追求。按照党中央、国务院部署，国务院医改领导小组组织开展了《“健康中国 2030”规划纲要》（以下简称《纲要》）编制工作。《纲要》提出，婴儿死亡率降至千分之五，5 岁以下儿童死亡率降至千分之六。这些目标的实现都离不开参与婴幼儿保健的人员。因此，应树立对婴幼儿疾病早发现、早诊断、早治疗的高度责任感、使命感和严谨的工作态度，爱护幼儿。①

提问：请结合你现有的知识，说说你该如何做到对婴幼儿疾病早发现、早诊断、早治疗呢？

模块小结

本模块系统阐述了婴幼儿疾病以及健康的定义与表达，婴幼儿健康的影响因素离不开所居住的环境，包括自然和社会环境，也离不开照护者的个人素养和家庭经济情况，应该给予婴幼儿足够的营养和正确的照护方式。此外，国家方面，医疗卫生保健服务也与婴幼儿的健康息息相关。婴幼儿保健是旨在为 3 岁以下儿童健康做保障，做到疾病的早发现、早诊断、早治疗。本模块列举了一些关于婴幼儿的常见疾病，包括呼吸系统疾病、消化道疾病以及营养代谢性疾病等等。其中，婴幼儿腹泻是婴幼儿最常见的疾病之一，我们应该学会并准确判断出小儿处于腹泻的分型以及其特征，保证生病的儿童及时就医。

① 信息来源：新华社，中共中 央国务院印发《“健康中国 2030”规划纲要》，中国政府网（htttp://www.gov.cn/zhengce/2016-10/25content_5124174.htm），2016 年 10 月 25 日。

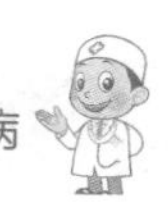

思考与练习

在线练习

一、单项选择题

1. 世界卫生组织将健康定义为(　　)。
   A. 健康是指身体健康,没有疾病和虚弱
   B. 健康主要指躯体健康,也包括心理健康
   C. 健康不仅是指没有疾病,而且包括身体、心理两方面的良好状态
   D. 健康不仅是指没有疾病,而且包括身体、心理、社会三方面的良好状态
   E. 健康是一种在身体上、精神上的完满状态

2. 下列哪项指标可以作为心理健康中认知功能的评定指标?(　　)
   A. 标准化的智力测验　　B. 儿童主观幸福度
   C. 标准化的个体测验　　D. 感知、注意、记忆、思维等心理功能
   E. 标准化的心理卫生评定量表

3. 生命初始 1 000 天指(　　)为止的这段时期。
   A. 出生到孩子生后 3 周岁生日　　B. 出生 1 岁到生后 4 周岁
   C. 出生 1 周到生后 3 周岁　　D. 出生 1 周到生后 3 周岁
   E. 怀孕到孩子生后周岁

4. 比较客观、精确反映发育成熟程度的是(　　)。
   A. 第二性征年龄　　B. 齿龄　　C. 身高年龄　　D. 体重年龄
   E. 骨骼年龄

5. 肥胖属于(　　)影响的结果。
   A. 遗传因素　　B. 遗传、个人和环境因素及其交互
   C. 个人因素　　D. 环境因素
   E. 多喝饮料

6. 儿童短期腹泻的危害是什么?(　　)
   A. 营养不良　　B. 脱水　　C. 发育障碍　　D. 生长障碍
   E. 贫血

7. 以下违反行为指导原则的是(　　)。
   A. 取得儿童信任　　B. 实施指导前不需要取得儿童父母的知情同意
   C. 确定靶行为　　D. 消除副作用
   E. 取得主要养育者的配合

8. 下列不属于健康相关体能指标的是(　　)。
   A. 体成分　　B. 心肺功能　　C. 肌力　　D. 爆发力
   E. 柔软度

9. 下列不属于正常新生儿的特征的是(　　)。
   A. 乳头突起,乳房可扪到结节　　B. 整个足底有较深的足纹
   C. 出生体重为 1 000 g　　D. 生理性体重下降
   E. 生理性黄疸

10. 小儿前囟门闭合的时间为(　　)。
    A. 6～8 周闭合　　B. 12～18 个月　　C. 2～3 个月　　D. 2 岁以上

E. 出生后已经闭合

二、多项选择题

1. 心理行为发育包括(　　)。
A. 认知　B. 语言　C. 情绪情感　D. 人格
E. 社会化适应
2. 为促进儿童早期发展,世界卫生组织(WHO)建议(　　)。
A. 回应性照护
B. 促进婴幼儿早期学习
C. 用综合策略保障婴幼儿获得最适宜的营养
D. 为孕产妇心理健康提供支持
E. 尽早对婴幼儿进行纪律训练
3. 缺铁性贫血的主要防治措施有(　　)。
A. 合理膳食,注意营养　B. 去除病因
C. 补充铁剂　D. 多吃零食
E. 多喝饮料
4. 婴幼儿致病因素包括(　　)。
A. 社会经济环境　B. 环境因素　C. 个体特征　D. 行为习惯
E. 伤害
5. 婴幼儿保持身体健康需要(　　)。
A. 适当的营养　B. 足够的身体活动　C. 充分的休息　D. 安全的活动环境
E. 规律的休息
6. 婴幼儿能量消耗包括(　　)。
A. 基础代谢　B. 食物特殊动力作用
C. 婴幼儿的各种动作消耗　D. 生长所需
E. 排泄消耗
7. 下列哪些疾病属于营养代谢性疾病?(　　)
A. 儿童单纯性肥胖　B. 营养性维生素D缺乏性佝偻病
C. 缺铁性贫血　D. 支气管哮喘
E. 急性上呼吸道感染
8. 发生小儿腹泻的临床症状有(　　)。
A. 恶心、呕吐　B. 腹痛、腹泻
C. 排水样便或蛋花汤样稀便　D. 伴有发热和全身不适
E. 腹胀
9. 常见心理行为发育障碍有(　　)。
A. 精神发育迟滞　B. 言语和语言障碍　C. 孤独症谱系障碍　D. 异食癖
E. 分离性焦虑障碍
10. 发生严重腹泻时常表现为脱水的症状,它的表现是(　　)。
A. 尿量明显减少　B. 哭闹时没有眼泪　C. 囟门凹陷　D. 眼窝凹陷
E. 尿量增多

三、判断题

1. 儿童卫生工作的核心目标就是减少疾病。　(　　)

2. 健康就是指身体健康。 (　　)
3. 生后第 1 年是体重增长最快速的时期，为“第一个生长高峰”。 (　　)
4. 自胎儿从母体娩出至生后 28 天称新生儿期。 (　　)
5. 新生儿生后三天体重下降是病理现象，应该就医。 (　　)
6. 所有的孩子发生腹泻后应该需要立刻就医。 (　　)
7. 6 个月后的婴儿可以仅哺喂母乳。 (　　)
8. 生命的连续过程中，疾病是处于完全健康与绝对死亡之间的一种生命状态。 (　　)
9. 乳牙萌出顺序一般下颚先于上颌、自前向后进行。 (　　)
10. 4 个月大的婴儿就开始尝试抬头。 (　　)

三、简答题

1. 列出健康的要素，并描述影响健康与疾病的决定因素。
2. 描述感染性疾病传播的四种方式，每种传播方式举两种疾病的例子。
3. 伤害是什么？它的分类是什么？预防伤害的 4E 原则是什么？
4. 影响婴幼儿健康的相关因素是什么？
5. 婴幼儿呼吸系统有哪些常见的疾病？

四、操作题

1. 请简述婴幼儿消化道疾病的病因。
2. 婴幼儿腹泻后辨别其是否发生脱水的要点有哪些？
3. 新生儿健康评估的要点有哪些？
4. 预防意外伤害的要点有哪些？
5. 婴幼儿发生铁缺乏应该如何纠正？

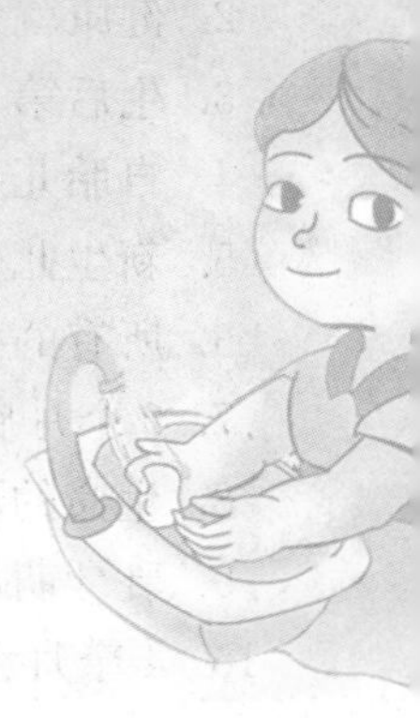

学习模块三 婴幼儿体格生长发育

模块导读

生长与发育存在于从受精卵到成人的整个成熟过程。体格生长是各器官、系统细胞的增殖、分化致身体形态或重量的改变，可反映器官成熟状况。发育代表器官功能的成熟过程，包括神经心理行为发育。婴幼儿体格生长发育是一个连续的过程，具有阶段性，人的两个生长高峰中的第一个高峰就出现在婴儿时期。婴儿时期是人一生生长发育最旺盛的阶段，也是最短的一个阶段。婴幼儿时期的生长发育对儿童时期甚至成年后的影响都很大。通过定期体格检查可以发现婴幼儿的生长发育是否正常，如果不正常，就应找出其营养、所在环境和生活方式有何缺点而予以纠正，或者检查有无隐匿的疾病而予以治疗。

本模块主要阐述婴幼儿体格生长的发育规律，并介绍婴幼儿体格生长测量和评价的内容及方法，通过案例呈现、理论及操作视频观看等帮助学生掌握常用婴幼儿体格生长发育的规律、体格生长测量及评价的方法。要求学生在理论学习的基础上进行实操训练，完成本模块学习后能独立且熟练地对婴幼儿体格生长测量以及正确评价。

学习目标

➢ 知识目标

1. 了解婴幼儿体格生长发育规律。
2. 掌握婴幼儿体格生长测量的方法。
3. 掌握婴幼儿体格生长评价的指标。

➢ 能力目标

1. 能够将婴幼儿体格生长发育规律应用于孕产期保健指导和照护工作中。
2. 能够对婴幼儿体格生长正确测量，帮助育婴家庭构建安全健康的婴幼儿成长环境。
3. 能够根据婴幼儿的测量结果进行正确评价。

➢ 思政目标

树立对婴幼儿照护的高度责任感、使命感和严谨的工作态度，爱护婴幼儿。

内容结构

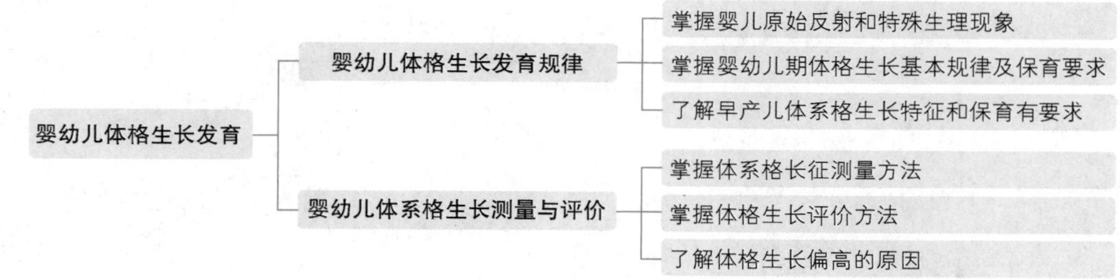

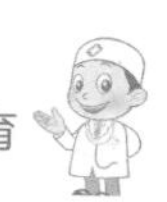

学习情境 1　婴幼儿体格生长发育规律

案例导入

王某，女，36 岁，顺产女儿 1 周，还在月子中的她最近茶饭不思，因为孩子与生下来的时候相比体重非但没增加，反而还轻了。孩子是纯母乳喂养，胃纳佳，精神可，每天大便 4～6 次，因为是高龄产妇，还是第一次生产，所以王某感觉是自己的原因导致孩子体重减轻。今天早上换尿布的时候还看到尿布上有血迹，孩子的乳房跟鸽子蛋那么大，她更加担忧了。

问题：请你思考王某女儿现在出现了哪些婴儿常见的生理现象？应该怎样解除王女士的焦虑？

任务 1　掌握婴儿原始反射和特殊生理现象

正常的新生儿一出生就有一些先天的反射，这些反射能够反映出新生儿的机体是否健全，神经系统功能是否正常。原始反射是由脑干控制的自动及刻板的动作，这些反射负责管理胎儿及新生儿的肢体运动，它们需要被抑制及整合，从而使孩子的运动能力得到适当的发展。

一、觅食反射

觅食反射是新生儿无条件反射的一种。该反射约 0～3 个月出现，并在 3～4 个月时逐渐消失。

(一) 概念

当新生儿面颊触到母亲乳房或其他部位时，即可出现寻觅乳头的动作。用手指抚弄新生儿面颊时，他的头也会转向刺激方向。

(二) 特征及保育要点

婴儿转头至受刺激侧，并张口寻找乳头。将婴儿头部置中，手放在前胸，以食指轻压婴儿口周围皮肤，分别触在其口角及上下唇的中央位置，婴儿会张口并转头至刺激侧，上唇受刺激时头部会后仰，受刺激下唇时下巴会垂下。在开始授乳以后，婴儿的觅食反射还包含着朝向母亲乳房的动作，这种动作有助于婴儿找到和含住乳头。

二、吮吸反射

吮吸反射是婴儿先天具有的反射之一，这一反射在出生时便已形成。

（一）概念

第18周的胎儿便可以被观察到唇部的吸吮动作。婴儿出生后吸吮反射已经很明显，并延续4个月，此后这一反射逐渐被主动的吸吮动作所替代。

（二）特征及保育要点

婴儿出生后的0～3个月会出现吮吸反射，在4个月后开始慢慢消失。

吮吸反射与觅食反射为配套的反射反应，一定要能寻乳后且有吸吮的动作，才能真正达到喝奶与补充营养的效果。否则，奶瓶或母亲乳房乳头放到婴儿嘴巴里了，但婴儿却无法有吸吮的动作。由此可见，如果婴儿无法以吸吮的方式获得食物，除了神经发展可能有问题外，婴儿的营养吸收的方式与吸收量也将出现障碍。

三、生理性体重下降

新生儿到出生第3～4天，体重减轻量可达出生体重的6%～9%[①]。

（一）概念

新生儿出生后2～3天，由于胎粪的排出、胎脂的吸收及水分丧失较多，加上初生新生儿吸吮能力弱、吃奶少，可以出现暂时性的体重下降，甚至比出生时的体重还低，临床上称“生理性体重下降”。

（二）特征及保育要点

随着新生儿吃奶量的增多，机体对外界环境的适应性逐步调整，体重会逐渐增加，恢复到出生时体重。案例中王女士的孩子就出现了“生理性体重下降”，若下降超过出生体重的10%，或生后第10天仍未回升到出生时水平，那就不是正常的“生理性体重下降”了，应该找找原因，是否是喂养不当、奶量不足，还是孩子生病了。

四、螳螂嘴和马牙

螳螂嘴和马牙在生活中较为常见，但很多仍会被错误处理。

（一）概念

新生儿两颊部常有脂肪垫隆起，俗称“螳螂嘴”。

婴儿在4～6周，牙龈黏膜上常有微凸的乳白色或黄白色小颗粒，类似牙齿组织俗称“板牙”或“马牙”，这是正常上皮细胞的堆积，实为黏液腺囊肿。

（二）特征及保育要点

螳螂嘴对吸吮有利，而马牙对吸乳及日后出牙无碍，一般无须处理，数周后会自行脱落消失。新生

---

① 张玉侠.实用新生儿护理学[M].北京：人民卫生出版社，2015：99.

 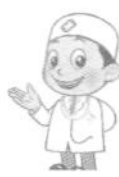

儿的“螳螂嘴”“马牙”千万不能用针挑或用粗布擦拭。因为在新生儿时期，唾液腺的功能尚未发育成熟，口腔粘膜极为柔嫩，比较干燥，易受破损，加之口腔黏膜血管丰富，所以细菌极易由损伤的黏膜处侵入，发生感染。轻者局部出血或发生口腔炎，重者可引起败血症，危及新生儿的生命。

五、乳房肿大

大多于 2～3 周内消退，男、女新生儿均可发生。

（一）概念

婴儿出生后第 3～5 天，乳腺会肿大如蚕豆或鸽子蛋。

（二）特征及保育要点

此因胎儿娩出后孕母雌激素对胎儿影响中断所致，无须处理，切勿用手挤压。案例中王女士女儿的乳房单纯肿大，无其他不适，与此特征吻合。

六、阴道流血

少数女婴出生后 5～7 天内从阴道流出少量血液，可持续一周[①]。

（一）概念

婴儿阴道流血又被称为“假月经”，阴道会流出少量血样黏液分泌物。

（二）特征及保育要点

这也是因为孕母妊娠后期雌激素残留在胎儿体内，出生后突然中断所致，无须任何处理，一般持续一周左右就会自然消失，所以案例中王女士的女儿在这个阶段出现阴道流血也不用特别焦虑。

婴儿性征发育

实训 3.1.1　婴儿原始反射和特殊生理现象案例分析

参见本情境案例导入，分析王某女儿出现的婴儿常见的生理现象，在表 3-1 中正确的原始反射或生理现象后打钩，并能给出合理的依据。

表 3-1　分析婴儿原始反射和特殊生理现象类型及其依据

原始反射或生理现象	符合的请打钩	依据
觅食反射		
吮吸反射		
生理性体重下降		
螳螂嘴和马牙		
乳房肿大		
阴道流血		

学习单
参考答案

① 张玉侠. 实用新生儿护理学[M]. 北京：人民卫生出版社，2015：99.

(一) 任务要求

1. 理解并掌握婴幼儿常见的原始反射和特殊生理现象，并将其正确运用到托育工作中。

2. 熟练掌握婴幼儿生长发育的规律，并能指导照护工作的正确开展。

3. 熟悉早产儿生长发育特点，并能在照护工作中熟练运用。

(二) 操作方法

1. 根据任务提供的背景结合所学知识，客观有据地指出王某女儿出现的婴儿常见的生理现象。

2. 可以通过文献阅读(搜索知网、万方、Web of Science 等中英文数据库)、小组讨论和咨询专业人士等方法完成任务。学习单参考答案可扫码看。

(三) 任务评价要点

1. 概括全面、完整，在正确的原始反射或生理现象后打钩，并能给出合理的依据。

2. 回答证据充足。

任务 2 掌握婴幼儿期体格生长基本规律及保育要求

生长发育是小儿不同于成人的重要特点，它包含着质和量的动态变化。生长是指小儿器官、系统的长大和形态变化，是量方面的改变；发育是指细胞、组织、器官的分化逐渐完善和功能上的成熟，是质方面的改变。生长与发育紧密相连，不可分割，掌握婴幼儿生长发育的规律，有助于照护者正确评估、分析婴幼儿生长发育状况，并针对性地给予指导，促进婴幼儿健康成长。

一、婴幼儿期体格生长的特点

生后第一年是体格生长最快的时期，为人生的第一个生长高峰。不同月龄婴儿的体格生长也各具特点。

(一) 新生儿

新生儿体重与出生时胎龄、性别及母亲妊娠期营养状况有关。一般早产儿体重较足月儿轻，男童出生体重略重于女童。我国 2015 年 9 市城区调查结果显示，男婴平均出生体重为 3.38±0.40 kg，女婴为 3.26±0.40 kg，与世界卫生组织参考值相近(男 3.3 kg，女 3.2 kg)[①]。

出生时新生儿身长平均为 50 cm。胎儿期神经系统领先发育，故新生儿出生时头围较大，平均为 34～35 cm。出生时胸围较头围略小 1～2 cm，约 32～33 cm，以利于胎儿娩出。

① 王卫平，孙锟，常立文. 儿科学[M]. 9 版. 北京：人民卫生出版社，2018：9.

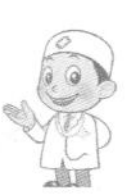

（二）1～4 月龄

此期婴儿体格生长仍然非常迅速，但较新生儿时期略有下降。如 1～3 月龄婴儿体重增长速度约 0.97 kg/月，身长增长速度约 3.25 cm/月；3～4 月龄体重增长速度约 0.59 kg/月，身长增长速度约 2.0 cm/月，以后增长速度随年龄的增加逐渐减慢，呈现非匀速过程①。

各国调查资料显示，1～4 月龄婴儿生长水平虽有所不同，但出生后 3～4 月龄的婴儿体重约等于出生体重的 2 倍（平均约 6.6 kg）；3～4 月龄婴儿身长约 62～63 cm，较出生时增长约 12～13 cm；头围较出生时增长 6～7 cm 左右，约为 41 cm。因体格生长为非匀速过程，熟悉各年龄阶段体格生长速率有助于照护者和卫生保健人员及早发现生长偏离并进行早期干预②。

（三）4～12 月龄

3～4 月龄后婴儿的体重、身长及头围增长速度减慢，12 月龄时体重约为出生体重的 3 倍，身长与头围约为出生时的 1.5 倍。胸围的增长速度较头围增长稍快，1 岁时胸围约等于头围，即出现头、胸围生长曲线交叉。头、胸围生长曲线交叉年龄与儿童营养状况、胸廓发育情况有关。如我国 2005 年调查结果显示儿童头胸曲线交叉约为 15 月龄，提示我国儿童胸廓生长较发达国家稍落后。除营养因素外，可能与不重视爬行训练和胸廓锻炼有关。

（四）1～3 岁

幼儿期生长速度逐渐减慢，整个第二年体重增加约 2.5～3 kg，即 2 岁时体重约为出生体重的 4 倍（12～13 kg）；身长平均增长约 12 cm，即 2 岁时身长为 87～89 cm 左右；头围约 48 cm，达到成人头围的 90%。一周岁后胸围生长速度开始超过头围，至青春期前胸围大于头围（胸围约为头围＋年龄－1 cm）。1 岁内上臂围增长迅速，1～3 岁时增长速度减慢，约 1～2 cm/年③。

二、其他系统发育

除体重、身高外，骨骼、牙齿、前囟、皮肤、脂肪、肌肉、生殖系统以及体能等其他器官系统的发育亦可反映儿童生长状况，如骨龄可以判断儿童的成熟程度。

（一）舌、腭、牙齿发育

口腔覆盖黏膜，前与唇肤相连，后延续咽部黏膜，是消化道的起始部分，包括唇、颊、舌、腭、涎腺、牙和颌骨部分。

1. 舌发育

（1）舌功能。舌的主要功能是参与咀嚼食物、帮助形成食物团块吞咽；舌也是重要的感觉器官（味觉），同时有清洁牙齿的功能。人类舌的另外一个重要功能是参与语音发音。舌系带基本功能是维持胎儿唇、舌与骨协调生长。正常舌系带表现出舌头可以自主灵活地活动，不影响呼吸和进食，舌头可以从牙齿清理食物。

（2）舌系带功能评估。儿童的舌系带长于 2 cm，不会发生语言与进食技能问题④。舌系带过短使舌的运动受限，另外，舌系带的结构异常，如短（<2 cm）、厚、宽、紧，使口腔肌肉运动不协调，致进食或说话困难。

---

①②③　黎海芪. 实用儿童保健学[M]. 北京：人民卫生出版社，2016:53-54.
④　黎海芪. 实用儿童保健学[M]. 北京：人民卫生出版社，2016:60-64.

2. 腭发育

(1) 腭功能。与舌抵抗、咀嚼,形成食物团块,与吞咽和说话有关。

(2) 腭的形态发育评估。婴儿腭的发育存在个体差异,约7%的婴儿有腭宽、长差别,10%～12%的婴儿有腭高差别①。腭弓发育与牙弓有关,如高腭弓的儿童可能有一个狭窄的上牙弓,狭窄的牙弓有高腭穹隆;牙弓越宽,腭穹隆越平坦。上牙弓和腭弓发育过程中将显著增长,因此,高腭弓随年龄的增长会得到改善。

3. 牙齿发育

(1) 牙齿功能。人类有乳牙和恒牙两副牙齿,共同的功能是咀嚼食物、参与发音与颅面发育。牙齿正常发育有助于婴幼儿语言发育,缺失切牙会影响发音。上下颌排列整齐的牙齿会使口唇、颊面部丰满。牙齿排列不整齐、反咬合、缺齿会使面部变形,影响美观。

(2) 乳牙功能。颌骨发育成熟前,婴幼儿先后共萌出20枚乳牙,可完成半固体食物的咀嚼。乳牙间距较大,有益于随后恒牙的萌出。乳牙还有保留恒牙位置的作用,有助于恒牙健康发育。乳牙若发生龋齿或感染可致恒牙以后黑斑。咀嚼食物能促进乳牙牙根的生长发育以及自然吸收、脱落。

(3) 乳牙发育。每枚牙齿包含外部的牙釉质、牙本质、牙骨质、含有神经的牙髓腔以及固定于颌骨的牙根部分。婴儿出生时有20枚乳牙胚,隐藏在颌骨中,被牙龈所覆盖;婴儿期乳牙萌出,3岁内20枚乳牙完全萌出。

(4) 影响牙发育的因素。母亲妊娠期良好的营养对胎儿牙齿的发育很重要,如富含钙、磷、维生素C、维生素D的食物。某些药物,如四环素可影响儿童牙齿发育。

(三) 眼、耳、鼻发育

这三种器官的发育关系到其视力、听力及嗅觉的水平,婴幼儿期是发育的关键期。

1. 眼发育

眼结构和功能的发育始于胎儿期(22天)持续至生后6岁。3岁以下儿童双眼视觉功能尚未发育成熟,易受外界不良因素影响,但如及时诊治亦易恢复,或可塑性强,故3岁前被认为是儿童视觉发育的关键期②。

婴幼儿视觉发育里程碑

新生儿眼球运动不协调,双眼无共同运动,故出生<1周龄会出现眼内斜视及眼球震颤。4周龄的婴儿眼球运动开始,5～6周龄时眼球追随物体转动,但眼球的运动不稳定。1月龄婴儿眼位可发生由内斜到正位,再向外斜眼位的间歇性变化,为生理性。

2. 耳发育

婴幼儿听觉发育里程碑

婴幼儿耳的结构虽基本同成人,但存在发育特点。婴幼儿咽鼓管短而宽,鼓口与咽口水平接近,咽部感染,或溢出奶液、呕吐物等可进入鼓室,导致中耳感染③。听觉器官在人类出生时就已基本发育成熟,刚出生的新生儿因耳内羊水还未清除干净,因而听觉不灵敏。当一周左右羊水完全排除后,听觉就有了显著的改善。

3. 鼻发育

新生儿出生时鼻形态已基本完成,但随面部的逐年生长而变化。儿童2～6岁时鼻咽顶后壁中线的腺样体增生,10岁后逐渐萎缩,成人基本消失④。部分儿童腺样体增生过度,可致腺样体肥大症,表现慢性鼻塞(包括打鼾和习惯性张口呼吸)、流涕和闭塞性鼻音三联征。

出生时新生儿嗅觉发育比较成熟,能分辨母亲乳汁的气味并找到乳房。对刺激性小的气味无反应

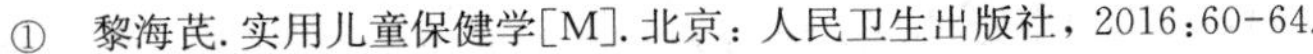

① 黎海芪.实用儿童保健学[M].北京:人民卫生出版社,2016:60-64.

②③④ 黎海芪.实用儿童保健学[M].北京:人民卫生出版社,2016:67-71.

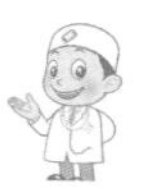

或反应弱，但对强烈的气味则能表现出不愉快的情绪，如呼吸节律的改变、屏气或啼哭不止等。7～8月龄婴儿的嗅觉比较灵敏，能分辨出芳香的气味，2岁左右能很好地辨别各种气味。

（四）囟门发育

新生儿有6个囟门，前囟、后囟、2个蝶囟和2个乳突囟门。新生儿出生时经过产道，生后脑发育时骨缝和囟门，有使颅骨塑型的作用。关于囟门解剖的内容可扫码拓展阅读。

前囟是最后闭合的囟门。正常儿童前囟可在4～26月龄间闭合，平均闭合年龄为13.8月龄。3岁后闭合为前囟闭合延迟①。

囟门解剖

（五）皮肤、毛发、指(趾)甲发育

婴幼儿的皮肤、毛发等发育有着不同于其他年龄段儿童的特点。

1. 婴幼儿皮肤发育

皮肤是人体第一道防线，由表皮、真皮、皮下组织构成。婴儿皮肤相对面积较成人更大，屏障功能发育不成熟，易导致药物经皮吸收和体温调节紊乱。毛发的生长有周期性，分为生长期、退行期和休止期。关于婴幼儿皮肤特点和毛发特点可扫码拓展阅读。

婴幼儿皮肤特点和毛发特点

2. 婴幼儿指(趾)甲发育

胎儿甲板薄，可在指头表面弯曲呈弧形或凹甲畸形，但出生后随年龄增长而转为正常。手指甲的生长速度较足趾甲快，手指甲3～6个月可完全再生，足趾甲则需12～18个月。指(趾)甲增长率取决于年龄、性别、季节、运动、饮食和遗传性因素有关，如指甲生长在夏季比其他季节更快。

（五）骨骼发育

1. 脊柱发育

胎儿脊柱已经形成最初的4个弯曲结构，出生时已具有扁平弓的胸曲和腰曲，以及骶骨凹和腰部与骶部之间的曲折。随儿童抬头、坐和站立等大运动发育形成了脊柱生理性弯曲，即婴儿3月龄左右抬头动作的发育使颈椎前凸，形成颈曲；6～7月龄婴儿会坐后，胸椎后凸形成胸曲；12月龄左右儿童开始行走，腰椎前凸逐渐形成腰曲。但婴幼儿时期颈曲、胸曲和腰曲尚未被固定，仰卧时脊柱仍可伸平。脊柱生理性弯曲会帮助脊柱吸收、缓冲运动过程中产生的压力，有利于身体保持柔韧性和平衡。儿童不正确的站、立、行、走姿势和骨骼疾病均可影响脊柱的正常形态。

2. 骨龄发育

临床上采用左腕部X线摄片，计算腕骨、掌骨、指骨的次级骨化中心发育来推测骨龄。临床上如考虑婴幼儿有骨发育延迟时应加摄膝部X线。

3. 下肢发育

人体身材的增长主要与长骨的生长，尤其是下肢骨的生长有关。婴幼儿四肢和躯干相比，相对较短，随着年龄增长，四肢长骨增长速度远比躯干增长迅速。下肢旋转从胚胎时期一直延续到生后，因此在正常发育过程中可见到下肢旋转。下肢力线排列有一自然变化过程，即新生儿股关节为屈位外展、外旋状使下肢呈“O”形，至婴儿期下肢仍可有约15°的膝内翻(“O”型腿)，常在18月龄左右改善；至2～3岁幼儿又可出现约15°的膝外翻(“X”型腿)；7～8岁后儿童下肢线性排列发育接近正常成人水平。故婴幼儿在特定时期内出现一定程度内的膝内翻或膝外翻多为生理性下肢力线性排列变化，通常不需处理。

---

① 黎海芪. 实用儿童保健学[M]. 北京：人民卫生出版社，2016:67-71.

(六) 肌肉和脂肪组织发育

1. 肌肉发育

人类肌肉在出生时组织结构已成熟,但纤维类型的分化远远没有完成。儿童肌肉纤维较细,肌肉蛋白质少,间质组织较多。与成人相比,收缩能力较弱,耐力差,易疲劳,但恢复比成人快。

2. 肌张力发育

肌张力是肌肉在静止或活动时的紧张度。正常肌张力是维持身体各种姿势及正常运动的基础。出生后2～3月龄的婴儿屈肌张力逐渐下降,伸肌张力逐渐增强,婴儿伸展的姿势增多。约6月龄婴儿非对称性紧张性颈反射消失,手口眼协调,主动活动肌张力增强,婴儿姿势向对称性伸肌张力增强的自由伸展阶段发展。

3. 脂肪发育

人类脂肪组织包括白色脂肪组织和棕色脂肪组织两种。白色脂肪组织是身体中最大的能量储存和转运的器官,调节能量平衡,同时具有内分泌、免疫及机械保护等多种功能。棕色脂肪组织的主要功能是产热。一般认为,棕色脂肪组织仅在婴儿时期发挥作用。出生时棕色脂肪组织占体重的2%～5%,持续至1～2岁消失。

出生后6～8月龄皮下脂肪生长速度最快,以后逐步减慢至出生后28月龄,学前期增加很少。出生时人体脂肪组织占体重的比例为16%,1岁时为22%,以后逐渐下降。

三、婴幼儿生长发育规律

婴幼儿生长发育遵循一定的发展规律。

(一) 连续性和阶段性

婴幼儿生长发育是一个从量变到质变的连续的过程,但其速度因年龄阶段不同而不同,是具有阶段性的。例如,体重和身长在出生后第一年,尤其前三个月增长很快,第一年为出生后的第一个生长高峰,第二年以后生长速度逐渐减慢。

(二) 顺序性

婴幼儿生长发育遵循一定的顺序规律,即:① 由上到下,如婴儿先会抬头,后会抬胸,再会坐、站和走;② 由近到远,如先会抬肩和伸臂,再会控制双手的活动;③ 由粗到细,如先会用全掌抓握物品,再发展到能以手指端来捏取;④ 由简单到复杂的顺序规律,如先会画直线,后会画圆、画人,又如先学会咿呀发音,后学会说单字和句子;⑤ 由低级到高级,如先学会感觉、认识事物,再发展到记忆、思维、分析和判断等。

(三) 个体差异

婴幼儿生长发育由于受机体内外因素的影响,存在着显著的个体差异,因此生长发育的正常值不是绝对的,而是有一定的正常范围。在判断婴幼儿是否正常时必须考虑各种因素对婴幼儿的影响,并做连续动态的观察,才能对婴幼儿发育情况作出判断和评价。

四、影响生长发育的因素

影响婴幼儿生长发育的两个最基本的因素是遗传因素和环境因素。

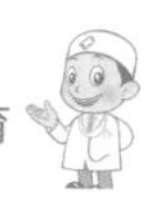

（一）遗传因素

父母双方的遗传因素会影响婴幼儿生长发育的特征及趋向。严重影响生长的遗传代谢缺陷疾病、内分泌障碍、染色体畸形等直接与遗传有关。

男孩、女孩各有其生长发育规律与特点。女孩的语言、运动发育略早于男孩。因此，在评估婴幼儿生长发育水平时应分别按男孩、女孩的不同标准进行。

（二）环境因素

遗传因素决定了机体生长发育的潜力，而环境因素则影响着这个潜力的发挥与体现，双方相互作用，决定了婴幼儿生长发育的速度和程度。

1. 孕母状况

孕母的生活环境、营养、情绪、疾病等各种因素均可影响胎儿的宫内发育。如妊娠早期的病毒感染可导致胎儿先天性畸形；孕母使用某些药物、接受放射线照射、环境污染和精神创伤等，都可阻碍胎儿的生长发育。

2. 营养

充足和合理的营养是婴幼儿生长发育的物质基础，是保证婴幼儿健康成长极为重要的因素。婴幼儿年龄越小，受营养因素的影响越大。充足的营养可使生长潜力得到最好的发挥。长期营养不足会导致体重不增甚至下降，同时可造成免疫、内分泌、神经调节等功能低下，影响智力、心理和社会适应能力的发展。婴幼儿摄入过多能量所致的肥胖也会影响其正常的生长发育。

3. 生活环境

良好的居住环境（如阳光充足、空气新鲜、水源清洁等）能促进婴幼儿生长发育。健康的生活方式、科学的护理、良好的教养、和谐的家庭气氛、父母的爱抚、良好的社会环境、适宜的锻炼和完善的医疗保健服务等，都是保证婴幼儿体格、神经、心理发育达到最佳状态的重要因素。

4. 疾病

疾病会非常明显地阻碍着婴幼儿的生长发育。急性感染常使婴幼儿体重减轻，慢性疾病可影响婴幼儿身高和体重的增长；内分泌疾病常引起骨骼生长和神经系统发育迟缓；先天性疾病可影响婴幼儿的体格和心理的发育。因此只有预防各种疾病的发生，才能使婴幼儿在身心各方面得以正常发展。

五、保育要求

根据每个年龄段婴幼儿的生长发育特点，其保育重点也有所不同。

（一）0～1月龄

该阶段保育重点主要为保温、营养和各种生理现象的辨识。

1. 体重和身长

新生儿在出生7天内体重大约会减轻10%。从出生后第5天开始，体重会稳步增长。大约在2周大时，通常已经恢复到出生时的水平。

新生儿的体重每天增加20～30 g。第一个月，新生儿的身长会增加4.5～5 cm。男婴略重于女婴，身长也较女婴长。对满月时体重增长低于600 g、低体重或生长迟缓的婴儿，应分析原因，进行喂养指导，必要时就诊①。

---

① [美]塔尼娅·奥尔特曼.美国儿科学会育儿百科[M].唐亚等，译.7版.北京：北京科学技术出版社，2020：146.

2. 头面部和囟门

如果新生儿出生时头颅有些变形，一般很快就会恢复正常。分娩过程中产生的头皮擦伤和眼皮肿胀都会在1～2周内逐渐消退。新生儿颅骨尚未完全闭合，不要按压婴儿囟门。如前囟张力高、饱满伴随发烧呕吐等不适，应及时就诊。

生后2周要开始给新生儿补充维生素D，促进钙的合成和吸收。

3. 枕秃

出生后一个月内婴儿的胎毛开始脱落。因长期仰卧位，脑后会出现暂时性小块枕秃，但其他位置的头发不受影响，枕秃对健康没有影响。

4. 保暖

新生儿刚出生时体温调节中枢还不能正常工作，而新生儿的脂肪含量不足，温度突然发生变化时，其身体无法保温。因此新生儿要穿合适的衣服——天冷时要足够保暖，天热时要少穿些，切忌包裹过紧。

5. 反射行为以及生理现象

在出生后的第1周内，觅食、吮吸、吃手均为新生儿要求哺乳的迹象。但随着母乳喂养的顺利进行，婴儿会用这些动作来安慰自己，可给其安抚奶嘴或者帮助其将手指放进嘴里。

该阶段婴儿会出现惊跳反射，在满月之前最常见，大约2个月后会消失。婴儿的腿和脚弯曲，像"O"形腿，为正常生理现象。

母乳喂养的新生儿可出现母乳性黄疸。一般在出生后3天左右出现，皮肤黏膜发黄。如果吃奶好，精神好，无异常表现，10天左右会自然消退，不需特殊处理。如出现黄疸进行性加重，累及四肢，或退而复现，或黄疸伴有其他症状时，可能为病理性黄疸，建议就诊。

6. 运动锻炼

在出生后的第1～2周，新生儿的动作非常不平稳。他的下巴可能会发抖，手可能会颤动。如果新生儿表现得对刺激过度敏感，可以将他紧紧包在襁褓里，这样会让其觉得舒服些。但等孩子满月后，随着神经系统发育成熟，其肌肉控制能力将有所增强，这些发抖和颤动的情况就会消失。

新生儿的颈部飞速发育，可以很好地控制头部动作。趴着时可以稍微抬起头，让头左右转动。但是在3个月以前尚不能将头竖起，故抱起时一定要注意扶住其头部。自出生开始可让婴儿俯卧位练习抬头，锻炼头颈部的运动和控制能力。

7. 听觉、视觉、触觉保育

图案对比越强烈，越能吸引新生儿的注意，这一时期可以给新生儿看黑白图案或形状对比强烈的图案，比如条纹、同心圆和棋盘格图案，以及非常简单的人脸图案。

在婴儿觉醒时可以利用各种方式进行视、听刺激，以促进其视听能力的发展。

可适当给予婴儿抚触，因为通过对小婴儿全身进行抚触，能够较好地促进血液循环，从而促进孩子的生长发育。同时，多与新生儿说话、唱歌、微笑，吸引新生儿目光追随，可以促进新生儿感知觉的发育。

(二) 1～3月龄

该阶段的保育要点为运动及听视觉的训练。

1. 体重与身长

从满月到3个月大时，婴儿每月体重会增加0.7～0.9 kg，身长会增长2.5～4 cm。头围会增加1.25 cm[①]。

---

① [美]塔尼娅·奥尔特曼. 美国儿科学会育儿百科[M]. 唐亚等，译. 7版. 北京：北京科学技术出版社，2020：190-191.

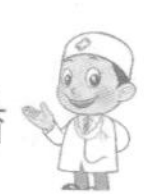

2. 头颅和囟门

2个月大时，婴儿的前囟门仍然没有闭合，但后囟门应在快3个月大时闭合。相比身体来说，婴儿的头仍然显得很大，这是正常的现象。

该阶段应继续合理添加维生素D，促进钙的合成和吸收。

3. 运动训练

一部分常见的新生儿反射会在第2～3个月的时候消失。从出生开始新生儿可以每天趴着，成人与其玩耍几次，不到2个月时，他会挣扎着想抬头四处看，时间可能只有一两秒，这项小练习可以锻炼颈后部肌肉，也为4个月大时用肘部撑起头和胸部做准备。可在两餐奶之间练习俯卧抬头及翻身[①]。

4. 听觉、视觉训练

快1个月大时，婴儿就会分辨你的声音。大约2个月大时，孩子可能开始发出咿咿呀呀的声音，应与婴儿多交流，多与婴儿说笑，引逗其发音。

快3个月大时，婴儿开始对圆形(同心圆、螺旋形)图案更感兴趣，人的脸上有很多圆形和曲线，所以人脸对婴儿十分有吸引力。

(三) 4～7月龄

该阶段要开始进行语言训练了。

1. 体重与身长

4～7个月大时，婴儿仍会以每个月0.45～0.56 kg的速度增长。婴儿的骨骼也会快速发育，这几个月身高会增加大约5 cm，头围会增加大约2.5 cm[②]。

2. 运动训练

这个阶段孩子将面临一个更大的挑战——坐起。首先他/她要学会在俯卧的时候抬头，并且坚持一段时间。醒着的时候，让婴儿趴在床上，帮其将手臂放在身前伸直，然后在其面前晃动摇铃等对婴儿有吸引力的玩具来吸引注意力，引导婴儿抬起头看你，这样可以鼓励其练习抬头。这也是检查孩子听力和视力的好方法。

鼓励户外活动，呼吸新鲜空气，接受日光浴。在气候适宜的季节每日不少于2小时。继续合理添加维生素D。

3. 视觉训练

对这个阶段的婴儿来说，镜子是一个可以带来无穷快乐的东西。镜子中的影像会不断变化，更重要的是，影像变化直接对应的是婴儿自己的动作。

婴儿的视觉意识应该在这4个月中大幅提升。可以给婴儿看些未见过的形状、颜色和物体，观察反应。如果婴儿看起来对这些新东西没什么兴趣，或者一只或两只眼睛向内或向外斜视，需及时就诊。

4. 语言训练

婴儿6个月或7个月大之后，大人的参与对他/她的语言发育变得更为重要，因为婴儿开始积极地模仿人们说话的声音。这时，可以教他/她一些简单的音节和词语，比如"宝宝""猫""妈妈"和"爸爸"等。

听力部分损失的婴儿仍然会被巨响吓到或转头去寻找声源，甚至对你的声音有回应，但其难以模仿大人讲话。如果快7个月大的婴儿仍然没有开始牙牙学语或模仿任何声音，其听力或语言发育可能有问题，应及时就诊。如果婴儿经常出现耳部感染，耳内可能有积液，会影响听力，如发现耳朵经常有

① [美]塔尼娅·奥尔特曼.美国儿科学会育儿百科[M].唐亚等，译.7版.北京：北京科学技术出版社，2020：190-191.

② [美]塔尼娅·奥尔特曼.美国儿科学会育儿百科[M].唐亚等，译.7版.北京：北京科学技术出版社，2020：216.

分泌物流出，应及时就诊。

（四）8～12月龄

该阶段要开始精细动作的培养及口腔保育了。

1. 体重与身长

婴儿在这期间的生长速度依然很快。到1岁时，婴儿的平均体重通常达到出生时的3倍，身高为71～81 cm。在8～12个月大时，婴儿头围的增长速度会比前6个月慢[①]。

2. 运动训练

8个月大时，婴儿坐着时已经不再需要支撑了。如果其到9个月大时还不能自己坐起来，需要到医院就诊。在这个阶段，婴儿会动个不停，最好不要再使用尿布台更换尿布，也不要让孩子独处，避免意外。

在气候适宜的季节每日外出活动应不少于2小时。继续合理添加维生素D。

3. 精细动作练习

这个时期，孩子的手的动作技能也在提升，对有活动部件（如轮子、把手、合页）的玩具比较感兴趣，可以给孩子玩积木，后期他/她可以自己把积木搭成塔。

4. 语言训练

为了增强孩子的理解能力，这个时期要尽可能多地与他讲话。可以选择比较大的纸板书、布书或塑料书，这些有助于强化孩子对“每个东西都有名称”这件事情的初步理解，同时孩子可以自己翻书。还可以找一些简单但色彩鲜艳的图片让孩子辨认。

5. 口腔保育

到这一阶段，孩子至少已经长了1颗牙。一旦长了牙，照护者就要开始用纱布或软毛牙刷给他刷牙，并使用少许婴儿用含氟牙膏（一粒大米的大小）。如果孩子拒绝刷牙，可将他/她仰面躺在另一个人的大腿上，用做游戏的形式，轻轻地刷每颗牙齿。每天刷一次牙，前后面都要刷到。最好在晚上睡觉之前刷牙，刷完牙后，除了水以外，不应再进食任何食物。

乳牙萌出之后，不要让孩子长时间含着装有甜奶或甜饮料的奶瓶，尤其不能含奶瓶睡觉，否则会造成婴幼儿龋齿。

（五）1～2岁

该阶段保育重点为精细动作的练习和语言训练。

1. 体重与身长

接近1岁时，孩子的生长速度开始缓慢。在出生后的每2年中，体重只能增重1.4～2.3 kg。与此同时，头围的增长幅度也会显著减小。在这一年中他/她的头围会增长25 cm左右，但到2岁时头围已达到成年人头围的90%[②]。

2. 运动训练

练习走路将是幼儿这一年中在运动发育方面的主要任务。如果孩子在18个月还不会走路就要去医院就诊。

3. 精细动作练习

可以尝试让孩子做以下动作来训练他的手部运动[③]。

（1）摞起最多4块积木，然后推倒。

---

① [美]塔尼娅·奥尔特曼. 美国儿科学会育儿百科[M]. 唐亚等，译. 7版. 北京：北京科学技术出版社，2020：249.

②③ [美]塔尼娅·奥尔特曼. 美国儿科学会育儿百科[M]. 唐亚等，译. 7版. 北京：北京科学技术出版社，2020：286-288.

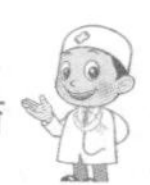

（2）反复打开、盖上盒子等容器。

（3）捡起正在滚动的球或其他移动的物体。

（4）转动门把手和翻书。

（5）把圆钉插进洞里。

4. 口腔保育

可以帮助孩子用软毛儿童牙刷每天刷 2 次牙，饭后要漱口。尝试教其不吞咽牙膏，吞下太多的含氟牙膏可能导致恒牙上出现棕色或白色斑点。一岁后应尽量减少使用奶瓶，且奶瓶内只能装白水和无糖奶，可以用杯子或勺喂含糖液体（如甜奶 、果汁等）。1.5～2 岁应停止使用奶瓶。

5. 语言训练

促进孩子语言发育最好的办法就是与其交谈和阅读。照护者尽可能放慢语速，吐字要清晰，尽量使用简单的字词和语句与之对话。

6. 视觉保育

对于 2 岁以下的孩子，不建议使用电子屏幕（如电视、电脑、电子游戏等）。

（六）2～3 岁

该阶段的保育重点为运动训练和语言练习。

1. 体重与身长

孩子 2 岁后，尽管生长速度放缓，但是其身体依然处于从婴儿向幼儿转变的过程中。变化最大的是身体的比例。在婴儿期，孩子的头对较大，而手臂和腿显得较短。头围的增长即将变慢。在这一年，孩子身高增长主要是由于腿变长，因为身体不同部位发育速度的变化，他的躯干和腿看起来会更合乎比例。

2. 运动训练

这个时期的孩子一刻都安静不下来，所以要给孩子做好安全保护措施，并创造一个安全的环境。可以每天安排固定的时间让孩子进行跑跳、做游戏和探索活动。因为在室内蹦蹦跳跳可能会撞到墙或家具，可以让孩子多在开放的空间跑跳，这样更安全。但这一时期孩子的自我控制力和判断力落后于运动能力，照护者必须时刻保持警惕，将安全放在首位。

3. 精细动作练习

2 岁的孩子能轻松地摆弄细小的物体。可以锻炼孩子翻书、用 6 块积木搭高塔、脱鞋子、拉开拉链等。在这一年，孩子还会学会“画画”，可以给孩子一支画笔，让他自由地在纸上作画。这个时期可以让其多玩积木和拼插玩具。

4. 语言练习

这一时期可以培养孩子每天读书的习惯来丰富词汇，提高其语言能力。

5. 口腔保育

孩子到 2 岁半的时候，20 颗乳牙应该长齐了。将近 10％的 2 岁孩子有 1 颗甚至多颗龋齿，到 3 岁的时候，达到了 28％。乳牙期的龋齿会对恒牙产生不良影响，并且会导致很多口腔问题。保护孩子牙齿的最好途径是教他/她养成良好的用刷牙习惯。同时，要留意孩子牙齿上的棕色或白色斑点，这是龋齿的前兆①。

牙齿接触糖时间越长、越频繁，患龋齿的风险就越高。确保孩子每次在吃完含糖的食物后漱口。同时不宜让孩子长时间用吸管喝任何含糖的饮品。

6. 视力保护

对于该阶段的儿童，每天的屏幕时间应限制在 1 小时以下，越少越好。

---

① ［美］塔尼娅·奥尔特曼．美国儿科学会育儿百科［M］．唐亚等，译．7 版．北京：北京科学技术出版社，2020：344-345.

实训 3.1.2 使用听觉行为观察法筛查婴幼儿听力

知识拓展

体检
听力筛查

运用听觉行为观察法筛查婴幼儿听力。根据表 3-2 内不同同龄婴幼儿听觉行为反应，评估其结果，以帮助照护者尽早发现其阳性指标，便于婴幼儿及时就诊。

表 3-2 婴幼儿听力筛查表

月龄	听觉行为反应	筛查结果
6 月龄	不会寻找声源	□ 阴性 □ 阳性
12 月龄	对近旁的呼唤无反应	□ 阴性 □ 阳性
	不能发单字词音	□ 阴性 □ 阳性
24 月龄	不能按照成人的指令完成相关动作	□ 阴性 □ 阳性
	不能模仿成人说话(不看口型)或说话别人听不懂	□ 阴性 □ 阳性
36 月龄	吐字不清或不会说话	□ 阴性 □ 阳性
	总要求别人重复讲话	□ 阴性 □ 阳性
	经常用手势表示主观愿望	□ 阴性 □ 阳性

(一) 任务要求

1. 理解并掌握听觉行为筛查法筛查婴幼儿听力不良的方法。
2. 熟练判断不同月龄婴幼儿听力筛查阳性指标。

(二) 操作方法

1. 根据婴幼儿的年龄及听力筛查表，快速判断该婴幼儿的听力筛查结果。具体可扫码拓展阅读。
2. 可以通过小组讨论的方法完成任务。

(三) 任务评价要点

完整、简明、正确地根据表格评估。

任务 3 了解早产儿体格生长特征和保育要求

早产儿又称未成熟儿，指胎龄满 28 周至未满 37 周、器官功能未成熟的活产婴儿。提前出生会使早产儿过早中断宫内的生长模式。宫外生长与宫内生长显著不同，易发生各种营养问题。

一、早产儿体格生长特征

早产儿各组织器官均未发育成熟，难以适应宫外环境，生活能力低，极易发生病理状况。为正确地

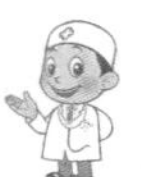

评估其宫外的生长状况，促进早产儿接近或追上足月儿的生长水平，照护者需了解早产儿体格生长的特点。

（一）出生后早期生长

早产儿出生后会经历体重下降及生长迟缓，排除不利因素后会追赶性生长。

1. 生理性体重下降

出生后早产儿生理性体重下降可达出生体重的10%～15%，甚至更多。胎龄越小、出生体重越低，恢复体重的时间越长，极不成熟的早产儿需2～3周①。

2. 宫外生长迟缓

宫外生长迟缓（extra uterine growth retardation，EUGR）的定义是早产儿出院时或相当胎龄40周时体重、身长或头围（三者不一定同时具备）低于同胎龄儿的 P_{10}。如生后早期住院期间，病情基本稳定，肠内外营养合理，早产儿出生后生长可达到同胎龄胎儿的宫内生长速率，这是早产儿出生后的理想生长状态。但相当一部分早产儿不适应宫外环境，加上并发症、疾病以及营养摄入不足等因素的影响，出生后体格生长不能沿宫内轨道继续正常生长，即发生EUGR。

EUGR常常是早产儿出生后较普遍的现象，尤其是极低和超低出生体重儿。近年来随着新生儿重症监护技术和肠内外营养策略的发展，可减少早产儿EUGR的发生，促进早产儿生后的理想生长。

3. 追赶性生长

去除早期生长出现EUGR不利因素后，早产儿可出现加速生长，回到原相应胎龄正常生长轨道，即出现追赶性生长。但是，体重增长过快是不适当的早产儿追赶性生长，会让早产儿身体脂肪增加过多，增加成人期发生中心性肥胖和胰岛素抵抗的危险。一般认为早产儿生长潜力充分发挥应表现为各项体格发育指标都增长，包括体重、身长和头围，达到校正胎龄后 P_{20}～P_{25} 的应为追赶性生长。也有学者认为追赶性生长至少应 $>P_{10}$。

追赶性生长

（二）早产儿体格生长的影响因素

早产儿体格生长受出生胎龄、体重、疾病及生后的营养摄入等因素有关。

1. 胎龄和出生体重

胎龄和出生体重是影响早产儿生长的主要因素。胎龄越小，宫内的营养贮存越少，出生体重越低，生后并发症越多，越易发生EUGR。

2. 小于胎龄儿

受遗传、母体和胎儿本身因素的影响，部分宫内生长受限的胎儿出生时小于胎龄儿，生后虽有追赶性生长，但仍有部分未达到同龄儿生长水平。宫内生长受限越严重，追赶性生长越困难。

3. 营养摄入

胎儿期后3个月主要贮存营养素，故早产儿体内营养素贮存少，加之生后疾病等因素加重营养不足程度。营养摄入充足和均衡是影响早产儿生长的重要因素，主要是蛋白质和能量不足会导致早产儿生长迟缓，往往伴有不同程度的微量元素缺乏，如铁、维生素D，生后易发生缺铁性贫血、维生素D缺乏。

4. 疾病因素

生后早期发生并发症的严重程度、反复呼吸道感染、消化道疾病以及某些药物的应用（如肾上腺皮质激素）都会干扰早产儿的追赶性生长。

---

① 黎海芪. 实用儿童保健学[M]. 北京：人民卫生出版社，2016：55.

5. 母亲因素

母亲身高矮、妊娠期体重增长不足、伴合并症、营养不良，及胎盘、脐带发育异常可导致胎儿宫内生长受限，母亲孕前或孕早期的营养状况和疾病也会显著影响胎儿生长发育，致胎儿严重宫内生长受限。

二、早产儿的保育要求

早产儿以及低体重出生儿会对智力发育造成影响。出生后的前两年是儿童智力发育的关键时期，这时候会出现智力发育的追赶生长，所以早产儿需要多服用一些增强大脑发育的食物，如核桃、鱼油、卵磷脂等，来提供足够的营养以适应婴幼儿的智力追赶生长。

知识拓展

早产儿追赶性生长的研究进展

生长迟缓发生的年龄越小、持续时间越长、程度越严重，追赶生长的结局就越差。追赶生长最关键的生长是在生后的一年时间，全面的营养、保持轻松愉快的心情对追赶生长起着至关重要的作用。

（一）喂养

对早产儿应强调母乳喂养。对吸吮力弱的婴儿，可将乳汁用滴管或早产儿特殊奶瓶进行喂养，根据婴儿需要逐步增加奶量。一旦吸吮能力增强，可直接哺乳婴儿。对用滴管喂养的早产儿，每次喂养前，母亲可将小指洗净后放入婴儿口中，刺激和促进吸吮反射的建立，以便婴儿主动吸吮乳头。此外，应在医生指导下补充维生素D、钙剂和铁剂。

（二）监测体温

每6小时测一次体温，做好记录（正常体温应在36～37.3℃）。保持室温在24～26℃，湿度50%左右。

冬季室温较低的情况下，可采用袋鼠式保暖法（将早产儿放入成人怀中，直接贴紧成人皮肤），以婴儿手足温暖为宜。

（三）护理指导

照护人员应观察早产儿吃奶、精神、面色、呼吸、哭声、皮肤（有无黄染和硬肿）及大小便性状和次数，并叮嘱家长，如发现异常应及时与医生联系或到医院检查。若需吸氧或静脉输液，应随时监测，并转诊至上级医院。

每次换尿布或做其他护理时，照护者动作要轻柔迅速，以免婴儿受凉；注意更换婴儿的体位，定时翻身。吃奶后应将婴儿头部侧向一边或侧卧，以免呕吐导致窒息；新生儿测体重时应注意保暖。

实训 3.1.3 婴儿抚触操作

婴儿抚触可以促进新生儿生长发育，加快免疫系统的完善，提高免疫力，加快新生儿对食物的吸收。照护者可以尝试给新生儿进行抚触操作。

（一）任务要求

1. 理解并掌握婴儿抚触的要点。
2. 熟练掌握婴儿抚触的操作流程，并将其运用到托育工作中。

（二）操作方法

1. 根据操作流程（见表3-3）进行操作。

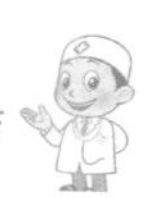

表 3-3　婴儿抚触操作流程

步骤	操作流程	得分
准备（10 分）	时间选择：两次进食中间，沐浴后、睡前，婴儿清醒、不疲倦时	2
	1. 房间温度 28℃以上，有轻柔背景音乐	2
	2. 操作者与婴儿体位舒适，操作台柔软	2
	3. 操作者衣帽整齐、剪短指甲、脱下手饰，肥皂洗净双手，润肤油涂于双手	2
	4. 物品齐全：尿布、替换衣物、润肤油	2
实施（75 分）	1. 抱婴儿至抚触台，评估婴儿全身皮肤完整性、脐部情况、健康状况和行为反应	5
	2. 面部：拇指放在眉弓上方，从中央向两侧抚触	5
	下颌食指从鼻梁两侧向面颊划出微笑状	5
	3. 上肢：从手指开始，捏拿每一根手指，然后是手心打圈式抚触，再是手背，最后是手臂，轻轻握住婴儿手臂，从手腕向上臂方向旋转式抚触，同样方法抚触另一上肢	10
	4. 胸部：双手放在两侧肋缘，向上打圈式向肩部复原	10
	5. 腹部：顺时针抚触，用手指尖在婴儿腹部从操作者的左边向右边顺时针方向抚触	10
	6. 下肢：从脚趾开始，捏拿每一根脚趾，然后是足底打圈式抚触，再是足背，最后是腿，轻轻握住婴儿腿部，从脚踝处向腹股沟方向旋转式抚触，同样方法抚触另一下肢	10
	7. 背部：从尾骨部位沿脊椎向上抚触至颈椎部位，双手食指横向与脊椎成直角，推婴儿背部皮肤，拇指向下拉皮肤，配合向上	10
	8. 穿好衣服，换尿布（涂护臀霜）： 1）先垫尿裤 2）握住婴儿手腕迅速穿好衣服 3）穿尿布，松紧合适容两指，侧边翻好，涂护臀霜	5
	9. 处置：收拾整理用物；填写记录	5
综合评价（15 分）	1. 整体流畅	5
	2. 15 分钟内完成，超过 10 秒扣 1 分	5
	3. 面带微笑，表情丰富	5

婴儿抚触操作视频

2. 注意操作细节。可扫码观看视频。

（三）任务评价要点

1. 物品齐全，放置合理。
2. 操作过程中面带微笑，表情丰富。
3. 与婴儿有眼神对视，语言表情交流。
4. 动作连贯、优美。

思政话题

2021 年 6 月 26 日，中共中央 国务院发布《关于优化生育政策促进人口长期均衡发展的决定》，提出“加强综合监管”，具体措施包括“各类机构开展婴幼儿照护服务必须符合国家和地方相关标准和规范，并对婴幼儿安全和健康负主体责任。地方政府要承担监管责任，建立健全登记备案制度、信息公示制度、评估制度，加强动态管理，建立机构关停等特殊情况应急处置机制。”①

请思考：(1) 针对各类机构开展婴幼儿照护服务必须符合国家和地方相关标准和规范，请列出相关标准和规范。(2) 关于建立健全登记备案制度、信息公示制度，目前存在哪些优势或弊端？有何改进措施？

① 信息来源：新华社，《中共中央 国务院关于优化生育政策促进人口长期均衡发展的决定》，中华人民共和国中央人民政府网(http://www.gov.cn/zhengce/2021-07/20/content_5626190.html)，2021 年 7 月 20 日。

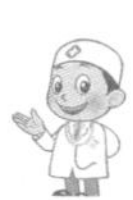

学习情境 2　婴幼儿体格生长测量与评价

案例导入

小小，女，8 个月，身长 68 cm，体重 7 kg。其出生体重 2.1 kg，为早产儿，母亲为高龄产妇，孕期患妊娠期高血压，孕 34 周时剖腹生下小小。小小母亲一直担心小小营养不良，每天寝食难安。

问题：请你思考，可以根据哪些指标衡量小小的体格生长？可以使用什么工具来确定小小的体格生长是否达标？你认为小小的体格生长达标吗？

任务 1　掌握体格生长测量方法

体格生长测评应选择易于测量、有较大人群代表性的指标。常用的婴幼儿形态指标有体重、身长、头围、胸围、上臂围等。为保证测量值的准确，宜重复测量 2～3 次，取平均值。

视频

体格生长测量方法

一、体重

体重可以反映婴幼儿营养状况。

根据婴幼儿的年龄，可选用不同精确度的秤进行体重测量。婴儿可采用婴儿磅秤（盘式杠杆秤或电子秤），最大载重 10～15 kg，精确读数至 10 g。幼儿可采用杠杆式体重计，最大载重 50 kg，精确读数至 50 g。量具应经常检修，保证各部件灵活准确。测量时应将体重计平稳放好，查看底踏板下的挂钩是否联结好，再检查“0”点，当体重计没有任何移动时，其“0”点应不会改变。在每天上、下午测量前及测量中均应检查“0”点一次。

二、身长

身长是反映婴幼儿纵向生长水平的指标，也是反映宝宝骨骼发育的一个重要指标。

未满 2 周岁婴幼儿一般测量其身长来代替身高。测量身长用标准的量床。2 岁以上幼儿的身高及坐高用身高坐高计或固定于墙壁上的立尺或软尺进行测量。用具的木材应为不受热胀冷缩影响及不易裂缝者，软尺宜用布质涂漆者，不宜用伸缩性较大的纯塑料尺。

三、顶臀长

顶臀长即头顶到坐骨结节的高度，可用来评价躯干发育情况。

婴幼儿量顶臀长，应取卧位。准备工作、助手固定其头及身体、测量者位置，与测身长的要求相同。测量者左手提起婴幼儿小腿，膝关节屈曲，同时使骶骨紧贴底板，大腿与底板垂直，移动足板使其压紧臀部，读刻度至 0.1 cm。

四、上部量、下部量

上部量、下部量是反映长骨生长的一个重要指标。

在受测者卧位或立位时，用软尺或硬尺测量自耻骨联合上缘至足底的距离，为下部量，读刻度至 0.1 cm；身长或身高减去下部量即为上部量。

五、头围

头围主要反映人脑的发育情况。2 岁以内婴幼儿的头围是监测重要指标。

可用带有厘米和毫米刻度的、不易热胀冷缩的软尺测量头围。受测者取立位、坐位或仰卧位，测量者立或坐于受测者之前或右方，用左手拇指将软尺零点固定于头部右侧齐眉弓上缘处，软尺从头部右侧经过枕骨粗隆最高处而回至零点，读至 0.1 cm。测量时软尺应紧贴皮肤，左右对称，长发者应先将头发在软尺经过处向上下分开。

六、胸围

胸围可以反映胸廓、胸背肌肉、皮下脂肪和肺的发育。

所用软尺要求同头围。受测者取卧位或立位，且应处于平静状态，两手自然平放(卧位时)或下垂，两眼平视，测量者立于其前或右侧，用左手拇指将软尺零点固定于受测者胸前乳头下缘，右手拉软尺使其绕经右侧后背以两肩胛下角下缘为准，经左侧而回至零点，注意前后左右对称，各处软尺轻轻接触皮肤(1 岁以下皮下脂肪松厚者宜稍紧)，取平静呼气、吸气时的中间读数至 0.1 cm。

七、上臂围

上臂围反映了上臂骨胳、肌肉、皮下脂肪的发育水平，可用于评估婴幼儿营养状况。

受测者上肢放松下垂，测量者位于受测者左侧，固定软尺零点于左侧肩峰与尺骨鹰嘴连线中点，贴皮肤绕臂一周，读数至 0.1 cm。测量时软尺只需紧贴皮肤即可，勿压迫皮下组织。

八、腰围

皮下脂肪测量

腰围是反映脂肪总量和脂肪分布的综合指标。

可用带有厘米和毫米刻度的、不易热胀冷缩的软尺测量。受测者取立位，站直，双足分开 30 cm，双臂环抱于胸前，以腋中线肋骨下缘和髂嵴连线中点的水平位置为测量点，在双侧测量点作标记，使皮尺下缘通过双侧测量点测量腰围，在正常呼气末读数，精确至 0.1 cm。

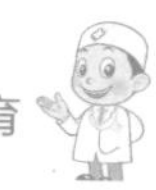

实训 3.2.1　掌握婴幼儿体格测量的方法

(一) 任务要求

1. 理解并掌握婴幼儿体格测量内容及含义,指导照护工作的正确开展。
2. 熟练掌握婴幼儿体格生长测量的方法,并能其正确运用到照护工作中。

(二) 操作方法

1. 通过已经学习的测量婴幼儿身长及头围的方法,正确在模型上进行测量。
2. 将测量结果准确记录在测量表格(见表 3-4)内。

表 3-4　婴幼儿体格测量表

测量内容	测量结果	要求
体重		精确至小数点后两位
身长/身高		精确至 0.1 cm
顶臀长		精确至 0.1 cm
上部量		精确至 0.1 cm
下部量		精确至 0.1 cm
头围		精确至 0.1 cm
胸围		精确至 0.1 cm
上臂围		精确至 0.1 cm,禁止压迫皮下组织
腰围		精确至 0.1 cm

(三) 任务评价要点

1. 工具选择准确。
2. 测量手法正确。
3. 记录符合要求。

任务 2　掌握体格生长评价方法

婴幼儿处于快速生长发育的阶段,身体形态及各部分比例变化较大。充分了解婴幼儿各阶段生长发育的规律、特点,正确评价儿童生长发育状况,及早发现问题,给予适当的指导与干预,对促进婴幼儿的健康生长十分重要。

生长的评价方法有繁有简,一般在实际工作中大多选择简单易行的。婴幼儿定期体格发育的测量数据是评价其生长和营养状况不可缺少的资料。每次测得的数字,可以和同龄参考值进行比较,以确定其生长发育的水平。同时,将前后两次的测量结果比较,可以评定在单位时间内增长的速度和速率。

一、评价原则

知识拓展

2015年中国9市3岁以下儿童体格发育测量值

正确评价儿童的体格生长必须做到以下四点：① 选择适宜的体格生长指标：最重要和常用的指标为身高(长)和体重，婴幼儿应常规测量头围，其他常用的指标有胸围、上臂围、皮褶厚度等；② 采用准确的测量工具及规范的测量方法；③ 选择恰当的生长标准或参照值：建议根据情况选择2015年中国9市儿童的体格发育数据制定的中国儿童生长参照值；④ 定期评估儿童生长状况，即生长监测。

二、评价内容

婴幼儿体格生长评价包括生长水平、生长速度以及匀称度三个方面。

(一) 生长水平

将某一年龄时所测得的某一项体格生长指标测量值与生长标准或参照值比较，可以得到该儿童在同年龄、同性别人群中所处的位置，即为此婴幼儿该项体格生长指标在此年龄的生长水平。所有单项体格生长指标，如体重、身高(长)、头围、胸围、上臂围等均可进行生长水平评价。

早产儿体格生长有一个允许的"落后"年龄范围，即此年龄后应"追上"正常足月儿的生长。进行早产儿生长水平评价时应校正胎龄至40周胎龄后再评价，身长至40月龄、头围至18月龄、体重至24月龄后不再校正。

(二) 生长速度

对某一单项体格生长指标定期连续测量，所获得的该项指标在某一年龄阶段的增长值即为该婴幼儿该项体格生长指标的生长速度。以生长曲线表示生长速度是最简单、直观的，定期体格检查是评价生长速度的关键。这种动态纵向观察个体婴幼儿的生长规律的方法可以发现每个婴幼儿有自己稳定的生长轨道，体现了个体差异。因此，生长速度的评价比生长水平更能真实反映婴幼儿的生长状况。

(三) 匀称度

匀称度是对体格生长指标之间关系的评价。包括体型匀称度和身材匀称。

1. 体型匀称度

体型匀称度表示体型(形态)生长的比例关系，常用指标有身高别体重(W/H)以及年龄别体质指数(BMI/年龄)。身高别体重表示一定身高的相应体重范围，间接反映身体的密度与充实度，是判断2岁以内儿童营养不良和超重肥胖最常用的指标之一。年龄别体质指数，BMI＝体重(kg)/身高$(\text{m})^2$，其实际含义是单位面积中所含的体重数，间接反映体型和身材的匀称度。BMI对2岁以上儿童超重肥胖的判断优于身高的体重。

2. 身材匀称

身材匀称是以坐高(顶臀高)/身高(长)的比值反映下肢生长状况。按实际测量计算结果与参照人群值计算结果比较。结果以匀称、不匀称表示。

三、评价方法

生长评价的方法很多，有简有繁，有单项有综合，在体格生长评价中，为满足评价目的和任务的需要，必须注意选择合理的评价方法。一个较为理想的评价方法是所采用的评价指标测定方法简单而精

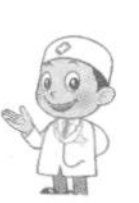

确，评价结果直观、应用方便。评价方法主要包括单项分级评价法、生长曲线图法、综合评价法、标准差计分法等。单项分级评价法和标准差计分法应用相对较少，可扫码拓展阅读。

知识拓展 单项分级评价法

知识拓展 标准差计分法

（一）生长曲线图(growth curve)法

生长曲线图法是将不同年龄的体格生长标准值按百分位数法或标准差单位的等级绘成曲线图。其优点是能直观、快速地了解婴幼儿的生长情况，通过连续追踪观察可以清楚地看到生长的趋势和变化情况，及时发现生长偏离的现象。生长曲线图能够帮助我们通过目测直观、快速地评价婴幼儿的生长发育状况，同时也能教会家长使用，因而成为婴幼儿生长发育监测的重要工具之一。

（二）综合评价法

在通常使用年龄别体重或年龄别身高进行评价时，只能判断某个体单项指标在体格生长中所处的位置，而不能综合地来评价一个孩子的生长发育情况。有时可能将体型匀称的正常矮身材小儿误诊为营养不足，或将匀称体型的高身材儿误诊为肥胖等。因此，在进行单项评价的同时，常常需要结合身高别体重来衡量，以弥补单项评价的不足。此外，在体格生长及营养状态评价时，各形态指标间的相互关系也是不容忽视的。因此有人研究并提出了多种用于综合评价的身体指数。

1. 身高别体重

不分年龄，以不同数值的身高计算体重，按标准差法或百分位法列表。此方法用来评价婴幼儿的营养状况，是判断婴幼儿肥胖和营养不良的最常用指标之一。

2. 指数法

是根据人体各部分之间的比例和相互关系，并借助于一定的数学公式，将两项或两项以上指标联系起来判断营养状况、体型和体质。指数法主要用于科研工作、教学工作及体质评价。常用的有：

（1）身高体重指数：计算式为[体重(kg)/身高(cm)]×1 000，是以相对体重来反映人体的密度和充实度，用以了解儿童的营养状况和生长发育的关系。其实际含义是每厘米身高的体重。

（2）BMI 指数(body mass index)：旧称考伯(Kaup)指数，计算式为[体重(kg)/身高$(m)^2$]，其实际含义是单位面积中所含的体重数。BMI 与皮褶厚度、上臂围等营养指标的相关程度较高，能灵敏地反映体型的胖瘦程度。儿童的 BMI 随年龄而变化，需要采用根据不同年龄及性别制定的 BMI 参照标准及超重、肥胖筛查界值点。

（3）身高胸围指数：胸围(cm)/身高(cm)×100，表示胸围与身高的比例关系，可反映体型的粗壮或纤细。

（4）坐高与下身长比值：反映人体上、下身长度的比例关系。可供内分泌疾病、骨骼发育异常的诊断参考。

四、常用的儿童体格生长评价标准

生长标准或参照值是评价群体及个体儿童生长和营养状况的标尺，通常用数值表和曲线图表达。

对某一体格测量指标在某个时点上的单次测量可评估儿童的现实生长水平，但在一段时间内的 2 次或更多次的测量能发现生长速度的变化。因此，对生长发育中的儿童定期进行连续性的生长评价即生长监测是评估儿童营养状况、早期发现疾病的重要手段，也是评估治疗和干预效果的重要依据。其中标准化生长曲线图是生长监测与评价中最有用的工具。

（一）胎儿/新生儿生长参照值及生长曲线

这是根据不同胎龄新生儿出生体格指标测量值而建立的，主要用于评估初生儿宫内的生长情况及早产儿生后早期的生长和营养评价。目前许多国家在临床工作中都采用 Fenton 2003 参照标准及参照曲线，之后又更新发布了 Fenton 2013 版，主要是新增了多国数据，划分了性别，见图 3-1 及图 3-2。我国

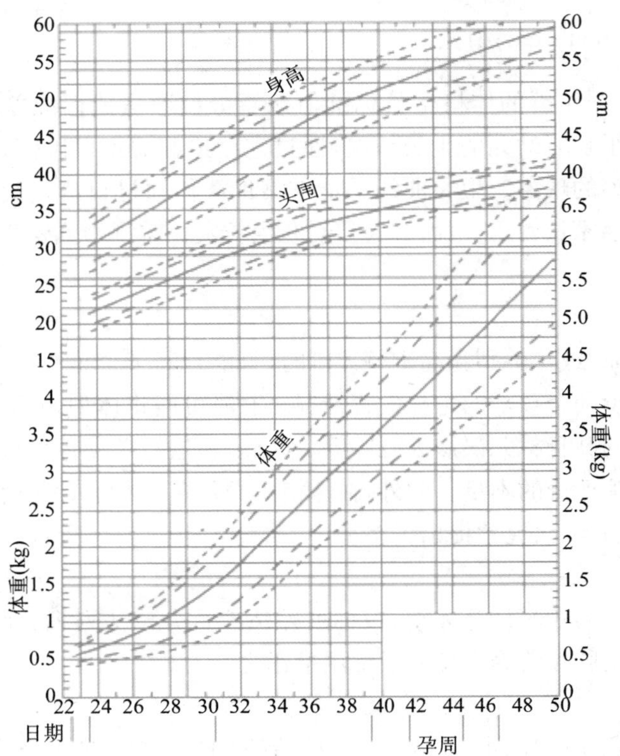

图 3-1　早产男婴生长曲线①

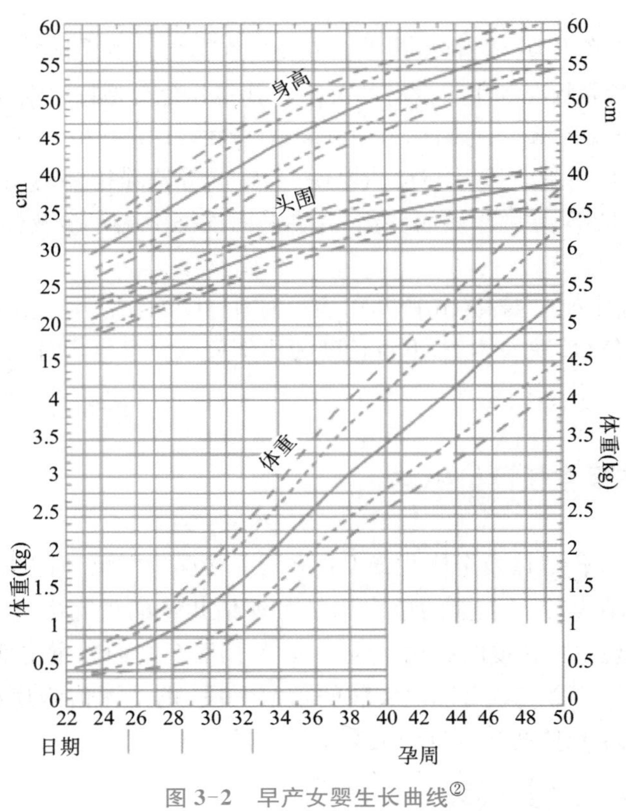

图 3-2　早产女婴生长曲线②

①② 黎海芪. 实用儿童保健学[M]. 北京：人民卫生出版社，2016：112-113.

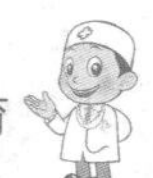

在临床及相关科研工作中也常采用根据“中国 15 城市不同胎龄新生儿体格发育调查研究”制定的参照值，但该参照值因年代已久、最小胎龄为 28 周等缺陷已不能满足当前的需要。

（二）0～3 岁生长曲线的描记

生长曲线图是儿科临床中使用最为广泛的体格生长评价工具。生长曲线图（见图 3-3）是将表格测量数值按离差法或百分位数法的等级绘成不同年龄、不同体格指标测量数值的曲线图，较之表格更为方便、直观，不仅可以评出生长水平，还可看出生长趋势，并能算出生长速度。

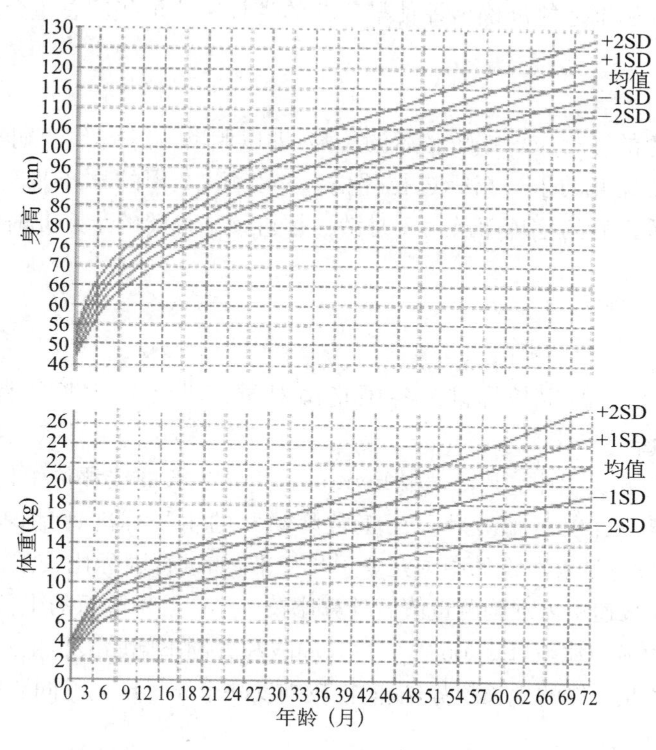

图 3-3　生长曲线图[①]

五、评价结果的解释

体格测量的数据是客观的，但对测量结果的解释群体和个体是不同的。

1. *群体评价*

对一个人群或亚人群的测量数据进行统计分析，具有重要的公共卫生意义。评价结果“不良”提示该人群可能存在某些健康和营养问题。

2. *个体评价*

由于生长存在明显的个体差异，因此生长参照标准的中位数（均值）或 P_{50} 不是每个儿童应达到的“目标”。在临床实践中，人体测量值的评价是一种筛查工具，用以发现健康或营养状况不佳的高危儿童，而不能简单、片面地将测量结果的异常直接贴上“营养不良”或“生长异常”的标签。应结合临床表现、相关体格检查、实验室结果及遗传因素等综合评判。必要时还应采用动态观察数字，而不宜仅用一次性检查结果下结论。将生长水平、生长速度和匀称度结合起来进行评价才能得出较准确的结论。

① 王卫平，孙锟，常立文. 儿科学[M]. 9 版. 北京：人民卫生出版社，2018：13.

六、早产儿体格生长评价

早产儿体格生长评估包括:① 出生时评估:采用 Dubowitz 评分法和简易胎龄评分法评估胎龄;出生体重、胎龄与出生体重的关系评估宫内生长状况;PI 指数、身长/头围评估匀称度。② 生后生长评估:采用 Fenton 早产儿生长曲线评估生长状况。

早产儿体格生长评估是衡量其营养状况和预后的基本方法之一。基于早产儿的生长特点,我们需要掌握正确的评价方法和标准才能准确地评估早产儿的生长。这里我们着重介绍生后生长评估。

(一) 胎龄矫正

早产儿体格生长发育的评价应根据矫正后的胎龄,即以胎龄 40 周(预产期)为起点计算生理年龄,矫正胎龄后再参照正常婴幼儿的生长指标进行评估。如胎龄 32 周的早产儿实际年龄为 3 月龄,以胎龄 40 周计算,该早产儿矫正后的生理年龄为 1 月龄。评价该 3 月龄的早产儿时应与 1 月龄正常婴儿的生长标准来进行比较。

(一) 评价方法

目前尚无"正常"早产儿的生长标准。各国指南对早产儿体格生长的评价依胎龄<40 周、胎龄>40 周采用不同的方法。

(1) 胎龄<40 周的早产儿:国际上多采用 Fenton 早产儿生长曲线评价生长。

(2) 胎龄>40 周早产儿:校正胎龄后采用正常婴幼儿的生长标准评估,与群体的横向比较采用 2005 年九省市儿童体格发育调查制定的中国儿童生长标准,如进行国际比较需采用 2006 年世界卫生组织儿童生长标准。纵向生长速率需准确测量值后计算比较。早产儿出院后的生长评价可参照正常胎儿在宫内的生长速率参照值为纵向比较,Fenton 宫内生长曲线和我国不同胎龄新生儿的生长参照值属于横向比较。纵向比较反映早产儿个体的生长趋势,横向比较则反映个体早产儿与同胎龄早产儿群体间的差异。

中国儿童体格生长评价建议

实训 3.2.2　正确对婴幼儿进行生长评价

案例:一个孩子体检结果:体重 10.5 kg,身长 80 cm,前囟已闭,出牙 12 颗,胸围大于头围。试分析:

1. 衡量小儿营养状况的最佳指标是什么?
2. 该小儿最可能的年龄是多少?
3. 该小儿能完成哪些精细动作?

(一) 任务要求

1. 根据学习的知识,联系此案例,详细分析该案例中如何做体格生长评价。

(二) 操作方法

1. 根据任务提供的案例,通过联系已经学习的体格生长的知识,详细分析知识点。
2. 可以通过小组讨论和咨询专业人士等方法完成任务。

(三) 任务评价要点

1. 能够分析案例中出现的关于体格发育的知识点。
2. 根据推论能够合理推断案例中小儿的年龄。

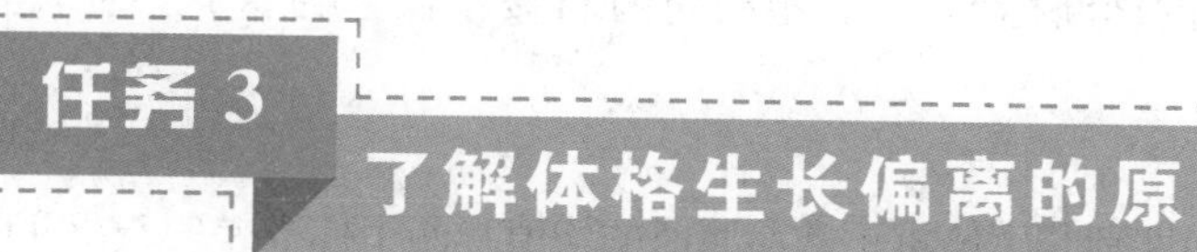

了解婴幼儿体格生长偏离的原因，有助于早期识别生长偏离，及时就诊，治疗疾病，帮助婴幼儿回归到正常的生长路径。

一、概念及分类

体格生长偏离是指儿童体格生长脱离正常范围或自己的生长规律（轨迹），使生长水平和体型匀称度发生变化。

二、常见体格生长偏离

常见的体格生长偏离为头围、前囟、体重、身长等异常。

（一）头围异常

头围大小异常与颅脑疾病和遗传性疾病（染色体或基因异常）有关，需要临床鉴别。

1. 头围小

定义：头围小的定义是头围小于同年龄、同性别婴幼儿头围正常参照值的均值减两个标准差（<－2SD）或低于第3百分位以下者。小头围常是脑组织少致颅骨较小的结果，需及时就诊①。

2. 头围大

定义：头围大的定义为头围大于同年龄、同性别婴幼儿头围正常参照值的均值加2个标准差（>＋2SD）或≥第97百分位。头围大又称巨头症，可见于正常的家族性头大、脑积水、脑肿瘤和某些遗传性疾病。

（二）前囟发育异常

前囟大小的临床意义需与其他临床症状、体征结合。单一前囟大小无诊断价值。

1. 前囟“小”或“早闭”

尚无明确的前囟“小”或“早闭”定义，如其神经行为发育正常则无临床意义。但对前囟“小”或“早闭”的婴儿需谨慎排除病理情况，如伴头围小、发育迟缓，则可能与脑发育不全或颅缝早闭有关。

2. 前囟大与闭合延迟

目前无明确的前囟大定义。临床流行病学资料显示，出生时前囟为1～4 cm（平均为1.5～2 cm），故一般以前囟>4 cm为“前囟大”。3岁后前囟闭合为闭合延迟。前囟大多伴有前囟闭合延迟，如婴幼儿神经行为发育异常②。单一前囟大或闭合延迟没有临床意义，但应排除与前囟大与闭合延迟的有关疾病，如脑积水。

①② 黎海芪. 实用儿童保健学[M]. 北京：人民卫生出版社，2016：117-121.

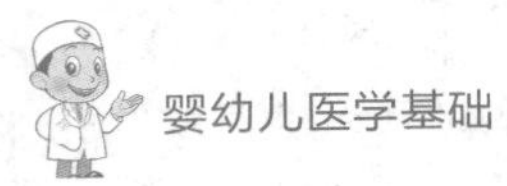

(三) 体重生长异常

掌握低体重和体重过重的诊断标准，注意不要将身材矮小误诊为营养不良，也不要把营养不良误诊为身材矮小。

1. 低体重

定义：体重低于同年龄、同性别儿童体重正常参照值的均值减两个标准差（$<-2SD$）或$<P_3$为低体重。

2. 体重过重

定义：体重大于同年龄、同性别儿童体重正常参照值均值加两个标准差（$>2SD$）或$>P_{97}$为体重过重。

(四) 身高(长)生长异常

评估儿童身高（身长）生长异常首先需要收集用于临床诊断的核心资料，包括家族史（父母身材发育史、家庭成员身高）、出生时及不同年龄的体重和身高（长）、顶臀长/身高（长）等，其中最重要的指标是出生时及不同年龄的体重和身高（长），至少间隔6个月应评估一次，用于反映儿童生长速度，进而辅助诊断营养不良、内分泌疾病、骨骼遗传代谢性疾病等。

知识拓展

矮身材儿童诊治指南概要

1. 矮身材

按中华医学会儿科分会内分泌遗传代谢学组2008年发表的《矮身材儿童诊治指南》[①]的定义，矮身材为婴幼儿身高（长）小于同年龄、同性别婴幼儿身高（长）正常均值减2个标准差（$<-2SD$）或$\leqslant P_3$。临床上诊断矮小婴幼儿的目的是确定原因，但婴幼儿身材矮小原因较复杂，需综合生长发育、内分泌、遗传代谢性疾病知识，仔细鉴别，生长曲线是评估身材矮小的关键。

2. 超高身材

婴幼儿身高（长）大于同年龄、同性别婴幼儿正常均值加2个标准差（$>+2SD$）或$>P_{97}$为超高身材。与矮小婴幼儿不同，多数超高身材的婴幼儿为正常生长，仅少数为病理性。超高身材也可能是某些严重疾病的早期表现，如先天性肾上腺皮质增生症。

实训 3.2.3 鉴别婴幼儿体格生长偏离

案例：一幼儿20个月，测量体重约7.5 kg，身长约68 cm，前囟仍未闭合，双腿呈“O”型，不会独立行走。

1. 请问该患儿体格生长正常吗？
2. 从哪些指标可以做出评价？
3. 该患儿可能存在的体格生长偏离问题是什么？
4. 请尝试给该患儿提出相应的保育要求。

(一) 任务要求

1. 根据学习的知识，联系此案例，详细分析该案例中存在的体格生长偏离。
2. 根据分析结果给该幼儿提出切实有效的保育要求。

(二) 操作方法

1. 根据任务提供的案例，通过联系已经学习的体格生长的知识，详细分析该案例中存在的体格生长偏离并提出保育要求。

---

① 中华医学会儿科学分会内分泌遗传代谢学组. 矮身材儿童诊治指南[J]. 中华儿科杂志，2008，46(6)：428-430.

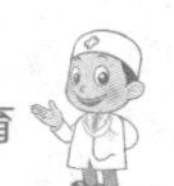

2. 可以通过文献阅读(搜索知网、万方、Web of Science 等中英文数据库)、小组讨论和咨询专业人士等方法完成任务。

(三) 任务评价要点

1. 能够分析案例中出现的关于体格生长偏离的知识点:根据该幼儿的表现,判断其属于体格偏离的哪种类型,并分析其可能的原因是什么。

2. 根据调查和评价结果,提出适合该幼儿的保育要求。

思政话题

2021 年 8 月 20 日全国人民代表大会常务委员会关于修改《中华人民共和国人口与计划生育法》的决定中提到"医疗卫生机构应当按照规定为婴幼儿家庭开展预防接种、疾病防控等服务,提供膳食营养、生长发育等健康指导。"①

请思考:(1) 你认为在医疗卫生机构的辅助下,哪些生长发育的测量及评价适合在托育机构开展? (2) 开展婴幼儿生长发育的健康指导,对发挥人口因素的基础性、全局性、战略性作用以及高质量发展提供有效人力资本支撑和内需支撑起到哪些关键作用?

模块小结

本模块系统阐述了婴幼儿体格生长发育规律,根据其发育规律提出各年龄段的保育要求,特别是早产儿的发育特点及保育要求。本模块着重介绍了婴幼儿体格生长的测量方法以及根据测量结果如何正确评价,正确的生长发育评价取决于准确的测量数据、适宜的评价标准、正确的评价方法及合理的结果分析。掌握常见的体格生长偏离特点,方便照护者在保育工作中尽早发现,及时就诊。

思考与练习

一、单项选择题

1. 婴儿觅食反射多在什么时间开始消失?(　　)

A. 1~2 个月　　B. 2~3 个月　　C. 3~4 个月　　D. 4~5 个月

E. 5~6 个月

2. 一般情况下人有(　　)颗乳牙。

A. 18　　B. 19　　C. 20　　D. 22

E. 24

3. 6 月龄婴儿应有(　　)的听力水平。

A. 对细小的声音敏感,对重的语气也有反应　　B. 听懂几个简单指令,做出表示

C. 模仿别人说"妈妈"　　D. 会定位声源

E. 睡觉时突然声响会觉醒或哭泣

---

① 信息来源:新华社,全国人民代表大会常务委员会关于修改《中华人民共和国人口与计划生育法》的决定,中华人民共和国中央人民政府网(http://www.gov.cn/xinwen/2021-08/20/content_5632426.html),2021 年 8 月 20 日。

4. 婴儿(　　)开始添加维生素 D。

A. 2 周　　B. 4 周　　C. 6 周　　D. 2 月

E. 3 月

5. 婴幼儿头围大的定义为：头围大于同年龄、同性别儿童头围正常参照值的均值加(　　)个标准差。

A. 1　　B. 2　　C. 3　　D. 4

E. 5

6. 婴儿惊跳反射多在(　　)个月后会消失。

A. 1　　B. 2　　C. 3　　D. 4

E. 5

7. (　　)岁后前囟闭合为闭合延迟。

A. 1　　B. 2　　C. 3　　D. 4

E. 5

8. 婴幼儿的手指甲(　　)可完全再生。

A. 1～2 个月　　B. 2～3 个月　　C. 3～6 个月　　D. 6～12 个月

E. 1 年

二、多项选择题

1. 1 个月内的婴儿为刺激视力发育，应多看(　　)图案。

A. 条纹　　B. 同心圆　　C. 复杂的人脸　　D. 彩虹

E. 棋盘格

2. 舌的主要功能有(　　)。

A. 参与咀嚼食物　　B. 帮助形成食物团块吞咽

C. 重要的感觉器官　　D. 参与语言发音

E. 清洁牙齿

3. 萌牙为生理现象，但可伴有(　　)等症状。

A. 高热　　B. 流涎　　C. 烦躁　　D. 睡眠不安

E. 低热

4. 婴幼儿皮肤的特点有(　　)。

A. 皮肤面积相对较大　　B. 散热差

C. 皮脂分泌较少　　D. 真皮层温控作用较差

E. 皮肤屏障发育不成熟

5. 婴幼儿体格生长评价包括(　　)这几个方面。

A. 生长水平　　B. 体重　　C. 生长速度　　D. BMI

E. 匀称度

6. 常见的婴幼儿体格生长偏离有(　　)。

A. 头围发育异常　　B. 前囟发育异常　　C. 体重发育异常　　D. 身长发育异常

E. 骨骼发育异常

7. 婴幼儿生长发育遵循的顺序规律有(　　)。

A. 由上到下　　B. 由近到远　　C. 由粗到细　　D. 由简单到复杂

E. 由低级到高级

三、判断题

1. 婴幼儿体格生长评价包括生长水平、生长速度以及匀称度三个方面。　　(　　)

2. 觅食反射是新生儿条件反射的一种。 (　　)
3. 吮吸反射将会在婴儿 4 个月后开始慢慢消失。 (　　)
4. 在生后第 12 天仍未回升到出生时的体重，是因为婴儿正处于“生理性体重下降”期。 (　　)
5. 儿童的舌系带长于 2 cm 不会发生语言与进食技能问题。 (　　)
6. 对某一单项体格生长指标定期连续测量(纵向观察)，所获得的该项指标在某一年龄阶段的增长值即为该婴幼儿该项体格生长指标的生长水平。 (　　)
7. 早产儿生后体重增加越快，对其今后生长发育越有利。 (　　)
8. 乳牙间距较小有益随后恒牙的萌出。 (　　)

四、简答题

1. 案例分析：婴儿体重 4 kg，前囟 1.5 cm×1.5 cm，能微笑，但头不能竖立，抱起喂奶时仍出现吮吸反射。试分析：
   (1) 该婴儿最可能的月龄是多少？
   (2) 吮吸反射是什么时间出现、什么时间消失的？
2. 简述婴幼儿体格生长发育的基本规律。
3. 简述早产儿体格生长的影响因素。
4. 简述 1～2 岁幼儿的保育要点。
5. 简述早产儿的保育要点。

学习模块四
婴幼儿心理行为发育

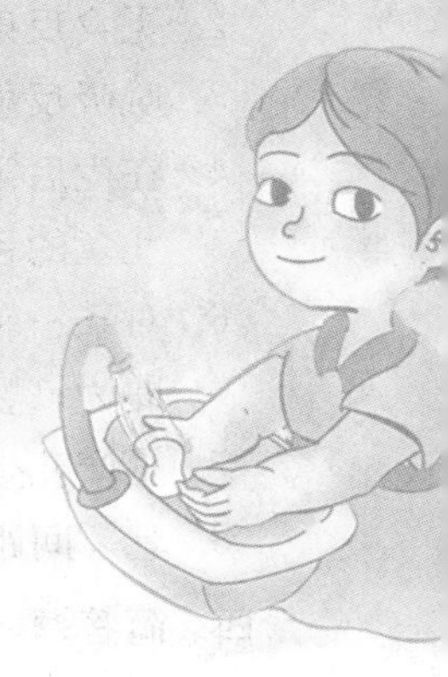

模块导读

0～3 岁婴幼儿的心理行为发育是近二三十年来全世界研究的热点，诸多研究成果不仅让大家对人的早期发展有了更明确和更深刻的认识，也为儿童早期教育工作者提供了更多有价值的科学依据。不同于以往对婴幼儿的传统认识，现在倾向于从一个全新的角度分析和评价婴儿的能力水平、情感发育和社会性能力。对于婴幼儿心理行为发育的研究成果是开展早期教育和早期干预的重要理论基础。

学习目标

➢ **知识目标**

1. 掌握婴幼儿期心理行为发育特点和影响因素。
2. 熟知婴幼儿动作发展、认知和语言发展、情绪性格和社会性发展的规律。
3. 熟知婴幼儿各能区发育水平评价及气质评价方法。
4. 了解婴幼儿心理行为发育异常的表现和评估。

➢ **能力目标**

1. 掌握婴幼儿常见心理行为发育问题的预防与矫正措施。
2. 熟练使用常用的心理行为发育评估技术。

➢ **思政目标**

1. 具有与不同人群进行有效沟通的能力，仪表端庄、行为规范、语言亲切，关心爱护婴幼儿。
2. 建立团队意识和协作精神，培养遇到紧急情况冷静处理的能力。

内容结构

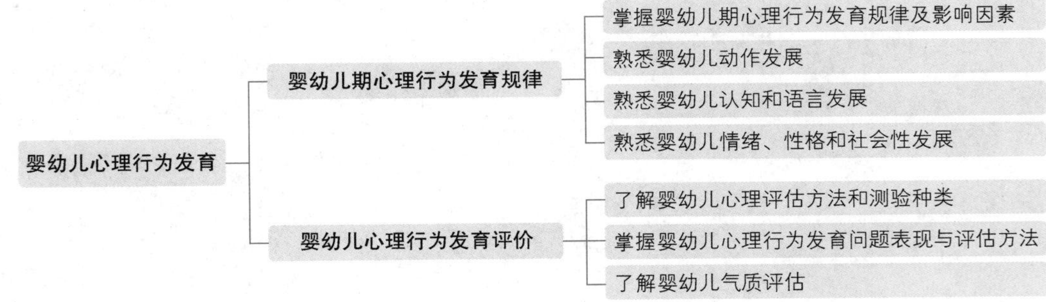

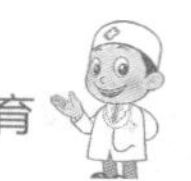

学习情境 1 婴幼儿期心理行为发育规律

案例导入

李明是一名 6 岁的男孩，在幼儿园里，李明几乎从不主动与人接触。李明说，他讨厌上活动课，课堂上每个人都拿他的身高开玩笑(他的个头确实比同龄人小一些)。他经常感到孤独、难过、被孤立。李明妈妈说，李明以前一直都是个乖孩子，直到两年前，她和第一任丈夫离婚(李明的亲生父亲现在与家庭已经没有任何联系)，一切都改变了。从那时起，李明变得退缩，不愿与社区中其他小朋友玩耍。医生得出初步结论，李明有中度社交退缩，符合社交恐惧症或社交焦虑障碍的主要诊断标准。

问题：请你思考，李明的社交焦虑和退缩主要是由个人原因还是家庭原因造成的？鼓励孩子有更适当的社交行为，父母应如何做？什么活动能最有效地帮助孩子发展积极的社交技能？

任务 1 掌握婴幼儿期心理行为发育规律及影响因素

胎儿时期、出生后 2 年是大脑发育最快的时期，保障良好的脑发育可以有效降低婴幼儿期心理行为发育问题的发生。充分了解婴幼儿心理行为发育规律及影响因素可以降低不利因素对婴幼儿发育的影响。

一、神经系统发育

儿童神经心理活动的生理基础是神经系统的生长发育，尤其是脑的发育。新生儿脑重约 390 g，占出生体重的 8%；而成人脑重约 1 400 g，占体重的 4%。新生儿脑重为成人脑重的 1/3，9 个月脑重 660 g，2 岁脑重 900～1 000 g，至 7 岁脑重已基本接近成人脑，重量为 1 350 g～1 400 g。在最初 2 年内脑发育是最快的。脑的发育随着神经细胞的分化和体积增大、突触的数量和长度增加、神经纤维的髓鞘化、神经通路的构建、脑的功能不断增加①，儿童的心理与行为也变得越来越成熟，表现在儿童语言的表达、运动正确性及协调性的发展、抑制能力及分析综合能力的加强、情绪的逐渐稳定、个性特征的形成和社会适应能力的发展等。

① 季成叶. 现代儿童少年卫生学[M]. 2 版. 北京：人民卫生出版社，2010：251-264.

（一）大脑的发育

在解剖学上，出生时儿童已具备了成人脑所具备的沟和回，但比成人的浅。在组织学上也已具备了大脑皮质的六层基本结构，但轴突和树突形成仍不足，尚未形成大脑各区间复杂的交织，生后在先天和后天各种因素影响下无论在解剖上还是在功能上都会得到迅速发展。

大脑在组织成分上分为灰质和白质，灰质构成了大脑皮质，是神经细胞最密集的部位。神经细胞作为大脑处理信息的基本功能单位具有独特的构造，为此又称之为神经元。一个神经元由神经细胞的胞体和胞体突起形成的树突、轴突组成。大脑的发育主要体现在神经元的分化、神经元之间突触的形成和突触的修剪，而来自周围环境的刺激是不断建立新突触的关键。

（二）大脑的可塑性

生命早期的大脑很不成熟，但可塑性最大，代偿能力也最强。早期大脑的可塑性是指大脑可以被环境或经验所修饰，具有在外界环境或经验的作用下不断塑造其结构和功能的能力，体现在脑发育的可变性和代偿性上，如大脑能以新生的细胞重建神经系统受损害部分或替代已经死亡的细胞，使脑在损伤的部位周围有效地实行改组或重组，脑功能得到良好的代偿。但脑组织一旦发育成熟，就不可能实现重组了，这一点对于儿童早期干预和康复具有重要意义。但大脑也不是完全可塑的，可塑性的大小受到年龄、大脑功能区域和受损程度等因素的影响。近几年的研究发现，大脑可塑性并不局限于儿童早期，脑的重组在儿童晚期甚至是在成年期也可以进行，但程度有限。

（三）神经纤维髓鞘化

神经纤维的髓鞘化是指绝缘的脂肪鞘（称为髓鞘）包裹神经纤维的过程，保证了神经纤维在传导时彼此绝缘，加快了神经纤维的传导速度，提高了信息传递的效率。婴儿时期神经纤维髓鞘形成不全，使兴奋传导易波及邻近神经而引起泛化现象。神经系统各部分神经纤维的髓鞘化完成的时间是不同的。最早完成神经纤维髓鞘化的是感觉神经，而后是运动神经，与高级智力活动有关的额叶、顶叶等的髓鞘化要到 7 岁左右才基本完成，神经纤维髓鞘化是脑细胞成熟的重要指标。

二、婴幼儿期心理行为发育影响因素

（一）基因和遗传

研究儿童和青少年的神经心理发育不可忽视遗传的重大作用，遗传因素是指那些与遗传基因联系着的生物有机体内在因素，心理现象中的气质、思维模式等与遗传因素密切相关[①]。儿童青少年的神经心理发育受到生物因素的影响，包括脑及神经系统的发育和遗传因素。由于心理反应是通过每个主体的头脑进行的，受主体的知识经验、个体倾向与个性特点所制约，因此，每个人的心理都是客观世界的主观映像，只有通过实践的反复检验和校正，才能使主观与客观相符合，促进心理的发展。

（二）气质因素

1. 气质特征和影响因素

现代心理学认为气质主要是生物因素决定的相当稳定而持久的心理特征，是行为的表现方式，体现行为的速度、强度、灵活度等动力特点[②]。气质是遗传天赋，在一定程度上也受内、外因素的影响，包

---

① 申淑芳，尹彩霞，张晓慧. 小儿智能发育迟缓[M]. 北京：中国医药科技出版社，2016：7-12.

② 姚树桥，杨艳杰. 医学心理学[M]. 7 版. 北京：人民卫生出版社，2018：35-37.

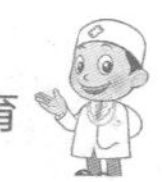

括遗传因素、疾病和外伤因素、父母个性特点、生活环境和教育方式等，但主要还是受生物遗传因素的影响。

2. 气质与行为发展

拥有不同气质特点的个体与周围世界的作用方式各不相同，这会影响婴幼儿与周围人的关系，并影响其行为的发展方向。国内外研究认为，气质特征通过环境因素对儿童的行为产生影响，即儿童的行为表现是其自身的气质特征与环境因素相互作用的结果。这种作用主要表现在气质特征与环境因素是否相互协调、拟合。两者协调、拟合时，儿童会获得最佳发展；两者不协调时，则容易发生行为问题。因而了解儿童的气质特点，根据其气质，以不同的教养方法扬长避短，十分重要。

（三）环境因素

影响儿童神经心理发育的环境因素包括国家、地区、家庭、学校等各个方面，其中主要是家庭和学校的影响。

1. 家庭因素

家庭是儿童的第一所学校，父母是孩子的第一任老师。家庭和亲子关系对儿童早期的心理社会发展起着重要的作用。常见的家庭因素有家庭结构、父母文化素质、家庭关系、父母对儿童的期望、教育方式和父母的责任感。

根据我国儿童行为问题的调查报道，联合家庭的儿童行为问题检出率最低，核心家庭次之，单亲家庭最高，家庭关系对儿童的心理发育会产生不同程度的影响。家庭稳定、亲子关系密切，对儿童心理发展会产生良好的影响；家庭关系不和睦，甚至破裂，会使儿童持续处于警觉状态，产生紧张心理，导致注意力涣散、烦躁多动和冲动行为。父母的文化素质是决定其教养态度、教养方法的关键因素，文化素质高的父母可以为儿童提供更全面和准确的教育，采取合理的行为矫正或治疗。较多父母对儿童的期望过高，会使儿童长期处于过大的学习压力之下，容易发生情绪和行为障碍，如焦虑、抑郁、厌学以及学校恐惧症等。所有家庭类型在任何情况下都要强调父母的责任感，父母的责任感是养育的核心，有助于解决养育过程中出现的问题。

2. 学校因素

学校是培育儿童和青少年心理健康的重要场所，对他们的心理发展起着积极的作用。学校通过思想道德教育和政治品质教育可以帮助学生树立正确的人生观、价值观和劳动观念；教师通过知识的传授和能力的培养，引导和激发学生的求知欲，去认识客观世界和把握客观世界的规律，把外在的东西转化为内在的东西，以全面提高学生的素质；学生和学生之间的同伴关系在儿童的心理发育过程中扮演着一定的角色，在与同伴的交往中儿童学习遵守规则和交往技巧，同伴的心理行为对儿童青少年的发育提供了同龄参照。

3. 自然、社会环境因素

儿童的心理行为发育还受到自然和社会环境因素的影响。生态环境的恶化、工业和生活污染、温室效应导致的气候恶化、大气层的破坏等宏观环境因素，以及日常环境因素，包括儿童活动空间减少、环境污染、食品和饮水卫生问题等均可能影响儿童的心理行为发育，其中环境中铅污染对儿童的危害已受到广泛关注。

社会环境问题对儿童心理行为发育的影响也越来越明显。例如，道德和价值观念的改变，家庭和社会结构的变化，学习的压力和竞争，IT 网络、虚拟社会和暴力的出现，宣传媒体的信息灌输，以及人们吸烟、酗酒等不良行为方式的影响。离异家庭的子女、孤残儿、流浪儿、极端贫困家庭的儿童等，他们的心理行为发育问题更为突出。

（四）营养

孕母和儿童的营养状况对儿童的心理行为发育也是十分重要的。母体环境是出生前影响胎儿生长发育的生物环境，一般称为理化环境。有关研究表明，在母体环境中，营养、温度、药物、辐射等因素对胎儿的生理和心理发育作用极大，甚至对出生以后儿童的健康和适应能力的发展都有重大影响。婴幼儿的脑神经元处于快速分化时期，需要丰富的营养供应，该阶段摄取充足的营养有助于脑组织的充分发育，从而促进智力的发展，促进儿童神经心理发育，提高各个方面的能力，使儿童身心健康水平进一步提高。而母乳不足、喂养不当、慢性腹泻或呕吐等会造成严重营养不良，影响智力的发育。有研究表明，如果胎儿期及婴幼儿期的儿童营养严重缺乏，可使脑细胞减少 20%～30%，突触减少 30%～40%，严重阻碍智力发展。

（五）疾病

精神发育迟滞儿童会产生心理行为发育落后。躯体疾病也可以影响心理行为的发育，部分躯体疾病的发生与心理因素有关或由心理因素引起，有些疾病尤其是慢性疾病，如癫痫、哮喘等，由于反复发作不但限制了病儿的活动，病儿还会遭到别的儿童的歧视和嘲笑，同时受到来自家庭的过分关注和照顾，从而阻碍了儿童青少年的心理行为正常发育。疾病本身也可能对心理行为发育造成一定程度的影响，导致行为问题、认知功能障碍、人格障碍等心理行为发育异常。以癫痫为例，癫痫儿童的认知功能较正常儿童落后，主要表现在记忆、注意、复杂问题的解决能力和动作协调能力等方面；癫痫儿童的父母可能会采取过分保护的行为来限制儿童的活动，儿童会表现出过度依赖、被动、竞争缺乏等人格特质。

实训 4.1.1 学习一种婴幼儿发育筛查工具

年龄与发育进程问卷(Ages & Stages Questionnaires，ASQ)适用于开展广泛的儿童早期发育筛查，是一种有效、可靠而成本低廉的测量工具。

(一) 任务要求

1. 熟悉 ASQ 的内容及结构。
2. 熟悉 ASQ 使用中的注意事项。

(二) 操作方法

学习单参考答案

1. 6～8 人一组，分工合作。
2. 查阅资料，将学习单(表 4-1)填充完整。学习单参考答案可见二维码。

表 4-1 ASQ 量表的特点学习单

特点	ASQ 量表
适用对象	
条目	
结构/维度	
测试者	
测试用时	
优点	
注意事项	

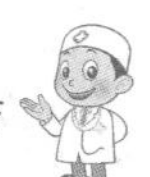

(三) 任务评价要点

1. 能够描述出 ASQ 的特点。
2. 准确、完整地填写表格内容。

任务 2 熟悉婴幼儿动作发展

0～3 岁婴幼儿神经系统快速发育的外在成熟表现是运动、语言、认知、情感等里程碑性快速发展。因基因背景、生后环境的差异，儿童心理、行为的“发育年龄”可与基于出生日期的“时间年龄”不一致，即存在个体差异性。因此，促进儿童早期智能发展首先需正确评估其发育水平，进行个体化的预见性指导。

一、婴幼儿运动发育概述

1. 定义

运动发育(motor development)是身体肌肉控制身体动作、姿势和运动的能力，甚至眼的活动(如眨眼)，包括大运动技能(gross motor skills)和精细运动技能(fine motor skills)①。大运动技能使儿童能够在周围环境中进行日常活动、运动与游戏，如走进出房间、跑、扔球、拍球等。精细运动技能是个体凭借手及手指等部位小肌肉或小肌肉群的运动，在感知觉、注意等多方面心理活动配合下完成特定任务的能力，即手腕、手和指、足和趾较小的动作活动，如拇指食指拾物、伸手够物、抓握物品、涂画、叠放积木、翻书、写字等，特别精细动作需眼、手与大运动协调，如刻、绣等。婴儿通过精细运动获得经验。

2. 肌肉发育与运动技能发育

出生后第 1 年婴儿动作发育与肌张力发育和新生儿反射的消退有关。随着新生儿屈肌肌张力占优势逐渐发展为屈肌和伸肌相平衡，婴儿可逐渐竖颈、坐稳，保护性和平衡性反应的发展使婴儿逐渐获得直立和移动躯体的能力。不随意动作及无条件反射引入(如踏步反射)，或无条件反射的退出(如非对称紧张性颈反射、握持反射)，婴儿翻身、学走、主动抓握物。婴儿动作的发育在一定程度上反映神经系统发展和心理发展的水平，早期运动技能的发育是其他活动发展的基础，也是心理发展的外在表现，因此运动发育是婴幼儿能力发展中较早出现的行为，可作为行为发育评估指标。

3. 运动的发展规律

运动发育与脑的形态、功能发育部位、神经纤维髓鞘化的时间与发育程度有关。婴儿抬头、翻身、爬行、走等运动发育与自上而下、由近至远的脊髓髓鞘化有关。

(1) 整体到分化动作：最初的动作发育是全身性的、笼统的、散漫的，以后逐渐分化为局部的、准确的、专门化的动作。

(2) 上部到下部动作：早期运动发展是从身体上部开始(抬头)，其次是躯干动作(翻身、坐)，最后是

① 朱宗涵，曹彬．儿童早期运动发展与促进[M]．北京：人民卫生出版社，2021：1-25.

下肢的动作(站、走),沿抬头—翻身—坐—爬—站—走的方向发育成熟。

(3) 大肌肉到小肌肉动作:四肢大肌肉动作首先发展,如双臂和腿部动作,手部小肌肉灵巧动作发育需要准确的视觉参与其中。

(4) 中央部分到边缘部分动作:最早获得的是中央部分动作(头、躯干),然后是近中央部分(双臂和腿部)有规律的动作,最后是边缘部分动作发育(手的精细动作)。

(5) 无意到有意动作:婴儿动作发展与其心理发展规律吻合,即从无意向有意发展,越来越多受意识支配。

二、粗大运动发育时间

粗大运动是指姿势控制或全身的活动。比如抬头、翻身、坐、爬行、站立、行走、跑、跳等(图 4-1 展现了几个重要大动作开始出现的时间)。

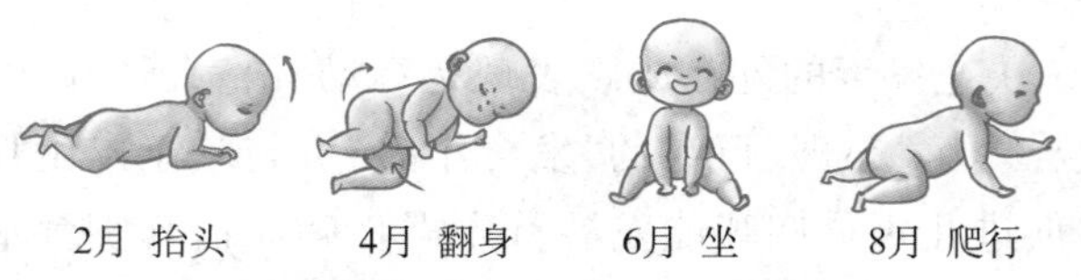

图 4-1 儿童粗大动作发育时间

1. 抬头

根据动作发展的顺序和规律,头颈部动作是最先发展的,新生儿刚出生时还不会抬头,慢慢地才学会左右转头、竖直抬头和俯卧状态侧抬头。

2. 翻身

翻身是婴幼儿运动技能发展的源头,学会了翻身,接下来婴幼儿将慢慢学会坐、爬行、站立、行走、跑、跳等动作,逐渐完成生长发育的各个步骤和过程。一般情况下,婴幼儿翻身有以下三个信号:信号一,趴着的时候,儿童能够自觉并自如地抬起头,而且头到胸部都能够抬起来;信号二,儿童不再满足于仰卧,会经常向某一个方向侧卧;信号三,仰卧的时候脚向上扬,抬起脚摇晃,或者总向一个自己感兴趣的方向侧躺着。

3. 坐

儿童学会坐,与神经系统、骨骼发育以及肌肉协调能力等密切相关。虽然婴儿出生时就可以扶着坐,但真正能够独立坐着要等到能控制头部以后才能实现。会坐以后,儿童扩大了自己的活动范围,能够接触到许多过去够不到的东西。因此,坐对于儿童心理的整体发展来说有重要意义,尤其是对于感知觉和触觉的发展,具有重要促进作用。

4. 爬行

爬行能够促进儿童空间感和空间知觉能力的发展,可刺激儿童的内耳或前庭系统,促进儿童身体协调性的发展,也可扩大儿童的视野范围和活动范围,为儿童提供主动探索和独立尝试的机会。“摸爬滚打”的过程可锻炼儿童的意志和胆量,给儿童带来了许多意想不到的乐趣,利于儿童良好个性的形成。

5. 站立

站立是行走的前驱期,是爬行的继续。儿童在学会了站立和行走之后,其活动量会比之前增加好几倍。站立不仅标志着儿童运动机能的发展,也是儿童智力发展的重要条件,有利于儿童感知觉、注意、记忆、思维等多方面的发展。

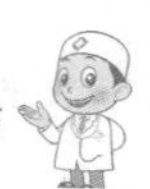

6. 行走

直立行走可以扩大儿童主动活动的生活空间的范围，增加了其与周围人交往的机会。行走扩大了儿童的视野和认知范围，使得儿童接受的刺激越来越多，见识更加多而广。一般来说，1周岁左右的儿童基本上能开始蹒跚踱步，但有些儿童直到15个月才能自己走。经过一系列有效的运动，行走能力可有略微提前发展的可能。

7. 跑

跑意味着儿童四肢肌肉及腰腹肌肉的力量以及身体的爆发力，在神经系统的协调下得到进一步的增强，意味着儿童可以提高运动速度，并能参与到各种玩耍的游戏中。跑可有效地刺激儿童前庭器官的发育，促进儿童感觉综合功能的发展和平衡能力的提高。儿童在13～18个月时开始学会跑，但是步伐和节奏都不均匀，上下肢动作也不够协调，只是近似于一种快步走。2岁左右的儿童喜欢到处跑，并能较好地控制自己的身体平衡，不断促进协调能力的发展。

8. 跳

婴幼儿阶段的跳表现为双脚离开地面，身体向上腾空的动作。19～24个月的儿童，开始能在原地做并足跳跃的动作，还可以原地跳、向前跳等。2岁半时儿童能单脚原地跳，还能从楼梯末级跳下。2.5～3岁时能双脚离地腾空连续跳跃2～3次，能跨越一条短的平衡木。3岁左右的儿童能双脚交替上下楼梯，还能并足跳远。

三、精细运动发育时间

精细运动发展具有过程性，与上肢正中神经、尺神经、桡神经自上而下的髓鞘化进程关系密切，婴幼儿从上臂粗大活动逐渐向下发展至手部的精细运动功能（见表4-2）。精细运动发育需视觉参与，使眼手协调。精细动作的发育也有一定的规律：① 先用手掌尺侧握物，然后用桡侧，再用手指。② 先用中指对掌心一把抓，后用拇指对食指钳捏。③ 先能握物后能主动放松。

表4-2　婴幼儿精细运动发育时间

年龄	原始反射	视觉功能	精细动作
新生儿	握持反射	—	手握拳紧
3月龄	非对称紧张性颈反射、握持反射消退	注视发育	注视双手，可胸前玩手，手抓拨物品
4月龄	—	视觉引导	欲伸手够物，当够到物品时，出现抓握动作，但仅是手掌碰触与抓握，动作不超过肢体中线；全手抓握动作逐渐精细化和准确化
5月龄	—	—	大拇指参与握物，抓物入口探索
6月龄	—	—	开始单手活动，伸手活动范围可越过身体中线；开始在水平和垂直方向塑造自己的双手
7月龄	—	—	拇指协同其他手指倾斜地捋起小物品，已可不放在手掌；换手与捏、敲等探索性动作出现
9月龄	—	—	拇、食指可垂直于表面摘起小物品
12月龄	—	—	伸手接触物品前，能将手定位在合适方向；手运动精细化，手腕参与旋转；搭积木游戏，逐渐使用工具，如汤匙和铅笔等
18月龄	—	—	叠2～3块积木，拉脱手套或袜子
2岁	—	—	叠6～7块积木，一页一页翻书，拿住杯子喝水，模仿画垂线和圆
3～4岁	—	—	使用“工具性”玩具，如拧瓶盖、玩泥胶

知识拓展

婴幼儿运动发育保育要求

由于营养和训练等种种条件的不同,婴儿在动作发展的快慢上有很大的个别差异。训练对儿童的动作发展有很大的促进作用,但这种作用也有它的局限性,并不是无限的,原因是动作发展还取决于体格生长发育的情况。

实训 4.1.2　体育游戏设计

体育游戏是通过体力和智力相结合来提高婴幼儿身心发展的一种活动,也是可以促进婴幼儿基本动作发展及运动能力的一种游戏。因此,设计安全、具有较强的趣味性的体育游戏更有利于幼儿园开展体育活动,并达到较好的效果。

体育游戏案例

(一) 任务要求

1. 设计促进婴幼儿动作发育的体育游戏(可扫二维码参见案例)。
2. 结合粗大动作、精细动作发育特点选择合适的体育游戏。

(二) 操作方法

1. 6～8 人一组,分工合作。
2. 查阅资料,收集和整理适合婴幼儿年龄段动作发育的体育游戏。
3. 分别选取适合促进粗大动作和精细动作的体育游戏各一个。
4. 阐释选取这些体育游戏的原因、优缺点等。
5. 各小组展示。

(三) 任务评价要点

1. 根据评分表对各小组进行客观评价(见表 4-3)。

表 4-3　任务评分表

项目名称	评价内容	分值	评价分数		
			自评	互评	师评
知识技能考核	讲解内容科学专业,合理实用	20			
	内容陈述重点突出,层次清楚	20			
	语言表达通俗易懂,深入浅出	20			
综合素质考核	小组成员氛围融洽,团结合作	10			
	整体形象精神饱满,举止大方	10			
	态度积极,细致认真	10			
	形式创新,内容丰富	10			
合计		100			
总评	自评×20%+互评×20%+师评×60%=	教师签名:			

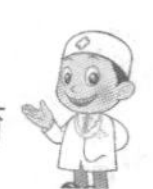

任务3 熟悉婴幼儿认知和语言发展

一、婴幼儿认知发展

认知指获得和利用知识的过程，是感知觉、注意、记忆、思维、想象等各种认知因素共同参与、相互制约的复杂过程。由于认知涵盖了个体心理活动的很多重要方面并广泛渗透于其他心理过程中，因此认知始终是心理学的重要研究领域。认知过程是一个信息的接受、编码、储存、提取、使用的过程，这个过程可概括为四种系统，即感觉系统、记忆系统、控制系统和反应系统。认知就是在儿童探索活动中能动地发展起来的。

（一）婴幼儿感知觉发育

感知觉是婴幼儿认识世界和认识自我的重要手段，是早期发育最迅速的能力，也是认知发展的重要基础。

感觉是指对直接作用于感觉器官的事物的个别属性(颜色、声音、气味等)的反应。[①] 知觉是在感觉的基础上产生的对作用于我们感觉器官的事物的各个部分和属性的整体反应。感知是一个基本的心理过程，通过这一过程，人们获得外界环境的知识，所以这是认知过程的重要组成部分。

感知觉的发育是从婴儿降生就开始的，并在出生后前几年发展迅速，绝大部分的基本感知觉能力在婴幼儿期即已完成。在婴幼儿早期的认识活动中，感知觉占着主导的地位，是婴幼儿探索世界、认识自我过程的第一步，是以后各种心理活动产生和发展的基础，记忆、思维、想象等心理活动都是直接地或间接地在感知觉的基础上产生和发展起来的。因此，促进感知觉的发育是婴幼儿早期教育、促进智能发育的重要内容。

1. 视觉发育

视觉(visual sense)的适宜刺激是光线，光线经过角膜、房水、晶体和玻璃体折射后到达视网膜，通过视神经将信息传入大脑，大脑再经过复杂的处理，形成对外界事物的视感知。新生儿出生时对光刺激有反应，瞳孔对光有反射，但视觉不敏感。眼外肌的调节能力差，3～4 个月时开始部分调节，12 个月时才完善。

婴儿出生时为远视，属于生理性远视，随着眼球增大，逐渐正视化。视力在出生后逐渐发育，1 岁为 0.2～0.25，2 岁为 0.5，3 岁为 0.6，到 4～5 岁时视力接近 1.0，并建立完好的立体视觉功能(见表 4-4)，儿童双眼视觉发育的关键期是从出生后几个月开始，一直延续到 6～8 岁，但最关键的时期是在 1～3 岁。

2. 听觉发育

新生儿出生时鼓室没有空气，所以听力低下，听觉阈限高于成人 10～20 分贝。生后 3～7 天听觉敏锐度有很大提高，2 个月已能区别出笛声和铃声，4 个月以后能按类别区分不同的语音，这种感知不

① 史慧静. 学前儿童卫生与保育[M]. 上海：复旦大学出版社，2019：33-37.

表 4-4　儿童正常视力发育表

年龄	视力
刚出生	仅有光感
1 周	头、眼向亮光转动
2 周	手电光照射时两眼有少量辐辏
1 个月	保护性瞬目反射
2 个月	能注视大物体
3 个月	会看移动的铅笔，视力为 0.025～0.033
4 个月	会看自己的手，用手接触物体，视力约为 0.05
6 个月	0.06
1 岁	0.2～0.25
2 岁	0.5
3 岁	0.6
4～5 岁	接近 1.0
6 岁	视力发育接近完善，达到 1.0

同语音的能力有助于以后语言的学习。

正常儿童的听觉强度为 0～20 分贝。如果听觉强度在 20～40 分贝为轻度听觉障碍，40～60 分贝为中度听觉障碍，60～80 分贝为重度听觉障碍，>80 分贝为极重度听觉障碍。早期发现儿童先天性和后天性听觉障碍，尽早佩戴助听器，早期进行听力语言康复，就能让大部分聋儿能听、会说，像正常儿童一样健康成长、生活和学习。因此，近几年新生儿、婴幼儿定期的听力筛查已逐步列入儿童健康检查之中，筛查结果可疑和异常者，需通过电反应测听法中的脑干诱发听力电位测定，以早期诊断。

3. 嗅觉和味觉的发育

嗅觉(smell sense)的适宜刺激物是气味，鼻腔上部黏膜中的嗅细胞遇到有气味的气体时产生神经冲动，传到海马回、钩内产生嗅觉。新生儿出生时嗅觉中枢及末梢已发育成熟。哺乳时，新生儿闻到乳汁的香味就会积极地寻找乳头。有研究发现，在新生儿头两边各放上一块沾有自己母亲乳汁的奶垫和其他母亲乳汁的奶垫，出生后 6 日的新生儿就表现出能准确转向自己母亲用过的奶垫一侧。3～4 个月时已能区别愉快与不愉快的气味。母亲吃有挥发性气味的食物，如大蒜、洋葱，这种气味也可以通过母乳转移，婴儿闻到后可以影响其饮食行为。在许多哺乳动物中，嗅觉在进食和生存保护上发挥重要的作用。婴儿灵敏的嗅觉可以保护其免受有害物质的伤害，并可以让其更好地了解周围的人和事物。

味觉(taste sense)的感受器是位于舌面上的味蕾。人的味觉主要有四种，即甜、酸、苦、咸，由不同的味蕾分别负责，这些味蕾分布在舌头的不同位置。舌尖对甜味敏感，舌的中部对咸味敏感，舌的两侧对酸味敏感，舌的后部则对苦味敏感。味蕾在胎儿 7～8 周时开始发育，新生儿的味觉已发育很完善。新生儿可对不同味觉产生不同的反应，出生仅 2 小时的婴儿已能分辨出以下味觉，如对微甜的糖水表示愉快，对柠檬汁表示不愉快。新生儿还能区分不同浓度的糖溶液。新生儿可以很容易学会喜欢一种最初只是引起消极反应的味道或成人认为难吃的食物，如特殊配方乳。出生后母亲的不同饮食情况使母乳具有不同的味道，因为饮食中的味道可以转移到乳汁中。4～5 个月的婴儿对食物味道的任何改变都会出现非常敏锐的反应。

4. 皮肤感觉的发育

皮肤感觉包括痛觉、温度觉、触觉及深度感觉，儿童皮肤感觉很早就会表现出来。

新生儿痛觉已存在，但不敏感，痛刺激后出现泛化反应。新生儿对温度的感受性比较敏感，能区别

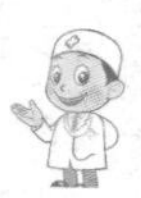

配方乳的温度太高或太低，尤其冷刺激比热刺激更能引起其明显的反应。所以刚出生的新生儿遇到冷环境会大声啼哭，如果放到温暖的地方很快就不哭了。洗澡时如果水冷也会大哭起来。

新生儿的触觉有高度的灵敏性，小婴儿就能对接触身体的襁褓或被褥等任何不舒服的刺激做出强烈的反应。特别敏感的是嘴唇、手掌、脚掌、前额、眼帘等处。例如在物体接触嘴唇的时候，婴儿就会发生口部动作；在物体接触手掌的时候，他/她立刻就会抓握物品等。而大腿、前臂、躯干比较迟钝。随着年龄的增长，儿童皮肤感觉的灵敏度和定位能力逐步提高，同时手部皮肤在感知周围物体中起到了极其重要的作用。2～3 岁时已能辨别各种物体的属性，如软硬、冷热、粗糙等，5～6 岁能区别相同体积而重量不同的两个物品。

5. 知觉发育

知觉(consciousness)的发育与视觉、听觉、皮肤感觉等的发育有着密切的关系。随着儿童动作和活动，特别是随意行走的发展，各种复杂知觉也初步发展起来，主要有空间知觉和时间知觉。空间知觉是指人对客体的空间性质和空间关系的认识，空间知觉包括了形状知觉、大小知觉、深度知觉、距离知觉和空间定向。时间知觉是指对事物在时间上属性的知觉，是对客观事物运动的延续性和顺序性的反应，而且表示时间的词往往具有相对性，这对儿童来说是较难掌握的。2～3 岁时儿童已出现了最初的空间知觉和时间知觉，如两个苹果放在不同的地方，他们知道哪个近、哪个远。如果改变他/她常用的一些东西和玩具存放的地方，开始他/她常会到原来的地方去找，这说明幼儿对一些物体的空间关系有了一定的了解。在时间知觉方面，2～3 岁儿童已知道“现在”和“等一会儿”，“马上”和“很久”等区别。但这种空间和时间知觉还是很不准确的，表现在乱用“今天”“明天”“后天”，分明是很久以前的事也会说成“昨天”和“刚才”。3 岁时已能辨别上、下，4 岁能辨别前、后，5 岁可以辨别以自身为中心的左、右。4～5岁时已有时间知觉，能区别今天、明天、昨天，以及早上、晚上。5～6 岁时可以区别前天、后天、大后天。

（二）婴幼儿注意的发展

注意(notice)是心理活动的指向和集中。当人的心理活动集中于一定的事物时，这就是注意。注意是一切认识过程的开始，注意本身并不是一种孤立独立的心理过程，而是感觉、知觉、记忆、思维等心理过程的一种共同特征。

1. 注意的分类

注意分为无意注意和有意注意。无意注意是自然发生的、无需意志努力的注意，如儿童听到汽车鸣笛时，不由自主地去注意。有意注意是指自觉的、有预定目的的注意，如学生听课时需要有意地集中注意在老师的讲课上。3 岁以前的儿童基本上还是无意注意，具有无目的、无预见的性质，其注意仍是由客观事物的鲜明性、情绪性和强烈程度等特点所决定。3 岁以后才逐渐发展形成有意注意。

2. 注意的发生与发展

注意是随着年龄的增长而逐渐发展起来的。1～2 个月的婴儿仅为无条件的定向反射；3～4 个月则能较长时间注意一个新鲜事物；6～7 个月对鲜艳的物体和声响会产生定向反应，会准确地转头寻找；到 1 岁，注意时间延长，并会用手触摸注意的物品，尤其是注意感兴趣的事情；1～2 岁的儿童，不仅能注意当前感知的事物，还能注意成人语言所描述的事情；至 3 岁，儿童的注意进一步发展，能倾听故事、歌谣。学龄前儿童开始能控制自己的注意，学龄初期的儿童集中注意的时间为 20 分钟左右，10～12 岁为 25～30 分钟。

注意对儿童认知的发展非常重要，因此从小就应培养。对 3 岁以前的儿童来说，首先要注意给他们提供丰富的环境，扩大经验，增长知识，发展感知觉。人的感知觉越敏锐，他的注意就越易被外界刺激物所引起。而 3 岁以上的儿童，则要注意培养他们的兴趣、意志和自制力，发展有意注意，并逐渐学会控制自己的注意。

(三) 婴幼儿记忆的发展

记忆(memory)是一个重要的心理过程，是对经历过的事物的反映[①]。记忆主要有再认和回忆两种形式。原来感知过的事物在眼前重新出现，而且觉得确实感知过，即称为再认；过去感知过的事物不在眼前，而却在头脑中重现出来，即为回忆。

1. 记忆的发生发展

儿童由于条件反射的建立和发展，记忆能力也初步发展起来。婴幼儿的记忆首先出现的是再认。5～6个月的婴儿能再认妈妈，从复杂的背景中分辨出妈妈的脸，但此时再认的保持时间很短，只有几天，如果离开妈妈一段时间后，婴儿就不认得妈妈了。1岁的婴儿能再认10天前的事，并开始出现回忆。3岁的儿童可再认几个月以前的事，回忆可保持几周。而4岁的儿童即可再认1年前的事，回忆可保持几个月。一般来说，人不能回忆3岁以前的事情。

2. 婴幼儿记忆的特点

婴幼儿记忆的特点主要表现在以下六个方面。

(1) 记忆时间短，仅可保持几天至几星期。

(2) 记忆的内容少，限于经常接触的熟悉的事物。

(3) 记忆内容多带有情绪色彩，对快乐或恐惧的事情比较容易记住。

(4) 记忆的无意性很大，记忆过程缺乏明确的记忆目的，主要凭兴趣进行。随着他们的探索行动展开，感兴趣的就记住了，不感兴趣的则不屑一顾。

(5) 记忆中喜欢背诵，但在理解基础上记忆远比不理解的机械背诵效果好。

(6) 记忆的精确性尚差，随着年龄增长而逐渐改善。在培养婴幼儿记忆的能力时，首先要注意创造一个良好、轻松的情绪环境，丰富的生活内容，便于其记忆。其次通过游戏、生动的玩具、朗朗上口且易于理解的儿歌及故事，给予必要的刺激，以逐步发展幼儿的有意记忆和记忆的精确性。

(四) 婴幼儿思维的发展

思维(thinking)是客观事物在人脑中概括的、间接的反映。从个体角度看，儿童思维的发展经历着从感知动作思维到具体形象思维，再到抽象逻辑思维的过程。年长儿在进行思维时，三种思维往往相互联系，通常不会是单纯地利用某一种思维形式。

1. 思维的年龄特点

婴幼儿期是人的思维发生和初步发展时期。2～3岁儿童开始产生思维的低级形式——感知动作思维，到学龄前阶段发展起具体形象思维，之后出现思维的高级形式——抽象逻辑思维。

2. 思维的类型特点

所谓感知动作思维，就是思维过程离不开直接的感知和动作，思维在动作中进行，与行动分不开。2～3岁的儿童只有在直接感知具体事物时才能进行思维，他们不能先想好了再行动，而是边做边想。例如，绘画时不是先想好了再画，而是边画边想，边想边画。

儿童从3岁左右，具体形象思维开始发展起来，并在整个学龄前期的思维活动中占据了主导地位。所谓具体形象思维是利用直观形象解决问题的思维，即依靠表象，依靠事物的具体形象的联想进行的思维。例如，学龄前儿童在绘画中可以事先想好事物的形象，然后再根据表象去绘制。具体形象思维是在感知动作思维的基础上形成的，正是感知动作思维使儿童积累了最初的一批事物的表象，为具体形象思维的发展提供了可能性。抽象逻辑思维是以抽象的概念和理论知识解决问题的思维。在儿童知识经验范围之内，他们能够进行初步的抽象逻辑思维，即依靠概念，通过判断和推理进行思维。例

---

① 金星明，静进. 发育与行为儿科学[M]. 北京：人民卫生出版社，2014：20-34.

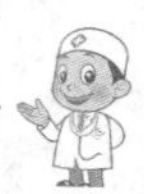

如，学生运用数学符号和概念进行数学运算和推导。5～7岁儿童的思维活动中已经有这种思维的萌芽，这是人类思维的高级形式，其中词起着重要作用。

（五）婴幼儿想象的发展

想象(imagination)是人脑对原有表象进行加工改造而建立新形象的心理过程。也可以说是在客观事物的影响下，通过语言的调节，在头脑中创造出过去未曾遇到过的事物的形象，或者将来才能成为现实的形象的思维活动。想象带有明显的间接性和概括性[①]。以想象产生时有无目的意图为根据，想象可以划分为无意想象和有意想象，以想象的新颖性、独立性和创造性为根据，又可以把想象分为再造想象和创造想象。

新生儿没有想象，1～2岁时由于生活经验少，语言尚未充分发展，仅有想象的萌芽，想象的内容很贫乏，都属于再造想象，再造想象反映于各种游戏活动，较小年龄的儿童，往往重复生活中的经验，创造性的内容很少。3岁左右想象活动的内容比以前增多，可以玩一些想象性的游戏，把一种物体想象为另一种物体。但总的来说，3岁左右幼儿想象内容贫乏、简单，缺乏明确的目的，多数是片段式的、零散的，想象容易和现实混淆，也容易脱离现实。学龄前期仍以无意想象及再造想象为主，有意想象和创造想象正在逐步发展。无意想象有以下特点：① 想象的主体多变。② 想象与现实分不开，常被别人认为在说谎。③ 想象具有特殊的夸大性。④ 常常以想象为满足。随着生活经验和知识的增长，许多在想象中才能获得满足的东西已经成为现实。因此如“过家家”这类游戏逐渐消退，而代之以竞争性游戏。

培养儿童的想象能力要做到以下四方面：① 通过实物、图片、体验和观察来丰富儿童的想象。② 通过游戏和活动培养想象的基本技能，如写作、绘画、手工、朗诵、唱歌等。③ 通过一些方法，如讲故事、补画面、提出问题，培养儿童的有意想象能力。④ 通过听音乐等丰富儿童的想象力。

二、婴幼儿语言发展

语言是人类特有的一种高级神经活动，是学习、社会交往、个性发展中一个重要的能力。儿童语言发育标志着儿童全面发育。儿童掌握语言的过程也是儿童意识发生发展的过程，即随着语言发展，儿童心理发展水平逐步提高。同时，儿童对语言的掌握程度又依赖于心理发展水平。因此，儿童语言发展水平与儿童心理发展水平一致。语言信号通过视、听感受器接受，传入中枢分析器(语言感受中枢、言语感受中枢、阅读中枢、书写中枢)，语言运动表达中枢产生语言。儿童语言的发育必须要求听觉、发音器官及大脑三者功能正常，三者中任何一个发育异常，都会影响语言的发育。[②]

1. 定义

语言(language)是以声音、姿势、动作、表情、图画等符号作为代码的用于交流的系统，分为口头语言、书面语言与肢体语言。言语(speech)是以语音为代码产生语音的行为，是人类主要的交流方式。

2. 婴儿语言和言语发展

婴儿出生至产生第一个有真正意义词需经历较长言语准备阶段，称为“前语言阶段”(prespeech stage 或 preverbal communication)，婴儿期是学会发音和获得最初的语义和词汇的阶段。不同种族的婴儿前语言阶段规律相同，即与母语无关。多数婴儿在10～14个月能说第一个词语。语言发展包括语音、语义和词汇、句子和语法等方面。

(1) 语音发展：从最初的哭声分化出单音节音，然后是双音节音和多音节音，最后是有意义的语音(即词语)。

---

① 鲍秀兰，等. 0～3岁儿童最佳的人生开端[M]. 北京：中国妇女出版社，2019：68-82.

② 刘湘云，陈荣华，赵正言. 儿童保健学[M]. 4版. 南京：江苏科学技术出版社，2011：26.

(2) 语义和最初词汇掌握:与母语有关。语音与词义联系储存于记忆,当听觉中枢与发音运动中枢间建立起联系,婴儿可有意发音,即出现最初的具有特殊意义的口头语言,如 7～8 月龄婴儿有多次感知某种物体或动作的经历,并同时听到成人说出相关名词和动词,逐渐把物体或动作与发音建立联系,以后听到相关词的发音会产生反应,如听到"灯"就可抬头看灯,听到说"再见"就挥手,即词的发音逐渐成为代表物体或动作的信号。10～11 月龄的婴儿语言发展逐步过渡到对词内容产生反应。婴儿不再对相似的音调产生反应,开始对词的意义产生反应,逐渐"懂得"词的含义,即词开始成为语言信号(见表 4-5)。

知识拓展

婴幼儿认知发展保育要求

表 4-5 儿童语言发育里程碑

年龄	理解	表达	可疑发育迟缓	迟缓
1～2 月龄	反应性笑	—	—	—
6 月龄	咿呀学语	—	—	—
7 月龄	"不" 对成人手势有反应	—	—	—
10 月龄	对成人指令有反应并指物	单音重复	—	—
1 岁	20 个字 家庭成员名字	1～2 个叠词,"乱语";姿势表示,一词多义,以音代物	—	不懂 不会用姿势表示
1.5 岁	—	15～20 个字	不说	—
2 岁	400 个字	2～4 个字短句,"电报语"	<30 个字	不说
3 岁	1 000 个字	复合句;正确用单复数、发音、介词	<50 个字或有构音问题	—

实训 4.1.3 幼儿言语和语言发育迟缓个案分析

婴幼儿言语和语言发育迟缓会影响婴幼儿的沟通能力、学习能力,并可持续至儿童时期和青少年时期,导致更为严重的心理问题。因此识别言语和语言发育迟缓的影响因素可以为开展有效干预提供科学依据。请分析以下案例并设计解决方案。

案例:婷婷是一名中班的幼儿,在班里她不说话,不与同伴交往,不爱玩玩具,不运动,不愿做操,她拒绝参加班里组织的任何活动,一人默默地坐在小椅子上不让小朋友接近她。经过观察,婷婷虽然不同人交往,但她会用眼睛注视老师和小朋友的活动,当有的小朋友做出滑稽的动作时,她也会哈哈大笑,而当她发现有人看她时,她会立即收起笑容,像什么也没发生一样。经调查发现,婷婷从小说话就发音不清楚。四岁前一直由父母照看,没有入园经验。父母是个体商贩,没有太多的时间照顾她,因她说话不清楚,怕别人笑话、嘲弄她,经常把她一人锁在家里,很少让她与别人接触。家长忽视了孩子探索周围世界的正当需求,不能满足和支持孩子通过适当的尝试去克服困难,做切合实际的探索,压抑了孩子的活动愿望,也使孩子出现依赖父母、怕与人交往的自卑心理,语言表达能力发展缓慢。

(一) 任务要求

1. 培养学生观察及分析幼儿心理问题的能力。
2. 提高学生对所学基础理论知识的综合运用能力。

(二) 操作要点

1. 6～8 人一组,分工合作。

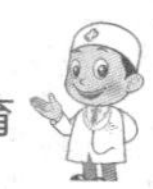

2. 根据基本情况简介、原因分析对婷婷在园表现进行个案分析。

3. 查阅资料，设计解决婷婷所面临问题的解决方案。

4. 小组汇报。

（三）任务评价要点

根据评分表对各小组进行客观评价（见表4-6）。

表4-6 任务评分表

项目名称	评价内容	分值	评价分数		
			自评	互评	师评
知识技能考核	讲解内容科学专业，合理实用	20			
	内容陈述重点突出，层次清楚	20			
	语言表达通俗易懂，深入浅出	20			
综合素质考核	小组成员氛围融洽，团结合作	10			
	整体形象精神饱满，举止大方	10			
	态度积极，细致认真	10			
	形式创新，内容丰富	10			
合计		100			
总评	自评×20%＋互评×20%＋师评×60%＝		教师签名：		

任务4 熟悉婴幼儿情绪、性格和社会性发展

一、婴幼儿情绪发展

情绪是以人的需要和主观态度为媒介的心理活动，是人对客观事物的态度的一种反映。情绪是这种反映的比较短暂的状态，情感则是比较稳定和持续的状态。由于客观事物是多样的、变化的，所以人的主观体验也是不同的。人有天然需要，如吃、喝、睡等，还有社会性的需要，如社会生产、社会交际等，这是人所特有的。一般来说，能够满足人的需要和意愿的事物就会引起肯定的态度和体验，如快乐、满意、爱等。如果违反人的需要和意愿，就会引起否定的态度和体验，如愤怒、哀怨、憎恨等。

（一）情绪发展的顺序

儿童年龄越小，情绪在生活中的地位越高，这是婴幼儿心理的特点。首先，情绪对婴儿适应生存有着特别的意义。婴儿天生就具有情绪的反应能力，出生后很早就表现出了情绪反应，最初是痛苦和满

足,2～7 个月时就出现了愤怒、悲伤、快乐、惊讶和恐惧等基本的情绪,这是婴儿重要的适应生活的方式,如婴儿吃饱后就安静,饥饿或尿湿时就不安、哭闹等。2～3 个月婴儿吃饱、睡好后就会微笑,当成人逗他/她时,就会全身活跃或笑出声。情绪情感直接影响婴儿的行为,对婴儿的认识活动起着激发和推动的作用。5～6 个月开始婴儿对新鲜的玩具特别感兴趣。之后,只有婴儿感兴趣的东西才可能引起他/她的注意。婴儿在愉快的情绪下做什么事都积极,也乐于学习;而情绪不好时,则什么也不听、不学、不做。这就是人们常说的"婴儿凭兴趣做事"。

12～24 个月时幼儿开始出现复杂情绪,如尴尬、害羞、内疚、嫉妒和骄傲,这些情绪一般被称作自我意识情绪,它们都在一定程度上源于对自我感觉的提升和降低。到了 3 岁,儿童能够更好地评判自己表现的优劣,会在成功完成一项困难的任务后表现出骄傲,也会在未完成一项简单任务后表现出羞愧。

(二) 情绪的表达和控制

每个社会都有一系列的情绪表达规则,规定着在各类场合下哪种情绪可以表达,哪种情绪不可以表达。这些规则儿童必须要学习和应用,从而能够在与人相处时获得他人的认同。婴幼儿的这种学习是从出生后就开始了,社会参照是他们的主要学习方式。在前 2 个月里,母亲对婴幼儿的积极情绪有更多的注意,他们就会有更多的笑脸而较少露出不愉快的表情。6 个月左右他们开始能够通过身体的移动或吸吮方式调整自己的不愉快情绪。1 岁时他们会用一些方法来减少不愉快情绪,如摇晃身体或避开引起不愉快情绪的人和物。他们也会观察父母或其他人的反应,从而学会表达和控制。

二、婴幼儿性格发展

性格(character)是个性的核心部分,它是指对己、对人、对事物比较稳定的态度,性格和能力是个性心理特征。例如,有的儿童做事认真仔细,有的则马马虎虎;有的儿童对人待物很热情,有的则显得很冷淡。性格并非由先天决定,而是在后天的生活环境中形成的。但一个人的性格形成之后,就有相对的稳定性,也有一定的可塑性。

1. 性格的形成

性格并非由先天决定,而是在后天的生活环境中形成的。在儿童性格形成的过程中,家庭和幼儿园的影响最为重要。父母和老师通过自己的言行、家庭成员之间的关系、对孩子的态度和教养方式来影响儿童性格的形成。

2. 影响性格形成的因素

民主型(通情达理、关心爱护、支持行为)的教养者,培养出来的儿童大胆、独立,善于交往和协作,有思考能力,善于处理相互冲突的欲望驱力;严厉型(喜欢惩罚、过分限制)的教养者,培养出来的儿童往往过分运用心理防御机制,变得怯懦或顽固、冷酷无情、倔强,缺乏自尊与自信,并易产生心理行为障碍;溺爱型(一味迁就,总给以特殊的地位)的教养者,培养出来的儿童表现出较多的消极性格特征,如任性、发脾气、情绪不稳定、缺乏独立性、唯我独尊、怕困难等。

3. 良好性格的培养

婴幼儿期儿童的性格尚未定型,应及早培养良好的性格。① 发扬儿童积极的性格特征,消除消极的性格特征。② 父母的养育态度对儿童性格形成有重要的影响,父母要注意榜样作用。③ 创造良好的生活环境,培养儿童良好的情绪和积极主动的生活态度。④ 从小给予良好的道德教育。父母是孩子最早的老师,因此父母对孩子的态度可以影响孩子的性格,例如过分溺爱儿童容易养成任性、缺乏独立性、情绪不稳定、骄傲的性格(见表 4-7)。

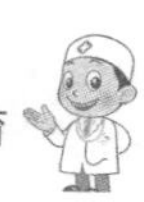

表 4-7　父母教育儿童的态度与儿童性格的关系

父母亲的态度	儿童的性格
民主	独立，大胆，机灵，善于与别人交往、协作，有分析思考能力
过于严厉，经常打骂	顽固，冷酷无情，倔强或缺乏自尊心及自信心
溺爱	任性，缺乏独立性，情绪不稳定，骄傲
过于保护	被动，依赖，沉默，缺乏社交能力
父母意见分歧	警惕性高，两面讨好，易说谎，投机取巧
支配性	服从，依赖，缺乏独立性

婴幼儿社会性发展

教育是人类所特有的生命活动，是与人类存在相始终的一种生命活动。它与生命的关系是内在的、本质的，而不是外加的、附会的。人是教育的对象，这里所指的"人"是一个现实的、具体的、活生生的生命个体，是一个有血有肉、充满个性差异的生命体。他们有自己的需要、追求，有自己作为人的尊严、人格和自由。无论是自然生命的发育完善，还是精神生命的成长，都离不开教育，教育是人的生命的存在形式。这正如哲学家康德所说，"人是惟一必须接受教育的造物。人只有受过教育，才能成为人。受教育是生命的一种发展需要，非外力所施。"正因为教育的对象是人，决定了教育必须面向生命，以满足生命发展的需要，提升生命的质量为己任。教育的目的在于促进生命的不断成长，追寻生命的意义和价值，提升生命的质量。教学作为教育的组成部分，从根本上说也是一个生命问题，与生命的关系是不证自明的，它也不可偏离这一根本目的。[①]

请思考：对于生长发育迟缓的儿童，除了儿童家庭成员，教育者可以采取什么活动帮助孩子发展积极的社会生活技能呢？

① 信息来源：[美]克里斯托弗·卡尼，《儿童行为障碍案例集》，上海：上海社会科学院出版社 2020 年版，第 217-231 页。

学习情境 2 婴幼儿心理行为发育评价

姗姗是一个 4 岁女孩，就读于一所专门为严重发育障碍儿童设立的全日制学校。姗姗常常对其他人都无回应，尤其是她的同学，几乎不与任何人做眼神交流。一个人的时候，姗姗通常站着，用手捂住喉咙，伸出舌头，并且发出奇怪但柔和的声音。这样的状况在她独处时往往会持续数小时。姗姗在接触新事物或者陌生人的时候所表现出的攻击性最为强烈。例如，一天，一个新来的实习老师走进教室想和姗姗一起玩，但是却被姗姗打了一巴掌。

问题：请你思考，姗姗很可能是什么心理行为发育异常？心理行为有哪些常用的评估方法呢？

任务 1 了解婴幼儿心理评估方法和测验种类

一、概述

儿童神经心理发育的水平表现在感知、运动、语言和心理过程等各种能力及性格方面，对这些能力和性格特点的检查统称为心理测验，婴幼儿期的心理测验通常称为发育水平评价或发育评估。

（一）心理评估的概念

心理评估（psychological assessment）是与心理测验经常一起使用的另一个词汇。美国心理学家科恩（Cohen）认为，心理评估是指那种程序化的、综合使用各种方法包括测验（test）、会谈、病例研究、行为观察等对个体进行心理评价（psychological evaluation）的过程。而测验一般是指通过一定的设备或规定程序获得被试心理变量的过程。

（二）心理行为发育评估的常用方法

0～3 岁儿童处于心理发育高速期，很多功能还很不成熟。定期对儿童进行心理行为发育评估，可以帮助掌握儿童不同年龄阶段的认知和社会心理发育水平①，并据此进行针对性的早期发展促进；心理

① ［美］詹姆士·M. 考夫曼，蒂莫西·J. 兰德勒姆. 儿童和青少年情绪与行为障碍［M］. 11 版. 凌春秀，译. 北京：人民邮电出版社，2021：324-340.

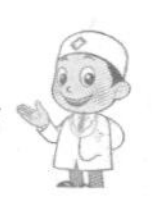

行为发育评估可帮助早期发现、识别影响儿童心理行为发育的生物、心理和社会方面的不利因素；心理行为发育评估可早期识别儿童心理行为发育偏离或异常，及时对他们进行健康管理和干预、治疗。儿童心理行为发育评估的常用方法有以下三种。

1. 调查法

一般可以采用调查表、问卷或会谈的方式来获得被评估者的心理属性特征资料。临床上病史收集也是一种调查法。可以通过询问家长有关儿童发育的背景情况，及时识别可能导致儿童心理行为发育偏离或异常的危险因素或已经出现的心理行为发育偏离或异常。病史收集内容包括：儿童的生长发育史，包括母亲孕期情况、儿童出生时情况、运动和语言发育情况、排便控制的发育年龄、情绪控制的发育年龄、幼儿园表现，既往儿童喂养情况、患病情况、抚育情况以及家族史，包括遗传病史、父母身心健康状况和人格特点、家庭结构和家庭功能、儿童在家中的地位等。

调查法的优点很多，它基本不受时间、空间的限制，使用十分方便。缺点是容易受到调查者主观因素的影响。

2. 观察法

观察法是心理行为发育评估的基本方法。通过观察在一定环境下被试者的行为表现来收集资料，进行心理特征或属性的评价，观察法优点是客观性较高。由于儿童早期人际交流能力有限，观察法是这个阶段很常用的评估方法。观察法根据环境控制条件又可分为自然观察法和实验观察法。自然观察法是在自然状况下对儿童心理行为的观察，结果比较真实，在儿童心理行为发育评估工作中十分常用。但自然观察法不能对环境条件和变量进行控制，所得结果的分析难度较大，所得结果虽然比较接近实际但难以精确。实验观察法能对环境条件或变量进行一定的人为控制，观察儿童在特定条件、环境下的心理行为表现，其客观性不如自然观察法，但灵活方便，有利于对影响因素进行精确的分析。

3. 测验法

测验法即心理测验法，是心理行为发育评估最常用的方法之一，通过心理测验可对被试者心理属性的特定方面做出评价和判断。但在儿童早期，除了以观察法为主的心理测验外，问卷等方式的测验均为他评量表，很容易受他评者主观因素的影响，这是应特别注意的地方。在实际工作中，要想取得好的评估结果，往往需要多种心理行为发育评估方法的综合运用，如心理测验法中就离不开观察法和调查法的运用，有时调查法也会增加测验量表的使用。

（三）测验种类

测验主要根据神经心理发育的特质属性或功能进行分类[①]。这种分类界限不是十分的严格，但便于理解和实际应用。儿童时期应用的测验大致可分为以下六类：神经运动测评、发育测验（智力测验）、儿童早期情绪-社会能力发育测验、儿童行为测验、气质/人格测验和早期家庭养育环境测评等。

1. 神经运动测评

这种测评主要测评儿童中枢神经系统与肌肉运动系统发育水平和功能状况，间接反映中枢神经系统与肌肉运动系统成熟程度、是否存在损伤或功能障碍。神经运动测评建立在深厚的神经学理论基础之上，是相对比较客观的一类测验。常用的如 Amiel-Tison 的 0～6 岁神经运动检查、52 项神经运动检查、Peabody 运动发育量表（PDMS）等。

2. 发育测验（智力测验）

发育测验是应用一些标准化的结构性发展量表来对儿童早期发育状况，包括粗大运动、精细动作、语言发育、认知水平和人际互动能力等方面进行较为全面的测评。发育测验与智力测验一样属于能力测验一类，一些人把发育测验看作是儿童早期的智力测验。但发育测验内容较智力测验更为广泛，除

① ［日］松田道雄. 育儿百科［M］. 王少丽，译. 北京：华夏出版社，2002：188-191.

了对认知、语言进行测评外，还对情绪-社会性、运动能力进行了测评，是集多种功能于一体的综合性测验，不能简单地等同于大龄儿童或成人的智力测验。但儿童发育测验是应用最久、量表较多、方法较为成熟的一类测验，在儿童保健、临床心理、特殊教育领域得到了十分广泛的应用。

3. 儿童早期情绪-社会能力发育测验

由于种种原因，用于儿童早期情绪-社会能力发育测验的量表十分稀少，近年情况有所改变，但仍需要学者们做出更多的关注和更大的努力来建立用于儿童早期情绪-社会能力发育测验的工具。

4. 儿童行为测验

这类测验在儿童期比较多见，一般为问卷量表。有的是一般行为问题的筛查问卷，如儿童行为量表（Achenbach's Child Behavior Checklist，CBCL），有的是特定发育行为问题的测验问卷，如用于孤独症筛查的克氏量表、孤独症行为核查表（Autism Behavior Checklist，ABC）等。

5. 气质/人格测验

这类测验主要用于测量气质、性格、兴趣、态度、动机、信念等方面的个性心理特征，亦即心理个性特征中除能力以外的部分。一般有两类，一类是问卷法，一类是投射法。前者如气质问卷、艾森克个性问卷（Eysenck Personality Questionnaire，EPQ），后者如绘画投射测验、罗夏墨迹测验。

6. 早期家庭养育环境测评

目前儿童养育环境对发展的重要性已经成为共识，用于0～3岁儿童养育环境的评价量表也逐渐出现，直到近年国内才出现了区域性常模的家庭养育环境问卷，如"0～6岁儿童家庭养育环境量表"等。

这些测验大部分在实际工作中十分常用、易用，对儿童早期发展评估特别重要。有的量表虽是近年出现的新量表，应用尚少，但对儿童早期发展评估又特别必要，在本任务中也选择作了介绍，以期通过实际应用使其得到进一步的检验、发展和必要的完善。

实训 4.2.1　婴幼儿行为和情绪评估工具的收集与比较

为了解筛查和评估婴幼儿行为和情绪状况的方法，请通过查找资料、访谈专家等途径，收集和整理婴幼儿行为和情绪评估的问卷或量表工具，并熟悉各评估工具的测量属性。

(一) 任务要求

1. 了解常用的婴幼儿行为和情绪评估问卷和量表。
2. 懂得各种评估工具的测量属性。

(二) 操作方法

1. 以3～5名学生为一组。
2. 根据所学知识，通过书籍、网络、官方网站、文件等搜集整理能够用于评估0～3岁婴幼儿行为和情绪的问卷或者量表。
3. 记录每一种问卷或者量表测评对象的适用年龄和测评维度、用途等，完成表4-8（可扫码参考）。

学习单
参考答案

表 4-8　婴幼儿行为和情绪评估问卷或量表

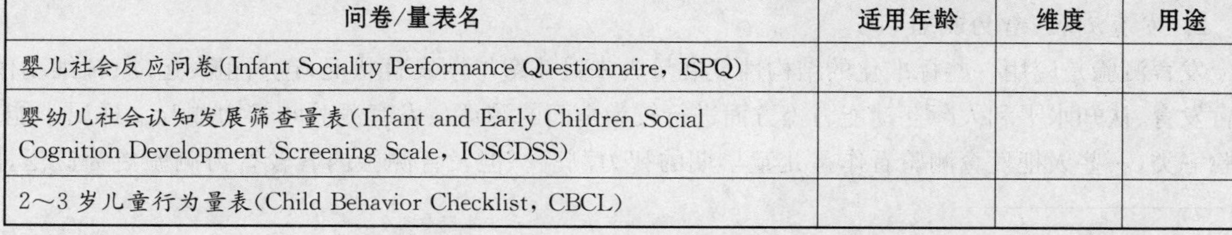

问卷/量表名	适用年龄	维度	用途
婴儿社会反应问卷（Infant Sociality Performance Questionnaire，ISPQ）			
婴幼儿社会认知发展筛查量表（Infant and Early Children Social Cognition Development Screening Scale，ICSCDSS）			
2～3岁儿童行为量表（Child Behavior Checklist，CBCL）			

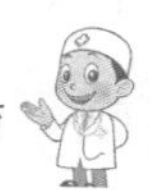

（三）任务评价要点

1. 通过多种途径查找资料，收集婴幼儿行为和情绪评测问卷或量表。
2. 能够根据婴幼儿行为和情绪评测需要，选用适当的工具。

任务2 掌握婴幼儿心理行为发育问题表现与评估方法

改革开放以来，我国社会经济快速发展，推动了生命科学领域的长足进展，也使得医学科学得到空前发展，医学模式已从单纯的生物医学模式向生物—心理—社会医学模式转变。现实表明，随着现代围产医学与新生儿医学水平的提高，高危出生儿童存活率大大提高，他们的后期发展和生存质量问题给儿科医学带来诸多新的课题与挑战。同时，由于医疗水平的提高，影响儿童生命与健康的传染性疾病和营养不良等慢性病的发病率显著下降，但影响儿童发育与行为的疾病却大大增加，显然这与当今人们生活方式改变、家庭结构改变、儿童学业负荷增加、人口大规模流动和城市化速度加快导致的高节奏与竞争式生活方式激增、环境污染问题凸显等因素密切相关。我国婴幼儿心理卫生服务同样面临着严峻的现实与挑战。以下列举常见的婴幼儿心理行为发育问题。

一、认知发育异常

常见的认知发育异常有语言发育迟缓和智力发育迟缓。

（一）婴幼儿语言发育迟缓

1. 语言发育迟缓的定义

语言发育迟缓是指发育中的儿童语言理解和表达能力明显落后于相应年龄所应达到的水平，是儿童常见的语言障碍之一。语言发育迟缓是儿童学习困难的最常见原因，影响7%～8%的学龄前儿童，可持续至成人期。

2. 语言发育迟缓的表现

有语言障碍儿童的症状可轻重不一，有1～2个症状或更多症状。

（1）感受性语言障碍。儿童不能理解语言，表现为：难以理解他人语言，不懂指令，不能组织自己的想法。

（2）表达性语言障碍。不能应用语言表达自己的想法与需要，表现为：不能组织词汇为句子，或句子简单、短，或语序错误；表达时用词不正确，常用占位符，如“嗯”；用词水平低于同龄儿童；说话时漏词；反复用某些短语，或重复（回声样）部分，或听力有问题；社交困难，常伴行为问题。

（3）发音障碍。表现为：声哑或粗；声音中断或变调；高音突然变调；语音过高或过低；语音异常，因鼻音过重或无鼻共鸣。

3. 语言发育迟缓的早期评估

可参考表4-9，对婴幼儿的语言发育进行早期评估。

表 4-9　儿童语言发育及异常表现

年龄	理解	表达	可疑发育迟缓	迟缓
1～2 月龄	反应性笑	—	—	—
6 月龄	咿呀学语	—	—	—
7 月龄	“不” 对成人手势有反应	—	—	—
10 月龄	对成人指令有反应 指物	单音重复	—	—
1 岁	20 个字 家庭成员名字	1～2 个叠词，“乱语”；姿势表示，一词多义，以音代物	—	不懂；不会用姿势表示
1.5 岁	—	15～20 个字	不说	—
2 岁	400 个字	2～4 个字短句，“电报语”	<30 个字	不说
3 岁	1 000 个字	复合句 正确用单复数、发音、介词	<50 个字或有构音问题	—
4 岁	1 600～1 800 个字	—	—	—
5 岁	2 500 个字	—	—	—
6 岁	3 500 个字	—	—	—

（二）婴幼儿智力发育迟缓

1. 智力发育迟缓的定义

智力发育迟缓是发生在发育时期（<18 岁）内，一般智力功能明显低于同龄人水平，同时伴有适应能力缺陷的一组疾病。智商低于同龄人均值 2 倍标准差（同龄人均值定为 100，一个标准差的 IQ 值为 15），因而 IQ 在 70（或 75）以下即为智力明显低于平均水平，属于智力发育迟缓。

2. 智力发育迟缓的表现

（1）智力发育迟缓的婴幼儿早期会出现以下症状：

① 哭声异常，需反复刺激才能引起啼哭或者哭声尖锐、细小无力；

② 睡眠过多，不易唤醒；

③ 满百天婴儿竖不起头或转头困难，单眼或双眼持续向里或向外；

④ 3～4 个月才有笑的表情，且表情呆滞；

⑤ 反应迟钝，6 个月时不能注视脸面上方缓慢移动的物体，不能朝声响的方向转头，不能向两侧的任一方向翻转，无大人帮助不能坐稳；

⑥ 9 个月后仍常流口水，清醒时有磨牙动作；

⑦ 到 9 个月时不能主动伸手拿东西，有大人搀扶时不能用双下肢支撑体重；

⑧ 语言发育落后，到 10 个月时不能咿呀学语，发音也不清晰；

⑨ 对周围环境中的人与物缺乏兴趣，不喜欢与人交往，缺乏情感依恋。

（2）智力低下：婴幼儿早期的智力发育，很大程度上表现在体格和动作发育上，又称发育商。根据发育商（development quotient，DQ）或者智商（IQ）测评结果，可将智力障碍分为轻度、中度、重度和极重度①，不同程度智力障碍儿童在学龄前和学龄期的临床表现、预后和病因有些许差别（见表 4-10）。

① ［美］詹姆士・M. 考夫曼，蒂莫西・J. 兰德勒姆. 儿童和青少年情绪与行为障碍［M］. 11 版. 凌春秀，译. 北京：人民邮电出版社，2021：158-173.

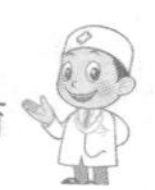

表 4-10　发育商/智商的分度与临床表现、预后和病因

分度	IQ/DQ	临床表现		预后	病因
		学龄前	学龄期		
轻度	50～70	学龄前发育迟缓不明显，但不很活泼，对周围事物缺乏兴趣。言语发育略迟，抽象性词汇掌握少。分析能力差，认识问题肤浅	学习成绩较差，尤其是数学。特殊教育后可以达到小学 6 年级水平	可做简单具体工作	可发现部分生物学病因，但大部分病因尚不清楚
中度	36～49	婴幼儿期发育较迟缓。语言功能发育不全，吐词不清，词汇贫乏	理解力差，计算力差，学习困难，只能进行简单的具体思维，缺乏抽象思维能力。对周围环境认识和适应能力差，只能对事物有表面认识	长期特殊教育和训练后，部分患儿可学会简单的人际交往，基本卫生习惯、安全习惯和简单工作。需看护人持续帮助完成日常生活中概念性任务	部分患儿伴有多发畸形，多数中度智力障碍患儿具有生物学病因
重度	20～35	婴幼儿期显著发育落后	语言发育显著落后，自我表达能力很差。动作十分笨拙。抽象概念缺乏，理解能力低下	有一定的自我保护能力，能躲避明显的危险。少数经过系统的习惯训练，可养成极其简单的生活和卫生习惯，终生需要他人照顾	具有一种或多种生物学病因
极重度	<20	语言发育显著落后	缺乏语言功能或仅能说单字，如无意识发“爸”“妈”音等。运动能力显著落后，或终生不能行走。缺乏自我保护的能力，不能躲避明显的危险	个人生活不能自理，部分患儿早年夭折	多数患者伴有多发畸形和其他神经系统疾病，如癫病。多数患儿可以找到病因，其中半数以上为遗传性疾病

3. 智力发育迟缓的早期评估

0～6 岁儿童智能发育筛查测验(Developmental Screening Test for Child under six，DST)是我国自己编制的用于 0～6 岁儿童的智力筛查工具，可供开展儿童早期教育和认知、行为等发育领域的工作，以便在社区儿童保健工作中开展定期发育监测，从而达到早期发现发育偏离、早期诊断和早期干预的目的。

二、孤独症谱系障碍

(一) 孤独症谱系障碍的定义

孤独症谱系障碍(autism spectrum disorders，ASD)，又称自闭症，是一类以不同程度的社会交往和交流障碍、狭隘兴趣和刻板行为为主要特征的严重神经发育障碍性疾病。ASD 儿童可有共同症状，称为孤独症的谱系障碍。ASD 病因至今不明，目前基本上形成的共识是 ASD 的发生可能与脑生物学因素有关。ASD 如能及时发现，早期科学干预，多数可得到预后改善，包括养成 ASD 儿童独立生活、学习和工作能力。

（二）孤独症谱系障碍的表现

1. 社会交往/交流障碍

社会交往/交流障碍是ASD的核心症状。表现为儿童喜欢独自玩耍；听力正常，却对父母指令充耳不闻；缺乏与他人交流技巧，很少和亲人目光对视；不能和父母建立安全依恋或表现为延迟依恋；多数情况下对亲人的离去和归来缺乏悲伤与喜悦；有需要时患儿拉父母亲的手去某处，但并不用手指物；不会点头、摇头表示同意或拒绝；很少主动寻求父母的关爱和安慰；不能与父母共同注意周围发生的事情等。交流障碍表现为语言发育落后，常2～3岁时不会说话，部分儿童出现语言倒退或停滞。有的儿童表现为讲的语言难以听懂、重复刻板语言、自言自语；语言内容单调，鹦鹉学舌；分不清"你""我""他"人称代词等。

2. 兴趣狭隘和重复刻板行为

对于多数儿童喜爱的活动和东西，ASD儿童不感兴趣，但特别依恋某一种东西，如车轮、风扇或其他圆形物体，并表现出各种重复刻板行为或刻板动作，如反复转圈、闻味、玩弄开关、来回奔走、双手摆动或舞动，反复观看电视广告和天气预报等。多数ASD儿童存在感知觉异常，有些儿童对声音特别恐惧或喜好。多数ASD儿童不喜欢被拥抱，或表现为痛觉迟钝，或本体感觉异常，如喜欢长时间坐车或摇晃。

3. 智力异常

30%～50%的ASD儿童智力落后，50%～70%的ASD儿童智力正常或超常，多数ASD儿童有多动和注意力不集中。①

（三）孤独症谱系障碍的早期评估

知识拓展

孤独症的早期识别及保育要求

当前由于对孤独症的病因不甚明了，导致治疗上研究进展缓慢。就目前情况而言，唯一对所有孤独症都有治疗效果的方法是教育训练，而成效的关键是早期进行。如果在24～36个月即开始治疗，其预后较直到4岁后才开始治疗者更好。强调早期诊断、早期干预，这是取得理想治疗效果的基础。所以，一些研究者对孤独症早期诊断进行了研究，并编制了相应的量表，包含改良婴幼儿孤独症量表（中文版）（M-CHAT）、孤独症行为量表（ABC）、儿童期孤独症评定量表（CARS）、阿斯伯格综合征筛查量表（AS）等。

三、进食困难

（一）喂养困难

1. 喂养困难的定义

喂养困难是指儿童持续进食不当，或持续反刍或反胃，造成体重不增或下降。有遗传学研究显示，喂养困难单卵双生子的同病率明显高于异卵双生子，提示该病与遗传因素有关。另外，锌、铁等微量元素缺乏也可以成为本病的发病原因。

2. 喂养困难的表现

（1）患儿对各种食物均不感兴趣，没有食欲或偏食。多数儿童只吃一两种食物，但也进食不多。

（2）患儿饮食量过少，甚至抗拒进食，有时将进入口中的食物吐出。婴儿表现为不吃奶或吃奶很少、反刍或反胃，儿童不思饮食，常一餐饭超过一小时。

（3）家长出于对儿童进食过少的恐惧，往往强迫儿童进食。

（4）形体消瘦、面色苍白，体重增长缓慢或下降，往往合并营养不良。

---

① 张婷.特殊教育的医学基础[M].北京：北京大学出版社，2011：202-208.

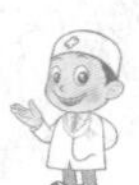

（5）体检除消瘦外，无其他器质性疾病情况存在[①]。

（二）挑食

1. 挑食的定义

挑食(picky eating)，是指儿童对食物种类的偏好，对自己喜爱的食物毫无节制，而对自己不喜欢的食物一概拒绝，是一种不良进食习惯，而不是一种疾病[②]。严重挑食或偏食时间过久会导致因食品单调引发营养不良或肥胖、胃肠功能紊乱。目前全国并无准确的流行病学调查资料，仅有部分地区的局部调查资料，近年在全国22个城市对1～3岁儿童饮食行为问题的流行病学调查结果显示：34.7%的儿童有至少一种饮食行为问题，其中19.0%强烈偏爱某种食物[③]。

2. 挑食的表现

挑食好发年龄为2～6岁，主要表现为吃得少、吃得慢、对食物不感兴趣、拒绝吃某类食物>1个月、不愿尝试新的食物、强烈偏爱某些质地或某些类型的食物，造成膳食品种的单一。严重时可导致消化功能紊乱，常会出现膳食不平衡、便秘、食欲缺乏等症状。

（三）婴幼儿进食困难的早期评估

婴幼儿进食困难问题在婴幼儿群体广泛存在，但其分类和诊断在国际和国内尚无统一标准。美国乔治华盛顿大学的本尼·柯兹纳(Benny Kerzner)和艾琳·查多尔(Irene Chatoor)在儿科领域多年关注儿童的喂养问题，他们将婴幼儿进食困难问题归为四大类：缺乏食欲、过分挑食、进餐恐惧，以及家长喂养问题，并对每一类别的临床诊断和干预提出了建议。基于这一理论模型，部分国际知名儿童消化科、儿童精神科专家开发了婴幼儿进食困难的筛查评估工具，这些评估问卷有：儿童饮食行为问题筛查评估问卷(IMFeD)和婴幼儿喂养困难评分量表中文版(MCH-FS)。

四、分离性焦虑

（一）分离性焦虑的定义

分离性焦虑，又称离别焦虑，是指婴幼儿与其依恋对象(患儿的父母、祖父母、其他抚养者等)或家庭分离时产生的过度焦虑、不安或者不愉快的情绪反应。

（二）分离性焦虑的表现

部分婴幼儿第一次分离时会产生焦虑和回避行为，一般经过一段时间可自行缓解，这是正常的现象。但是分离性焦虑障碍持续发展就会对婴幼儿身心造成重大影响，其临床表现包括：过分担心与依恋对象分开后，依恋对象会消失，自己会遭遇不测；在与其即将分开时嚎啕大哭、焦虑不安；因为害怕分离而不愿或拒绝独处、上托育园、睡觉；部分严重患儿出现恶心、呕吐、头痛、胃痛、浑身不适等身体症状。

（三）分离性焦虑的早期评估

焦虑自评量表(Self-Rating Anxiety Scale，SAS)由华裔教授Zung编制(1971)。量表构造的形式到具体评定的方法，都与抑郁自评量表(SDS)十分相似，是一种分析病人主观症状的相当简便的临床工具。由于焦虑是心理咨询门诊中较常见的一种情绪障碍，所以近年来SAS是咨询门诊中了解焦虑症

① 王卫平，孙锟，常立文．儿科学[M]．9版．北京：人民卫生出版社，2018：58-61．

② [美]克里斯托弗·卡尼．儿童行为障碍案例集[M]．6版．王金丽，李哲，译．上海：上海社会科学院出版社，2020：64-79．

③ 王硕，黄小娜，王惠姗，等．全国1～3岁儿童饮食行为问题流行病学调查分析[J]．中国儿童保健杂志，2012，20(2)：109-111．

状的常用量表。

五、睡眠问题

婴幼儿睡眠问题或障碍是在睡眠条件适宜的情况下，由身体某系统生长发育和环境相互作用产生的功能失调，或情绪变化、喂养不当、呼吸与神经等各系统的疾病引起睡眠启动、睡眠过程、睡眠时间和睡眠质量等方面的异常表现。主要包括失眠、梦魇、睡行症、过度嗜睡。

（一）失眠

失眠是指无法入睡或无法保持睡眠状态，导致睡眠不足，常表现为入睡困难、半夜醒后难以继续入睡以及早醒。婴幼儿失眠常见的原因是生活不规律、饥饿或过饱、身体不舒适、睡前过于兴奋、与抚养者分离的焦虑；晚间饮用或服用某些中枢兴奋的物质；对睡眠怀有恐惧心理，如有的孩子失眠几次后，一到上床睡觉时就担心睡不着。

（二）梦魇

梦魇，又称恶梦，常见于2～3岁的幼儿，指做一些内容恐怖的梦，并引起婴幼儿梦中极度的恐惧、焦虑，婴幼儿常大声哭喊着醒来，醒后仍感到惊恐，并因此难以入睡。幼儿容易被唤醒，醒后意识清晰，能较清楚地回忆并叙述梦中经历，表达恐惧和焦虑的体验。

（三）睡行症

睡行症，俗称梦游，指在睡眠过程中起床行动或行走。幼儿会在熟睡中突然起床，有的是坐起来，做一些刻板、无目的的动作，如捏弄被子、做手势、穿衣服；有的则下床行走，甚至开门走到室外，同时还可以做一些较复杂的活动，如开抽屉拿东西、开水龙头等。幼儿在睡行过程中意识不清醒，睁眼或闭眼，目光和表情呆板，对环境只有简单的反应，如在熟悉的环境中可以避免碰撞上墙或桌椅，对他人的干涉和招呼缺乏应有的反应，即使回答别人的提问也多是答非所问。发作后自己上床又继续正常的睡眠。睡行症与大脑抑制过程的发育、遗传等有关。

（四）过度嗜睡

过度嗜睡表现为白天睡眠时间过多、睡眠次数过多，幼儿经常是玩一会儿就打瞌睡。有的幼儿是因为夜间未睡好，但有的即使夜间睡眠充足也表现出白天过度嗜睡。病理性的过度嗜睡与大脑发育问题、脑神经系统的疾病及某些躯体因素有关，如先天性大脑觉醒不足、睡眠呼吸暂停-过度嗜睡综合征。

（五）睡眠问题的早期评估

简明婴幼儿睡眠问卷（brief infant sleep questionnaire，BISQ）可用于评估0～2岁婴幼儿睡眠问题。采用逐级评估的方式进行：通过关键问题进行初步评估，确定儿童是否存在睡眠问题；如存在，进而使用睡眠评估问卷进行详细评估；如评估结果呈阳性，再进行医学评估和诊断。

六、其他不良心理行为发育问题

（一）屏气发作

1. 屏气发作的定义

屏气发作是婴幼儿时期的一种呼吸方面的神经官能症，多见于2～3岁的幼儿，每当孩子疼痛或受

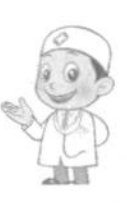

到情绪刺激（如恐惧、发怒等）时即发生剧烈啼哭，并于过度换气之后紧接着屏气，呼吸暂停，满脸通红，口唇发紫，四肢强直，历时 1 分钟左右，随后全身肌肉放松，再现呼吸。其发作次数随年龄增长逐渐减少，多于 5～6 岁时停止。屏气发作严重者还会出现短暂意识障碍、小便失禁等，甚至全身抽搐。有学者认为屏气发作是婴幼儿的紧张性行为，生活环境的紧张因素与屏气发作密切相关，屏气发作的婴幼儿多呈现消极的气质特征。屏气发作不仅有明显的发作诱因，且发作期间脑电图检查正常。屏气发作的原因除与疼痛或情绪因素有关外，尚有研究认为，发病的婴幼儿中有相当一部分病例同时患有缺铁性贫血。当母亲孕期胎教少、母亲有敌对情绪、母亲带孩子外出少、孩子不主动向母亲微笑、父亲拥抱抚摸婴儿少、父母不经常与孩子交谈、父母不经常与孩子听音乐及父亲焦虑并认为孩子难养等情况，婴幼儿屏气行为发作的风险性较高。

2. 屏气发作的预防和矫正

矫治的关键在于正确的教育，让孩子感到家庭和谐温馨，亲人和蔼可亲，耐心诱导孩子调理情绪，既不要无原则地满足孩子的欲望，也不要过分严格地要求，否则易使屏气发作频繁，对孩子健康不利。若婴幼儿有缺铁性贫血，则应及时补充铁剂进行治疗。且加强母亲孕期胎教、增进亲子交流、减少婴幼儿生活环境中的紧张因素，对减少婴幼儿的屏气发作也至关重要。

儿童行为问题的发生是家庭、社会和生长发育中各种因素共同作用的结果。儿童期有屏气发作者，成年后 10%～20%会出现典型的晕厥发作。由于婴幼儿对精神心理偏离的恢复潜力较大，许多行为可随着年龄增长逐渐消失，若能早期发现婴幼儿的屏气发作行为并及时进行干预，如调整抚育方式、改善亲子关系、减少紧张因素等，最大限度地增加婴幼儿的舒适安全感，不仅可以减少婴幼儿的屏气发作行为，还可能有助于防止和减少成年后典型晕厥的发作，对提高儿童生活质量有重要意义。

（二）异食癖

1. 异食癖的定义

异食癖（pica）是指儿童长期嗜食通常不作为食物的物质，如泥土、墙灰、石头及纸片等，而并非由其他精神障碍所致的现象。可见于儿童各个年龄阶段，多发生于 2～6 岁的儿童，男童较女童多见，青春期逐渐消除。一般农村儿童多于城市儿童。本病预后较好，症状随年龄增长而逐渐消失。

2. 异食癖的表现

(1) 一般情况：患儿一般较消瘦，常出现食欲减退、疲乏、呕吐、面黄肌瘦、便秘、营养不良等。

(2) 嗜食非食品物质：患儿自觉或不自觉地嗜食一些通常不作为食物和营养品的物质。

常见物质有泥土、墙灰、纸屑、沙子、油漆、毛发、带子、纽扣、衣布、指甲等。较小的物品能吞下去，较大的物品则放在嘴里咀嚼。患儿常不听家长的劝阻，躲着家长偷偷吞食，症状表现顽固且持久，虽受家长训斥，但一有机会仍我行我素。

(3) 并发症：患病日久会产生不同的并发症，吞食灰泥、油漆可引发铅中毒，吞食大量污物、粪便者可造成肠寄生虫病，吞食黏土可造成贫血与缺锌，吞食头发、石头等可造成肠梗阻。

(4) 情绪和行为障碍：多数患儿性格怪异，伴有其他情绪和行为障碍。

实训 4.2.2　学习使用 2～3 岁儿童行为量表（CBCL/2～3）

（一）任务要求

1. 能够运用 2～3 岁儿童行为量表（CBCL/2～3）对婴幼儿认知发育进行评估。
2. 能指导婴幼儿母亲正确填写问卷。

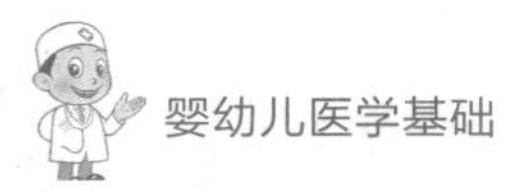

(二)操作方法

知识拓展

2～3岁儿童行为量表(CBCL/2～3)

1. 准备好2～3岁儿童行为量表(CBCL/2～3)(可扫码查看)的纸质版和水笔,或者电子版量表。

2. 利用规定的指导语介绍量表,量表由熟悉儿童情况的家长填写,填表时要求家长根据幼儿目前或近两个月内的表现计分,对个别不清楚的用语进行解释,但不作引导。

3. 问卷内容构成和评分标准。

(1) 量表的内容:2～3岁儿童行为检查表,内容分为两个部分。

第一部分:为一般资料,包括姓名,性别,年龄,民族,出生日期,填表日期,填表人(与幼儿关系),父亲文化程度、职业,母亲文化程度、职业。第二部分:包括100条行为问题。每个条目是按句首单词的首个英语字母顺序排列的,量表的结构类似于4～16岁的CBCL。

(2) 评分:一般资料的项目不评分,只作背景资料。100条行为问题是量表的重点部分。经统计学处理后可归纳为六个行为症状因子(简称行为因子),即社交退缩、抑郁、睡眠问题、躯体诉述、攻击行为和破坏行为。有时同一条目可出现在不同的因子之中。每个行为因子包括若干个条目,将“无此行为、偶尔有、经常有”这三个等级按“0、1、2”予以计分。每个症状因子的各条目得分之和为这个行为因子的总粗分。社交退缩和抑郁两因子构成内向性;攻击行为和破坏行为构成外向性。任何一个行为因子分或行为问题总分超过第98百分位数即提示行为异常。

(三)任务评价要点

1. 能够按要求发放问卷、指导婴幼儿家长填写问卷,解决调查过程中遇到的各种问题。
2. 回收的问卷有效,没有太多的漏填和错填项。
3. 能够对问卷进行合理的计分评价。

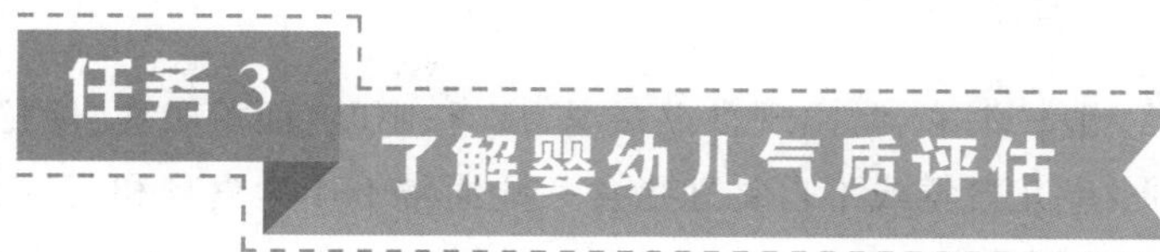

任务3 了解婴幼儿气质评估

个体气质不易受环境影响,是人格发展的基础。早期评估婴幼儿气质有助于照护者采取适宜的养育方式,促进婴幼儿早期发展。

气质与人的生物学素质有关,受遗传与神经系统活动过程的特性控制,不易随环境改变,是人格发展的基础,也是性格的核心。

一、定义

气质(temperament)是人对体内、外刺激以情绪反应为基础的行为方式,表现人的典型的、稳定的心理特征,如心理活动强度(情绪、意志)、速度(操作、适应)、稳定性(情绪、注意)、灵活性(反应性)与指向性(内、外向,兴趣)等。气质与人的生物学素质有关,受遗传与神经系统活动过程的特性控制,不易随环境改变,是人格发展的基础、性格的核心。

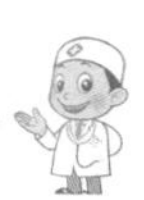

二、分型

罗马生物学家和心理学家格林(Galen)在希波克拉底的体液学说的基础上创立气质学说，认为气质是物质(或汁液)的不同性质的组合，从最初13种气质发展为经典的4种气质。气质分型依据9个特征(维度、因子)的分布差别，即活动水平(activity)、节律性(rhythm)、趋避性(approach and withdrawl)、适应性(adaptability)、反应强度(intensity of reaction)、心境(quality of mood)、注意广度与坚持度(attention span and persistence)、注意分散度(distractibility)、反应阈(threshold of reaction)。

1. 容易型

生物功能的规律性强，易接受新的事物和陌生人，情绪多为积极，以情绪反应的强度适中和适应快为特点。容易型气质(easy temperament，E)儿童易于抚养，占儿童的40%。

2. 困难型

生物功能不规律，对新的事物和陌生人退缩，适应较慢，经常表现出消极的情绪和情绪反应强烈的特点。困难型气质(difficult temperament，D)儿童难以抚养，约占儿童的10%。

3. 启动缓慢型

对新事物和陌生人的最初反应是退缩，适应慢，反应强度低，以消极情绪较多为特点。启动缓慢型气质(slow up to warm temperament，S)约占儿童的15%。

4. 中间型

有中间近易型气质(intermediate-Low temperament，IE)和中间近难型气质(intermediate-High temperament，ID)。

三、儿童气质的特性

1. 与遗传有关

气质具有遗传学的物质基础，如单卵双胎者气质的相关性明显大于双卵双胎者；即使是双卵双胎和单卵双胎的新生儿，出生后放在相同环境和相同教育条件下培养，他们仍然保持着原来的天赋气质特点。

2. 气质的天赋性

儿童刚出生时就表现出各自的气质特点。

3. 气质的稳定性及可变性

在人的个性心理特征中，气质表现得最早，变化最小。经长期追踪研究表明，气质具有较大的稳定性和连续性。从另一方面看，人的心理特点并非一成不变，在儿童心理发展的过程中，受后天环境因素和教育的影响，气质可以发生一定的改变。

4. 气质无好坏之分

任何一型的气质都有积极和消极两方面的特点。

实训 4.2.3　分析婴幼儿不同气质特征

准确识别个体气质至关重要，有助于设计恰当的、有效的教育活动。

(一) 任务要求

1. 分析婴幼儿不同气质类型的特征。
2. 将理论知识应用至实际生活中。

（二）操作方法

1. 6～8 人一组，组长进行分工，组内合作完成任务。

2. 在中国知网、万方数据查阅文献，独秀知识库查找相关书籍，搜集婴幼儿不同气质类型的特征。

3. 根据查阅的资料整理及汇总至学习单表格（表 4-11），可扫码参考答案。

学习单
参考答案

表 4-11 婴幼儿不同气质的特征学习单

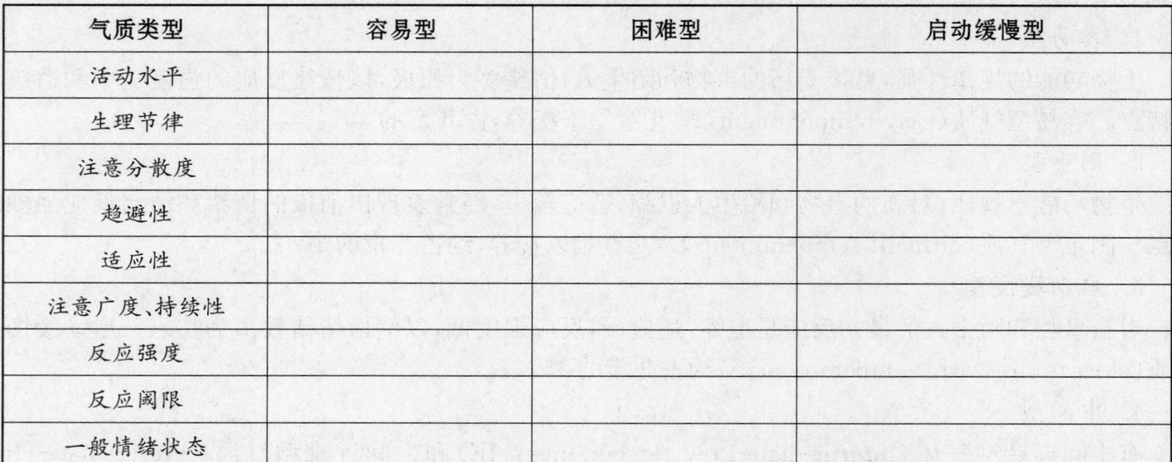

气质类型	容易型	困难型	启动缓慢型
活动水平			
生理节律			
注意分散度			
趋避性			
适应性			
注意广度、持续性			
反应强度			
反应阈限			
一般情绪状态			

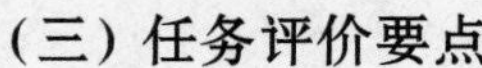

（三）任务评价要点

1. 客观、准确地填写表格内容。

2. 阐述不同气质的异同点。

思政话题

近年来，国家发布的《"健康中国 2030"规划纲要》《中国儿童发展纲要（2021—2030 年）》等政策、规划提到我国儿童心理问题日益凸显。在《家庭教育促进法》中也明确指出应当针对不同年龄段未成年人的身心发展特点，开展符合六项要求的家庭教育，其中一项就是关注未成年人的心理健康。儿童心理健康是一个不可忽视的重要公共卫生问题，形成儿童心理问题的原因包括遗传、心理创伤、不良家庭环境、教育缺失等。

我们常常能看到"两岁的小孩背诗词""给孩子报名十几个兴趣班""天才少年"等新闻。在一部分父母称赞的同时，也总会有一部分人否定这样的做法，他们认为大量的学习牺牲了孩子玩耍、接触实际事物的时间。现在很多家长把重心放在了孩子的身体与智力发育上，却忽视了孩子的心理健康，认为心理健康与孩子的成长没有太大的关系。①

请思考：（1）教育的初心是什么？（2）心理健康与孩子的成长有什么关系呢？（3）婴幼儿照护者应该如何协助家长第一时间发现并干预儿童的心理问题？

① 信息来源：孟竹，高星，北京发布婴幼儿健康教育核心信息 幼儿每天应累计进行 2 小时户外活动，北京日报（http://bj.people.com.cn/n2/2022/0803/c82841-40065030.html），2022 年 8 月 3 日。

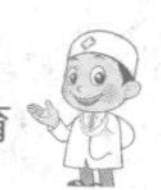

模块小结

随着社会经济的发展，家长们对于孩子的发育关注不再局限于体格发育的检查结果，越来越多的人开始关注孩子的神经心理发育。大脑的发育既受遗传因素的影响，又和外界环境及教育程度密切相关；婴幼儿年龄越小，认知发展越快。3岁以前，特别是在0～1岁，婴儿的智能发展日新月异。婴幼儿神经心理发育监测有利于了解儿童身心发展状况以及偏离正常的范围程度，对发育正常的儿童开展早期教育，有针对性地对发展不协调的儿童提出干预措施。通过给婴幼儿进行行为评估，能及时发现其所在月龄的某个或多个能区的发育异常，定期对小儿做神经发育的监测，能早期发现神经心理发育落后及低下的婴幼儿，早期进行干预，使大脑潜能充分开发和利用，对促进婴幼儿的神经心理发育具有重要的意义。

思考与练习

一、填空题

1. 大脑在组织成分上分为________和________。
2. ________是脑细胞成熟的重要指标。
3. 运动发育包括________和________。
4. 认知过程是一个信息的________、________、________、________、________的过程。
5. 皮肤感觉包括________、________、________及________，儿童皮肤感觉很早就表现出来。
6. 注意分为________和________。

二、单项选择题

1. 神经系统各部分神经纤维的髓鞘化完成的时间是不同的。最早完成神经纤维髓鞘化的是（　　）。
   A. 混合神经　　B. 感觉神经　　C. 神经纤维束　　D. 运动神经
2. 下列属于精细运动的是（　　）。
   A. 抬头　　B. 翻身　　C. 抓物进口　　D. 跳跃
3. 认知过程可概括为四种系统，包含（　　）。
   A. 感觉系统、记忆系统、控制系统和反应系统
   B. 感觉系统、运动系统、呼吸系统和消化系统
   C. 血液循环系统、免疫系统、泌尿系统和控制系统
   D. 呼吸系统、记忆系统、血液循环系统和反应系统
4. 婴儿出生时属于（　　），随着发育远视程度减轻，逐渐正视化。
   A. 生理性近视　　B. 生理性弱视　　C. 生理性远视　　D. 生理性斜视
5. 儿童年龄越小，情绪在生活中的地位越高，情绪对婴儿适应生存有着特别的意义。婴儿天生就具有情绪的反应能力，生后很早就表现出（　　）情绪反应。
   A. 钦佩、崇拜、敬畏、尴尬和无聊　　B. 愤怒、悲伤、快乐、惊讶和恐惧
   C. 尴尬、害羞、内疚、嫉妒和骄傲　　D. 好奇、痛苦、厌恶和满足

三、多项选择题

1. 婴幼儿期心理行为发育影响因素有（　　）。
   A. 基因和遗传　　B. 环境因素　　C. 营养　　D. 疾病

2. 下列属于精细运动发育的有(　　)。

A. 先用手掌尺侧握物,然后用桡侧,再用手指

B. 先用中指对掌心一把抓,后用拇指对食指钳捏

C. 先能握物后能主动放松

D. 姿势控制或全身的肢体活动

3.(　　)属于婴幼儿感知觉。

A. 视觉　　B. 听觉　　C. 嗅觉　　D. 触觉

4. 婴幼儿气质的分型有(　　)。

A. 容易型　　B. 困难型　　C. 启动缓慢型　　D. 中间型

四、判断题

1. 生命早期的大脑发育很成熟,可塑性最大,代偿能力也最强。(　　)

2. 新生儿出生时已有视觉,视觉敏感,对光刺激有反应,瞳孔对光有反射。(　　)

五、名词解释

1. 性格。

2. 气质。

六、简答题

1. 请简述运动的发展规律。

2. 请简述促进婴幼儿语言发育的保育要求。

3. 心理行为发育评估的常用方法有哪些?

4. 婴幼儿心理行为发育问题有哪些?

学习模块五
婴幼儿健康促进

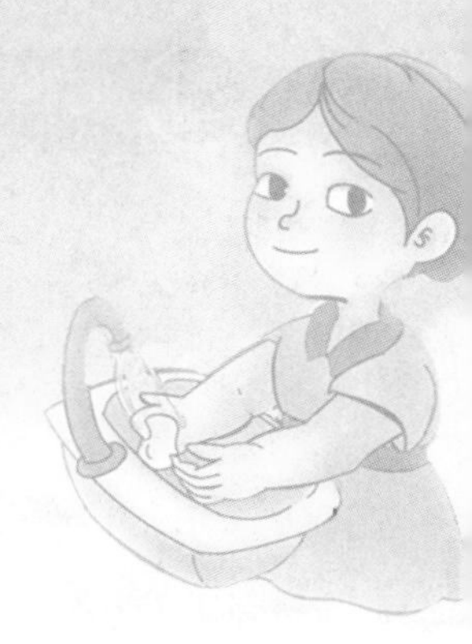

模块导读

人权中有一项是使婴幼儿能充分发挥其发展潜力，这也是社会可持续发展的关键。对儿童早期发展的关注和投入将对他们整个生命周期的健康、生产力和社会融入都产生深远影响。促进儿童早期发展最有效、直接的方法就是养育照护①。这需要照护者正确地理解儿童早期发展的意义，掌握科学的策略与方法，才能真正成为婴幼儿身心全面健康发展的促进人。

本模块主要阐述被广泛验证、接受的两大生命早期健康理论：DOHaD 理论（健康和疾病的发育起源学说）和“生命早期 1 000 天”保护，并结合“健康中国”战略提出的“为人民群众提供全方位全周期健康服务”这一目标，通过案例呈现、理论讲授及实训讨论等帮助学习者理解婴幼儿早期发展的重要意义，掌握以健康、营养、安全、回应性照护和早期学习机会为核心内容的婴幼儿养育照护策略。要求学习者在理论学习的基础上进行实操训练，完成本模块学习后能独立且熟练地应对婴幼儿养育照护过程中的多种需求，并培养对婴幼儿健康促进的责任感和使命感。

学习目标

➢ 知识目标

1. 理解婴幼儿健康促进基本理论。
2. 掌握婴幼儿早期养育照护的科学策略与方法。
3. 了解早产儿养育照护的注意事项。

➢ 能力目标

1. 能够将婴幼儿健康促进基本理论应用于孕产期保健指导和照护工作中。
2. 能够对婴幼儿进行科学喂养、合理早教，帮助育婴家庭构建安全健康的婴幼儿成长环境。
3. 能够对早产儿进行适宜的养育照护。

➢ 思政目标

树立对婴幼儿健康促进的高度责任感、使命感和严谨的工作态度，爱护婴幼儿。

---

① 邵洁，童梅玲，张悦，等. 婴幼儿养育照护专家共识[J]. 中国儿童保健杂志，2020，28(9)：1063-1068.

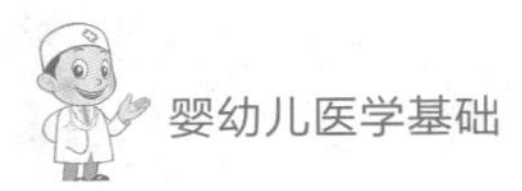

内容结构

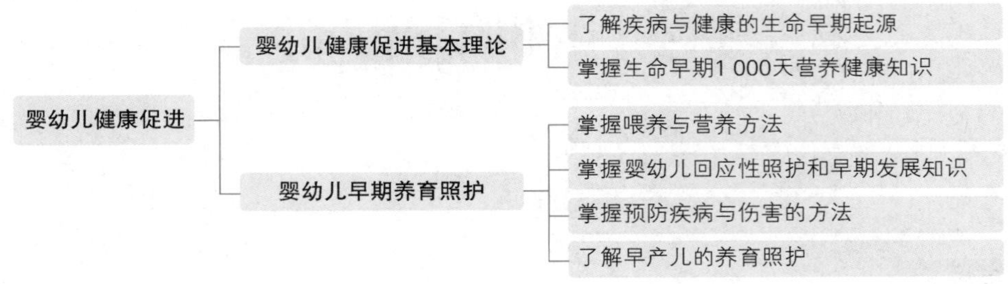

学习情境 1　婴幼儿健康促进基本理论

案例导入

张某，男，25 岁，身高 172 cm，体重 92 kg。其出生时体重为 2.3 kg，早产。母亲因奶水不足对张某采取混合喂养，至其 1 岁时体重为 12 kg，身长 75 cm。上初中时，张某与同龄人相比身高偏矮，腰腿偏粗。中考来临，终日伏案复习的张某压力较大，开始每日喝碳酸饮料放松提神。张某平日不爱运动，从上大学开始就经常熬夜。

问题：请你思考，造成张某肥胖的原因可能有哪些？与他肥胖相关的危害因素可以追溯到其生命前期的哪些阶段？

任务 1　了解疾病与健康的生命早期起源

疾病与健康的生命早期起源学说是随着现代医学对生命与疾病认识的不断突破而发展的。世界范围内，工业化和城镇化比例的上升、人口老龄化进程的不断加快，都对疾病的早期、系统性预防提出了更高的要求。只有更好地了解疾病与健康的生命早期起源，我们才能将预防关口前移，给生命一个良好的开端，助力婴幼儿健康成长，保障他们未来的幸福。

一、生命全程健康

生命历程各阶段具有连续性，胎儿期至婴幼儿期是生命中第一个发育关键期。2015 年 9 月，联合国前秘书长潘基文宣布启动联合国《妇女、儿童和青少年健康全球战略》，该报告倡议要“确保所有女童

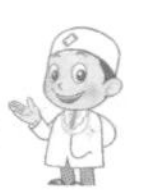

和男童能够获得质量良好的婴幼儿期发育”，这是实现生存、繁荣、变革目标的需要。要理解投资婴幼儿健康的重要性和其对终生健康的意义，就必须建立生命全程观。

（一）概念

生命全程（Life Span）①的基本含义可通俗地理解为“从摇篮到坟墓”的整个过程，准确地说是自生殖细胞的结合开始一直到生命的最后终止，包括胎儿期、婴幼儿期、儿童期、青春期、成年期直至死亡的整个过程。

健康是一个综合概念，主要包括三个层面，即没有疾病和伤残，良好的身体和心理状态，以及发育潜能的充分发展。生命全程健康要求疾病预防和健康促进策略的连续性、系统性和整体性。追求生命全程健康，应注重生命早期阶段的预防。同时，消除或减少疾病发生、促进婴幼儿身心健康是实现其潜能最佳发展的基本措施。当婴幼儿发展潜力得到充分发挥时，其整个生命历程都将持久受益。因此，婴幼儿早期发展与生命全程健康密不可分。

（二）理论模型

生命全程健康的提出主要涉及生命历程理论。生命历程理论（Life Course Theory）强调了人的生活史及社会环境对个体心理发育和心理病理发展的影响，这种影响甚至可以代际传递，即人生命周期中的许多健康与疾病相关事件是环环相扣的，早年的生活方式和生活经历常常会影响其成年后的疾病风险，而个人所处的社会环境也与其生长发育和疾病的发生息息相关。生命历程视角被用于研究生命早期健康危险因素对后期疾病风险和健康结果的影响。现在普遍认为，许多慢性病的发生和发展不仅仅是由成年期的危险因素决定的，而是始于儿童期或婴幼儿期，甚至胚胎期。

生命历程理论研究提出了两大模型②③：

1. 累积模型

该模型认为自然环境、社会经济和行为领域的健康危险因素会独立或聚集地对健康产生长期危害效应。随着危险因素的增多和作用时间的延长，健康损害将逐渐显现。如果危险因素与个人或家庭的经济状况相关，则这些因素更有可能对个体未来的健康状况产生聚集效应，即“伴随危险聚集的危险积累模型”。例如，来自社会经济状况较差家庭的儿童，更有可能是低体质量婴儿，更有可能会营养不良，更有可能成为被动吸烟者或教育程度低下者，从而会影响其成人后疾病的发生发展。

慢性非传染性疾病的生命历程观

2. 关键期模型

该模型强调了危险因素发生的时机。它指生命的特殊时期，即生长发育关键期的危险因素暴露对后续健康结局的效应是不可逆的（广义关键期模型认为，在发育关键期的生物学编程结局也可能被后期生理或心理压力所修饰）。20 世纪 80～90 年代，英国学者巴克（Barker）通过对 20 世纪初出生于英国死于心血管疾病的男性患者调查提出，低出生体重婴儿在孕中晚期营养不良使其自身代谢和器官的组织结构发生了适应性调节，引发了机体结构和功能上的永久性变化，从而导致其成年后易患冠心病。这就是“Barker 假说”，又被称为“成人疾病的胎儿起源”学说。除了胚胎期的危险因素，越来越多的研究结果也证实，生命最初的 1 000 天，即从怀孕开始到儿童 2 岁，是决定人一生健康的关键时期。当然，生长发育的关键期不仅存在于生命初始 1 000 天，还存在于青春期，甚至其他生命阶段。但把握婴幼儿生长发育“窗口期”，通过采取有效干预措施避免胎儿和婴儿暴露于不良环境中，对于降低他们成年后患慢性疾病的风险是良好的机会，也是生命全程健康实现的第一步。

---

① 宋新明. 生命周期健康：健康中国建设的战略思想[J]. 人口与发展，2018，24(1)：3-6.

② 郑媛，何电. 生命历程流行病学的发展与应用[J]. 中华疾病控制杂志，2015，19(2)：196-199.

③ 陆海霞，卢展民，王春美. 生命历程方法在口腔流行病学中的应用[J]. 国际口腔医学杂志，2013，40(3)：339-343.

二、健康与疾病的发育起源

“健康与疾病的发育起源”研究源于成人慢性病的胚胎期病因猜想，即“成人疾病的胚胎/胎儿起源”学说，又称“都哈学说”。

（一）都哈学说的产生

1989年英国流行病学家巴克（Barker）提出低出生体重与成年后的心血管疾病发病风险增加有关后，研究又不断发现包括2型糖尿病、中风、骨质疏松等在内的一系列与低出生体重相关的疾病。此外，能增加成年期慢性疾病发生概率的生命早期健康危险因素还包括孕妇体型异常（消瘦或超重、肥胖），孕妇的饮食、代谢和内分泌状态异常，婴儿出生后的早期发育问题等。于是“成人疾病的胚胎/胎儿起源”渐渐过渡到了“健康与疾病的发育起源”概念，即“Developmental Origins of Health and Disease”，都哈（DOHaD）学说①。

（二）都哈学说的理论基础

1. 发育的可塑性

发育过程中，在不同的环境下，一个基因型能够产生许多不同的生理和形态学状态的现象称为“发育可塑性”（Developmental Plasticity）。这种特性能够使胎儿更好地应对宫内环境改变。一般认为从妊娠第9周开始胎儿迅速生长，对外界环境变化敏感，并且有适应环境的能力，此期被称为“可塑期”。人体的许多组织器官存在这样的可塑期，大部分是在宫内，随后可塑性逐渐减弱。不同组织器官的可塑期在生命历程中发生的时间不同。人类发育的可塑性存在于宫内、婴儿期和儿童早期，其中任何一个环节受到干扰都可能为成年疾病埋下隐患。② 本情境案例导入中的张某在胎儿阶段就可能因营养不足或母亲的疾病因素（如妊娠期高血压）导致发育迟缓、出生体重过低，又在婴儿期过度追赶生长，1岁时性别月龄别BMI已超过了WHO界定的P_{95}，达到肥胖标准，影响了成年后的体重和代谢状况。

0～5岁儿童生长标准

2. 适应性反应

胎儿存在发育的可塑性，因此面对宫内环境变化时，能做出适应性反应。机体对环境做出的适应性反应包括即刻的和预测性的。前者的例子如：当孕母营养不良时，胎儿会通过减少其代谢需求适应不良的营养供给，或者重新分配胎儿血流保护自身重要脏器。这种改变虽然提高了胎儿的存活率，但却容易带来新生儿合并症、低出生体重等不良妊娠结局③，增加成年期疾病的易感性。

同时，发育中的器官对代谢环境很敏感，可根据所预测生后环境调节其内环境自稳调定点，选择发育轨迹。这种预测的适应反应主要发生在可塑期，分为适当和不适当两种。适当的适应反应所预测的环境引发的表型与未来的实际环境相“匹配”，发育成熟的器官适应力强，使机体具有进化优势；反之，表型与实际环境“不匹配”，发育成熟的器官不能适应可塑期以外的环境，导致成年疾病的发生④。

3. 基因环境的相互作用

疾病的易感性不仅与基因有关，还受到基因与环境相互作用的影响。表观遗传就是在基因的DNA序列没有发生变化的情况下，通过改变基因转录微环境的方式使基因功能发生可遗传变化，并最

① 杨慧霞，段涛.健康与疾病的发育起源——DOHaD在中国[M].北京：人民卫生出版社，2013：123-124.

② 杨慧霞，段涛.健康与疾病的发育起源——DOHaD在中国[M].北京：人民卫生出版社，2013：2.

③④ 杨慧霞，段涛.健康与疾病的发育起源——DOHaD在中国[M].北京：人民卫生出版社，2013：3.

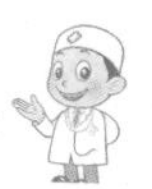

终导致了表型的变化。越来越多的研究显示，孕期的环境危险因素暴露、压力情绪和其他危险因素能影响胎儿 DNA 的甲基化模式，并对其以后的健康产生永久性影响。

（三）都哈学说的应用

1. 孕期营养

DOHaD 理论可以指导孕产妇在怀孕的早、中、晚期合理补充营养，因为孕期营养不仅可以影响妊娠期母体并发症的发生，还可能影响宫内表观遗传调控和围产儿不良妊娠结局的发生，给婴幼儿成年后的健康带来远期效应。在根据孕期母体营养需求和身体状况平衡膳食的前提下，孕早期或备孕前 3 个月开始补充叶酸至孕晚期，可以预防胎儿神经管畸形；补充铁剂可防治妊娠期孕母和新生儿的缺铁性贫血；孕中期开始适当进行外源性补钙可降低妊娠并发症的发生，保证胎儿骨骼系统健康；适当的鱼油补充或者鱼肉摄入在一定程度上能促进儿童未来的认知和行为发育等①。

2. 婴幼儿过敏、特应性疾病的早期预防

近几十年来，过敏和特应性疾病的流行率一直处于上升趋势。大多数特应性疾病在婴儿期首次出现症状，然后逐渐进展到其他特应性症状，也即所谓“过敏进程”，故对过敏和特应性疾病的预防重点集中在早期干预。许多队列研究和前瞻性 RCT（随机对照研究）表明了纯母乳喂养至少 3 个月对婴幼儿发生湿疹、哮喘样喘息的保护作用，但在母亲患有特应性疾病的高风险儿群体中该效应尚有争议。目前，“卫生学假说”也是过敏性疾病急剧增加的解释之一。该理论认为现代婴幼儿由于兄弟姐妹数量减少、与自然环境接触减少，同时抗生素使用、外源性化学物暴露机会增加，使得其肠道菌群改变。因此，增加婴幼儿在户外环境中的游戏、休息时间，在生命早期喂养中添加益生菌，为防治过敏提供了新思路②。

知识拓展

DOHaD 理论实例及流行病学研究

实训 5.1.1　分析生命各阶段健康危险因素

请见本情境案例导入，分析张某生命前期与其肥胖相关的诱因。列出你能想到的生命各阶段可能的健康危险因素暴露。

（一）任务要求

1. 理解并掌握 DOHaD 学说对妊娠期保健和照护工作的指导意义。

2. 熟练运用 DOHaD 学说和生命全程健康理论分析生命早期易导致成年后慢性疾病的健康危险因素，并归纳生命各阶段相应的保健重点。可用生命早期健康危险因素图谱作为结果展现方式，并标明不同危险因素可能带来的不同疾病或伤害结局。

（二）操作方法

1. 根据任务提供的背景结合所学知识，客观有据地指出张某生命前期存在的健康风险因素。

2. 可以通过文献阅读（搜索知网、万方、Web of Science 等中英文数据库）、小组讨论和咨询专业人士等方法完成任务。

3. 完整、简明、正确地填写下列学习单（见表 5-1）。

---

① 杨慧霞，段涛. 健康与疾病的发育起源——DOHaD 在中国[M]. 北京：人民卫生出版社，2013：166-172.

② 杨慧霞，段涛. 健康与疾病的发育起源——DOHaD 在中国[M]. 北京：人民卫生出版社，2013：193-200.

表 5-1　生命各阶段健康危险因素及对应的健康结局汇总学习单

危险因素的分类和结局	胎儿期	婴儿期	幼儿期	儿童期	青春期	成年期
遗传/生理因素	母体生理因素（如妊娠年龄＞35 岁、孕前超重肥胖、孕期体重增量过多、妊娠并发症），家族遗传史等					
社会心理因素	孕妇孕期负性生活事件应激、抑郁、焦虑等					
行为因素	孕妇孕期吸烟、饮酒、身体活动不足等					
环境因素	烟草暴露、EDCs 等					
可能导致的健康结局	儿童、青春期或成年肥胖，儿童发育迟缓、发育障碍；成年期糖尿病，心血管疾病等					

（三）任务评价要点

学习单
参考答案

能够正确理解和阐述 DOHaD 学说和生命全程健康理论的基本内容，并针对生命各阶段具体的健康危险因素提出预防措施。可扫码参考学习单参考答案。

任务 2　掌握生命早期 1 000 天营养健康知识

国务院办公厅在 2017 年印发的《国民营养计划（2017—2030 年）》中提出要开展 6 项重大行动来提升国民营养健康状况，其中就包括生命早期 1 000 天营养健康行动。什么是“生命早期 1 000 天”？该阶段的营养健康又有怎样重要的意义呢？

一、“生命早期 1 000 天”的概念和意义

DOHaD 理论指出，生命早期健康危险因素对婴幼儿的生命全程健康和认知、体格发育的影响是长期甚至难以逆转的。在所有儿童发育早期的健康相关因素中，营养至关重要。始自 Barker 的大量研究

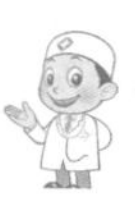

发现，胎儿和婴幼儿期间的营养不良可以影响到成年期的高血压、糖尿病以及精神疾病的发病率，这逐渐形成并充实了 DOHaD 学说。然而，孕母和婴幼儿营养问题往往得不到足够重视，并不被列为发展的优先事项。

为推动儿童早期营养改善行动在全球范围的实施和推广，2010 年纽约召开的联合国千年发展目标首脑会议提出了“1 000 天行动”(1 000 Days Movement)，其口号是：“生命早期 1 000 天：改变生活，改变未来”(1 000 days: Change a Life, Change the Future)，引出了“生命早期 1 000 天”这一影响人类未来的重要主题。

生命早期 1 000 天，指的是从怀孕到子代 2 岁的这段时期，该年龄期又被称为“机遇的窗口期”，是预防成年慢性疾病、促进儿童健康发展的黄金时期。以脑发育为例，妊娠中晚期至出生后 6 个月是人脑细胞增殖的关键生长期，2 岁时脑及其各部分的相对大小、比例已经接近成人。这期间的母婴营养和养育环境是脑发育及婴幼儿体格生长的基础，将影响婴幼儿终生体能和神经心理潜能的发挥。前 1 000 天的良好营养不仅可以降低出生缺陷的发生率，还可降低婴幼儿对疾病的易感性，降低其成年后患肥胖、高血压、冠心病和糖尿病等慢性疾病的风险，纠正营养不良的代际传递。因此，生命早期 1 000 天的营养干预是经济、有效且收益巨大的。

二、“生命早期 1 000 天”的营养健康

为提升生命早期 1 000 天营养健康，《国民营养计划(2017—2030 年)》规划的具体行动包括：① 开展孕前期和孕产期营养评价和膳食指导；② 实施妇幼人群营养干预计划；③ 提高母乳喂养率，培养科学喂养行为；④ 提高婴幼儿食品质量与安全水平，推动产业健康发展。其中，妇幼人群营养干预的重点是遭遇营养缺乏损害的母亲及婴幼儿。国内孕妇和儿童的膳食调查表明[①]，儿童早期营养状况存在着明显的地区差异，部分农村孕妇营养摄入严重不足，农村儿童的平均身高和体重也显著落后于城市儿童。因此，我国将继续推进农村妇女补充叶酸预防神经管畸形项目，积极引导围孕期妇女加强补充含叶酸、铁在内的多种微量营养素，降低孕妇贫血率，预防儿童营养不足。

然而，营养干预的对象绝非限于社会经济地位稍低的妇女和儿童，收入宽裕、食物摄入充足的家庭也面临着高营养不良率，原因主要是饮食不平衡如热量摄入过多，蛋白质、脂肪、维生素和矿物质补充不足。目前，我国孕期营养缺乏状况有所好转，但孕期增重过多、产后营养过剩妇女的肥胖比例逐年上升。胎儿宫内能量供给过度和出生后的不当喂养也促使儿童肥胖的发生率快速增高。根据《中国居民营养与慢性病状况报告(2015)》，2013 年 6 岁以下城乡儿童超重肥胖率合计为 11.5%，较 2002 年的 9.2%有显著提升[②]，这令我们要更加重视生命早期 1 000 天营养的重要影响。

生命早期 1 000 天营养健康行动主要针对三个阶段：孕期或围孕期(后者包括怀孕前 3 个月)，哺乳期和辅食添加期。

1. *孕期或围孕期膳食指南*

孕早期妇女膳食指南：① 膳食清淡、适口；② 少食多餐；③ 保证摄入足量碳水，至少每天 150 g 碳水化合物，约合谷类 200 g；④ 多摄入富含叶酸的食物(如动物肝、蛋类、豆类、绿叶蔬菜等)并补充叶酸；⑤ 戒烟禁酒。[③]

孕中、晚期妇女膳食指南：① 适当增加优质蛋白摄入量，孕中期开始每日应增加总量约 50～100 g 的鱼、禽、蛋、瘦肉，动物性食物首选鱼类；② 适当增加奶类摄入以补充钙质，孕期建议每日饮奶 300～500 ml，奶酪和酸奶也是较好的钙源，还可以服用维生素 D 与碳酸钙的复合制剂，孕早、中、晚期每日维

---

① 杨慧霞，段涛. 健康与疾病的发育起源——DOHaD 在中国[M]. 北京：人民卫生出版社，2013：259-260.

② 国家卫生计生委疾病预防控制局. 中国居民营养与慢性病状况报告(2015 年)[M]. 北京：人民卫生出版社，2015：80.

③ 中国营养学会. 中国居民膳食指南(2016)[M]. 北京：人民卫生出版社，2016：174-176.

生素 D 的适宜摄入量(AI)是 200 IU、400 IU、400 IU，最好的方法是多晒太阳；③ 常吃含铁丰富的食物，WHO 提出孕妇应从妊娠第 5 个月开始补充硫酸亚铁，每天 300 mg(含铁元素 60 mg)，服用多糖铁复合胶囊也是较好的选择；④ 适量身体活动，维持体重的适宜增长(可参考表 5-2)，孕妇应根据自身体能每天进行不少于 30 分钟的低强度身体活动，最好是 1～2 小时的户外活动，如散步、做体操等；⑤ 注意补充必要矿物质和维生素，如多吃富含维生素 C 的柠檬、柑橘等，食用富含锌的食物(缺锌严重可造成流产)，如香蕉、动物肝、卷心菜、紫菜等。①

知识拓展

备孕妇女膳食指南

表 5-2 不同体型孕妇妊娠期体重增长推荐范围②

体型	孕前 BMI(kg/m^2)	总体体重增长范围(kg)	孕中晚期的体重平均增长率(范围)，(kg/周)
体重不足	<18.5	12.5～18.0	0.51(0.44～0.58)
标准体重	18.5～24.9	11.5～16.0	0.42(0.35～0.50)
超重	25.0～29.9	7.0～11.5	0.28(0.23～0.33)
肥胖	≥30.0	5.0～9.0	0.22(0.17～0.27)

注：双胞孕妇孕期总增重推荐值：孕前体重正常者为 16.7～24.3 kg，孕前超重者为 13.9～22.5 kg，孕前肥胖者为 11.3～18.9 kg。

2. 哺乳期膳食指南

哺乳期营养包括乳母和乳儿营养两方面。

建议健康妇女选择母乳喂养。母乳喂养不仅促进母子情感交流、给婴幼儿最佳营养支持，同时还有利于避免母体产后体重滞留，并降低母体乳腺癌、卵巢癌和 2 型糖尿病的风险。WHO 推荐婴儿 6 个月内应纯母乳喂养，并在添加辅食的基础上持续母乳喂养到 2 岁甚至更长时间。

哺乳期妇女膳食指南在一般人群指南基础上增加以下推荐：① 增加富含优质蛋白质及维生素 A 的动物性食物和海产品，选用碘盐，每日饮奶 400～500 ml；② 产褥期食物多样不过量，每天比孕前增加约 80 g 的鱼、禽、蛋、瘦肉，重视整个哺乳期营养；③ 心情愉悦，睡眠充足，促进乳汁分泌；④ 尽早开奶，坚持哺乳，适度运动，逐步恢复适宜体重；⑤ 忌烟酒，避免浓茶和咖啡。③

对于婴幼儿，出生后半年内是 1 000 天机遇窗口期的第二个阶段，营养是该年龄段影响生长发育和后续健康的最主要环境因素。喂养的具体注意事项见本模块学习情境 2。

3. 辅食添加期膳食指南

7～24 月龄婴幼儿处于 1 000 天机遇窗口期的第三阶段。除建议继续母乳喂养外，辅食添加在这期间也至关重要，它影响到婴幼儿在食物过渡期的营养和饮食习惯的养成，也是促进婴幼儿心理行为发育的重要过程。针对满 6 月龄婴儿添加的辅食应从富含铁的泥糊状食物开始，不加调味品，逐步达到食物多样；1 岁后再让幼儿逐渐尝试淡口味的家庭膳食。同时依然提倡顺应喂养，鼓励但不强迫进食；注重饮食卫生和进食安全；定期监测婴幼儿体格指标。

实训 5.1.2 管理妊娠期体重

(一) 任务要求

1. 设计妊娠期体重管理记录表/图。
2. 熟练运用生命早期 1 000 天营养健康知识制定妊娠各阶段体重管理计划。

---

① 中国营养学会. 中国居民膳食指南(2016)[M]. 北京：人民卫生出版社，2016：177-182.

② Gilmore LA, Redman LM. Weight gain in pregnancy and application of the 2009 IOM guidelines: toward a uniform approach [J]. Obesity. 2015, 23(3): 507-511.

③ 中国营养学会. 中国居民膳食指南(2016)[M]. 北京：人民卫生出版社，2016：183-189.

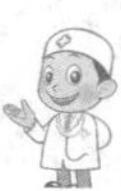

（二）操作方法

1. 参考表 5-2，明确不同类型孕妇（孕前消瘦、体重正常、超重或肥胖）妊娠期的体重管理目标。

2. 从饮食、运动、睡眠方面设计体重管理计划。

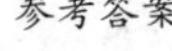
参考答案

（三）任务评价要点

1. 图表设计简明；体重管理计划科学具体，有实操性。

2. 设计的增重计划曲线图应符合不同类型孕妇（孕前消瘦、体重正常、超重或肥胖）的体重管理要求。可扫码见参考答案。

思政话题

2021 年 7 月，国务院发布《关于优化生育政策促进人口长期均衡发展的决定》，提出“要发展普惠托育服务体系”。其中具体措施包括“支持有条件的用人单位为职工提供托育服务。鼓励国有企业等主体积极参与各级政府推动的普惠托育服务体系建设。加强社区托育服务设施建设，完善居住社区婴幼儿活动场所和服务设施。制定家庭托育点管理办法。支持隔代照料、家庭互助等照护模式。支持家政企业扩大育儿服务。鼓励和支持有条件的幼儿园招收 2～3 岁幼儿”①。

请思考：（1）《关于优化生育政策促进人口长期均衡发展的决定》的主要原则是什么？（2）隔代照料目前可能存在哪些优势或弊端？有何改进措施？

---

① 信息来源：中共中央　国务院，《中共中央　国务院关于优化生育政策促进人口长期均衡发展的决定》，中国政府网（http://www.gov.cn/zhengce/2021-07/20/content_5626190.htm），2021 年 7 月 20 日。

学习情境 2 婴幼儿早期养育照护

案例导入

王某，女，28 岁，婚后育有一女，目前孩子 3 个月大，平时由于工作繁忙，没有太多的时间去照顾孩子，为此将孩子送到婴幼儿托育机构进行照护。王某表示自己是第一次当妈妈，想要了解母乳喂养方面的知识，又担心自己网上查阅的信息有误，所以希望托育机构的老师可以提供专业的喂养指导，保证孩子生长发育所需要的营养。

问题：请你思考，可以为王某提供哪些母乳喂养指导？具体要点包括哪些？

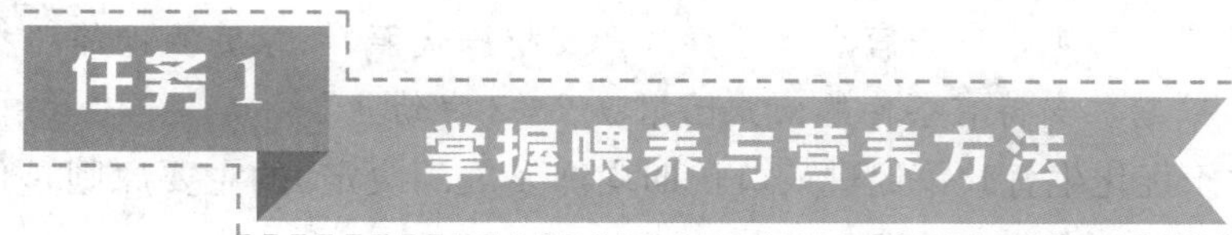

任务 1 掌握喂养与营养方法

婴幼儿在生长发育的过程中往往会面临较多的营养问题，喂养不当可能会导致婴幼儿营养不良，进而影响婴幼儿的健康。了解并掌握婴幼儿的营养及喂养方法，能更好地满足婴幼儿的营养需求，促进合理喂养。

一、婴幼儿营养的重要意义

适宜的营养不仅关系到婴幼儿近期的生长发育，也关系到婴幼儿长期的健康。健康是指人体在身体、精神和社会等方面均处于良好的状态。营养与健康的关系非常密切。合理的营养可以促进健康。营养是人体为了维持生命和健康，保证身体生长发育、各项生理功能、体力活动和学习思维的需要，必须不断从食物中摄取必需的营养物质。营养摄入不足或过度，都会出现相应的健康问题，只有合理搭配和摄入这些营养素，才能维持正常的生命活动和身体健康。

二、婴幼儿的科学喂养与营养

不同年龄段的婴幼儿，其营养需求、喂养方法及要点均有所不同。为了满足不同年龄段婴幼儿的营养需求，需要进行科学合理的喂养，才能更好地保障婴幼儿的营养摄入，促进婴幼儿健康。

（一）母乳喂养

母乳是婴儿最理想的天然食物，母乳含有丰富的营养素、免疫活性物质和水分，能够满足 0～6 个

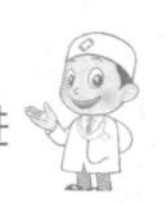

月婴儿生长发育所需全部营养，因此新生儿出生后宜立即开始母婴皮肤接触，尽早母乳喂养；婴儿出生后6月龄内应保证纯母乳喂养，不需要添加水和其他食物。托育机构应指导母亲进行合理的母乳喂养。案例导入中的王某可以根据以下要点进行母乳喂养。

1. 喂哺前准备

喂哺前考虑母亲的健康状况，如果母亲患有疾病，应当及时咨询医务人员，了解疾病和用药对母乳喂养的影响，遵循医务人员意见，确定是否可以进行母乳喂养。另外，需要进行喂哺的婴儿需处于清醒状态、有饥饿表现，并且已经为其更换过干净的尿布，准备哺乳前让婴儿用鼻或嘴去触碰母亲的乳房，哺乳时婴儿的气味、身体接触等都可刺激母亲的射乳反射[①]。

2. 喂哺次数

3月龄内婴儿应按需哺乳。4～6月龄可以逐渐定时喂养，每3～4小时一次，每日约6次，可逐渐减少夜间哺乳，帮助婴儿形成夜间连续睡眠的能力[②]。

3. 喂哺方法和姿势

每次哺乳前，母亲应洗净双手。正确的喂哺姿势有交叉环抱式、橄榄球式、摇篮式和卧式。但不管选择哪一种哺乳姿势，都需要让婴儿的头和身体保持一条直线，婴儿身体贴近母亲，且头部和颈部得到支撑，婴儿贴近乳房，鼻子对着乳头。正确的含接姿势是婴儿的下颏贴在乳房上，嘴张大，将乳头及大部分乳晕含在嘴中，婴儿下唇向外翻，婴儿嘴上方的乳晕比下方多，婴儿慢而深地吸吮，能听到吞咽声，表明含接乳房姿势正确，吸吮有效[③]。

4. 溢奶处理

由于婴儿的胃呈水平位，胃容量较小，加上胃部肌肉发育并未完善，贲门括约肌松弛，吃奶后常常会从口角溢出少量乳汁。预防方法为喂奶后将婴儿头靠在母亲肩上竖直抱起，轻拍背部，可帮助排出吞入的空气从而预防溢奶。另外，婴儿睡眠时宜保持侧卧位，预防因溢奶导致的窒息[④]。若经指导后婴儿溢奶症状无改善，或体重增长不良，应及时转诊。

5. 母乳存放

母亲外出或母乳过多时，可将母乳挤出存放至干净容器或专用储乳袋，妥善保存在冰箱或冰包中，不同储存条件下母乳储存时间可参考表5-3[⑤]。

表5-3　母乳储存方法

储存方式和温度	允许储存时间
室温保存	
室温存放（20～30℃）	4小时
冷藏	
储存于便携式保温冰盒内（15℃以上）	24小时
储存于冰箱保鲜区（4℃左右）	48小时
储存于冰箱保鲜区，但经常开关冰箱门（4℃以上）	24小时
冷冻	
冷冻室温度保持于－15～－5℃	3个月～6个月
低温冷冻（低于 －20℃）	6个月～12个月

①②③　康松玲，贺永琴. 婴幼儿营养与喂养[M]. 上海：上海科技教育出版社，2017：62-64.

④　康松玲，贺永琴. 婴幼儿营养与喂养[M]. 上海：上海科技教育出版社，2017：86.

⑤　中国营养学会膳食指南修订专家委员会妇幼人群指南修订专家工作组. 6月龄内婴儿母乳喂养指南[J]. 临床儿科杂志，2016，34(4)：287-291.

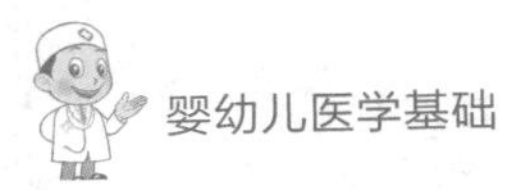

（二）人工喂养（配方奶喂养）

当婴儿患有某些代谢性疾病，母亲患有某些传染性或精神性疾病，乳汁分泌不足或无乳汁分泌时，不能进行母乳喂养，此时建议首选适合于 6 月龄内婴儿的配方奶喂养，但需要注意的是不宜直接用普通液态奶、成人奶粉、蛋白粉、豆奶粉等喂养婴儿。

1. 喂养次数

因新生婴儿胃容量较小，生后 3 个月内不用定时喂养。3 个月后应开始定时喂养，每 3～4 小时一次，每日约 6 次。

2. 喂哺方法

每次喂哺前，应洗净双手，且婴儿处于清醒状态，喂奶时奶瓶的位置与婴儿下颌成 45°，并注意母亲与婴儿之间的互动交流。应特别注意的是需根据婴儿的实际情况选用适宜的奶嘴，同时奶瓶和奶嘴经清洁消毒后处于备用状态，奶液温度应接近皮肤温度，不可过烫或过凉。另外，不宜用微波炉热奶，以避免奶液受热不均或过烫。奶液宜即冲即食，不宜提前过长时间冲泡奶液或冲泡好长时间放置后再喂哺。

3. 奶粉冲配

视频

奶粉冲配

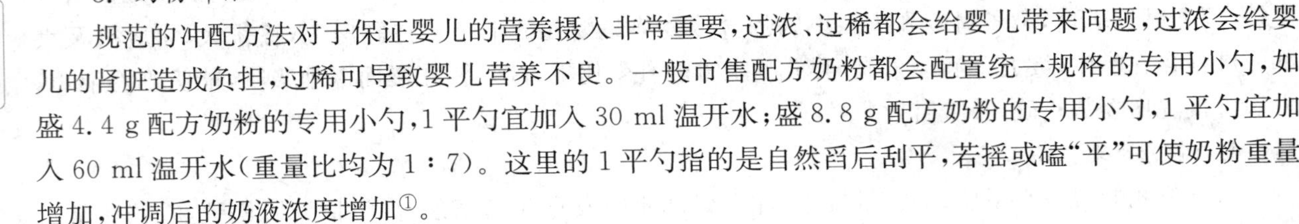

规范的冲配方法对于保证婴儿的营养摄入非常重要，过浓、过稀都会给婴儿带来问题，过浓会给婴儿的肾脏造成负担，过稀可导致婴儿营养不良。一般市售配方奶粉都会配置统一规格的专用小勺，如盛 4.4 g 配方奶粉的专用小勺，1 平勺宜加入 30 ml 温开水；盛 8.8 g 配方奶粉的专用小勺，1 平勺宜加入 60 ml 温开水（重量比均为 1：7）。这里的 1 平勺指的是自然舀后刮平，若摇或磕“平”可使奶粉重量增加，冲调后的奶液浓度增加[①]。

（三）辅食添加

6 个月以后纯母乳喂养已不能完全满足婴儿的生长发育需求，应该在继续母乳喂养的基础上，引入其他营养丰富的食物。婴儿在该时期的进食能力逐渐完善，是添加辅食的最佳时机，过早、过迟添加辅食均会影响婴儿生长发育。在添加辅食的基础上母乳喂养可持续至 2 岁及以上，保障婴幼儿获取足够的营养素和能量。人工喂养的婴儿，满 6 个月也要及时添加辅食。

政策文件

《婴幼儿辅食添加营养指南》

1. 辅食添加的基本原则

根据国家卫生健康委员会发布的《婴幼儿辅食添加营养指南》，添加辅食应坚持种类由一种到多种，添加量由少量到多量，性状和质地由稀到稠、由细到粗。循序渐进，适应一种后，再添加另一种，每次只添加一种新的食物，逐步达到食物多样化。做到顺应喂养，定期监测和评估生长发育指标，同时要保证辅食添加的安全和卫生。婴幼儿患病期间应暂停添加新的辅食。

2. 分年龄段辅食添加指导

辅食添加频次、种类不足，会明显影响婴幼儿的生长发育，导致贫血、低体重、生长迟缓、智力发育落后等健康问题。因此需逐步增加辅食添加的频次、种类，确保婴幼儿良好生长发育，详见表 5-4。

（四）膳食管理与饮食行为培养

合理的膳食和良好的饮食行为不仅有助于婴幼儿摄入充足的营养，满足其正常的生长发育需求，还能帮助婴幼儿养成健康的饮食习惯。

1. 合理膳食

第一，膳食多样化。建议选择安全、新鲜、营养丰富的食材，每日膳食由谷薯类、肉类、蛋类、豆类、乳及乳制品、蔬菜水果等组成，合理安排每日食物量，以保证婴幼儿的营养摄入能够均衡。

---

① 黎海芪. 实用儿童保健学[M]. 北京：人民卫生出版社，2016：412.

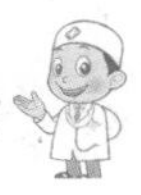

表 5-4 6 月龄至 2 岁辅食添加参考表

年龄	辅食性状	辅食质地	辅食种类	辅食频次	辅食数量
6～8 月龄	从泥糊状逐渐到碎末状	可用舌头压碎的程度，如同软豆腐状	稠粥、蔬菜泥、水果泥、蛋黄、肉泥、肝泥等	由尝试逐渐增加到每日 1～2 餐，以母乳喂养为主	每餐从 10 ml～20 ml（约 1～2 勺），逐渐增加到约 125 ml（约 1/2 碗）
9～12 月龄	碎块状及婴儿能用手抓的指状食物	可用牙床压碎的程度，如同香蕉状	在 8 月龄基础上引入禽肉（鸡肉、鸭肉等）、畜肉（猪肉、牛肉、羊肉等）、鱼、动物肝脏和动物血等	规律进食，每日 2～3 餐，1～2 次加餐，并继续母乳喂养	每餐逐渐增加到约 180 ml（约 3/4 碗）
1～2 岁	块状、指状食物及其他幼儿能用手抓的食物，必要性切碎或捣碎	可用牙床咀嚼的程度，如同肉丸子状	食物种类基本同成人。逐渐增加辅食种类，最终达到每天摄入七类常见食物中的四类及以上	每日 3 餐，2 次加餐，继续母乳喂养	每餐从约 180 ml（约 3/4 碗）逐渐增加至约 250 ml（约 1 碗）
备注	① 表中所用单位，勺容量为 10 ml，碗容量为 250 ml ② 七类常见食物是指谷物、根茎类和薯类、肉类、奶类、蛋类、维生素 A 丰富的蔬果（不包括果汁）和其他蔬果（不包括果汁）以及豆类及其制品/坚果类				

第二，餐次安排。每日三餐两点，主副食并重。加餐以奶类、水果为主，配以少量松软面点。分量适宜，不影响正餐进食量。晚间不宜安排甜食，以预防龋齿。

第三，按需饮水。根据季节酌情调整，并提供安全饮用水，避免提供果汁饮料等。

第四，食物合理烹调。宜采用蒸、煮、炖、煨等方法，少用油炸、熏制、卤制等。适量油脂，少盐、少糖、少调味品。

《托育机构婴幼儿喂养与营养指南（试行）》

第五，膳食安全。处理和制作食物的过程中要注意卫生。

2. 良好的饮食行为

托育机构可与家庭配合开展婴幼儿食育，让其感受、认识和享受食物，培养良好进食行为和饮食习惯。每次应定时、定点、安静专注地进餐，进餐时间为 30 分钟。鼓励婴幼儿自主进食，进食过程中应避免边吃边玩、追着喂、劝着喂、强迫喂养和过度喂养；根据婴幼儿特点选择和烹制食物，引导婴幼儿对健康食物的选择，预防拒食、挑食、偏食。喂养过程中注意进食安全，花生、腰果等整粒坚果和葡萄、果冻等易导致呛噎的食物不适合婴幼儿食用。

实训 5.2.1 掌握人工喂养的方法

(一) 任务要求

1. 理解人工喂养对婴幼儿营养摄入的意义。
2. 熟练掌握人工喂养的具体操作内容。

(二) 操作方法

1. 根据任务提供的背景结合所学知识，归纳人工喂养的操作内容。
2. 可以通过文献阅读（搜索知网、万方、Web of Science 等中英文数据库）、小组讨论和咨询专业人士等方法完成任务。

3. 完整、简明、正确地填写下列学习单。学习单参考答案可扫码阅读。

表 5-5 人工喂养操作方法学习单

操作内容	人工喂养
喂养前准备	如:每次喂哺前,应洗净双手,且婴儿处于清醒状态
喂养时	
喂养完成	
注意事项	

学习单
参考答案

(三) 任务评价要点

能够正确理解婴幼儿人工喂养的基本内容,并能够在学习单中准确、全面地给出人工喂养操作过程的具体内容和注意事项。

任务 2 掌握婴幼儿回应性照护和早期发展知识

回应性照护对 0～3 岁婴幼儿的健康与发展至关重要,高质量的回应性照护能满足婴幼儿的生理、心理需求及早期发展。为此,照护者掌握婴幼儿回应性照护和早期发展知识是非常有必要的,应定期与监护人沟通,提供相互交流和分享的平台,共同促进婴幼儿各方面能力发展。

一、概念

回应性照护是指父母或其他照护人积极主动回应婴幼儿的生理和心理需求,敏锐、细心、耐心地时刻理解并回应婴幼儿的哭闹、语言、表情和动作,密切观察婴幼儿的动作、声音等线索,通过肌肤接触、眼神、微笑、语言等形式对婴幼儿的需求做出及时且恰当的回应。回应性照护有助于促进婴幼儿认知能力和社会情感的发展,保育人员应当认真观察、正确理解并及时合理地回应婴幼儿发出的信号。

二、具体内容

回应性照护模式的内容主要涉及建立亲子关系、敏感观察、恰当回应、回应性喂养和互动沟通 5 个方面①。

(一) 建立亲子关系

亲子关系指儿童与其主要抚养人(主要是父母)之间形成的稳固的情感关系。它是婴幼儿生活中最早形成,也是最基本、最主要的社会关系。托育机构应帮助家长建立跟婴幼儿之间良好的亲子关系,

① 邵洁,童梅玲,张悦,等. 婴幼儿养育照护专家共识[J]. 中国儿童保健杂志,2020,28(9):1063-1068.

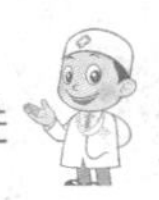

增加两者之间的亲子互动机会。主要包括以下两方面内容。

第一，玩耍与游戏。托育机构可以举办一些与婴幼儿年龄匹配的亲子互动游戏、阅读和活动，力所能及地为婴幼儿提供游戏、阅读、活动的场地和空间，保证婴幼儿能够获得相应的学习机会和资源，并让父母积极参与其中，以加强亲子互动。按照儿童早期发展进程特点开展亲子活动，能够促进其感知觉、粗大运动、精细动作、语言和人际交流等方面的发展。例如：1 岁内的婴儿，可以使用红色的带声响的玩具，促进其视觉、听觉、运动觉等能力的发展；2 岁的幼儿，可以与其一起玩与生活场景有关的日常用品（玩具型的碗、小匙、水杯等），学习这些日常用品的功能，将小匙放在碗里、用水杯喝水等；3 岁幼儿已经具备玩想象性游戏的能力，可以一起玩"过家家"等①。

第二，给予良好的环境和适当尊重。在亲子互动的过程中保持积极的情绪，为婴幼儿创造温馨的环境，可以让婴幼儿感受到关爱，对于其良好的表现或所付出的努力要给予适当的表扬与鼓励。尊重他们的自主性，给予更多的包容以及探索和试错的机会，不替代、不包办②。根据婴幼儿的发育水平，逐步引导和培养其生活自理能力和良好的行为习惯。

（二）敏感观察

日常生活中需通过仔细观察、记录婴幼儿的生理节律、活动和能力水平，逐步了解并掌握其个性特点，敏感观察和注意婴幼儿发出的动作、声音、面部表情或手势等信号，分析婴幼儿行为线索的含义，以便准确判断他们的生理、心理需求和情绪变化，并给予适当回应。应敏感识别婴幼儿身体不适的征兆，发掘潜在危险，鉴别并妥善处理和应对疾病③。

（三）恰当回应

恰当回应是指照护者从婴幼儿的视角出发，理解他们的行为并做出正确的回应。恰当回应有利于建立婴幼儿对照护者的信任，以及促进婴幼儿的早期学习发展。

第一，恰当回应的要素。对婴幼儿信号的恰当回应应及时、合理，即照护者所做出的回应要符合婴幼儿年龄、生理与心理发展特点及环境需求，避免不恰当的回应④。

第二，照护者可用于引导和回应婴幼儿的技能。准确判断婴幼儿在面对问题时所能承受的最大压力水平，及时关注婴幼儿的需求和良好行为表现，提供与其需求和行为相匹配的反馈，为婴幼儿的言行树立榜样⑤。

第三，促进婴幼儿早期学习发展。若照护者能积极正确地回应婴幼儿行为，将极大促进婴幼儿的认知学习和发展。

（四）回应性喂养

回应性喂养是回应性照护的重要部分，喂养时要主动采取回应性喂养的方式，并且养育者在喂养过程中要注重与婴幼儿之间的互动，识别他们在进食过程中发出的语言或非语言信号，判断出他/她的饥饿和饱足信号。当婴儿出现觅食反射、频繁吸吮手指、有些焦躁不安、欲哭、嘴巴发出"吧唧"声等表现时，为婴儿饥饿的信号，应立即喂奶，不宜等婴儿持续哭闹才哺乳，因哭闹已表示婴儿很饥饿⑥。当婴儿做出紧闭小嘴、扭头、推开食物等行为时，则属于饱足表现。照护者应及时识别婴幼儿饥饿表现和饱

---

① 叶建光. 儿童早期(0～3 岁)回应性照护的新思考[J]. 早期儿童发展，2021(1)：62-67.
② 刘琛，童连. 亲子互动与儿童早期发展[J]. 早期儿童发展，2022(2)：24-31.
③ 邵洁，童梅玲，张悦，等. 婴幼儿养育照护专家共识[J]. 中国儿童保健杂志，2020，28(9)：1063-1068.
④ 童梅玲，邵洁，张悦，等. 婴幼儿养育照护关键信息 100 条[J]. 中国妇幼健康研究，2020，31(9)：1132-1136.
⑤ 邵洁，童梅玲，张悦，等. 婴幼儿养育照护专家共识[J]. 中国儿童保健杂志，2020，28(9)：1063-1068.
⑥ 黎海芪. 实用儿童保健学[M]. 北京：人民卫生出版社，2016：409.

足表现，给予恰当的回应，调整喂养行为。

另外，掌握回应性喂养的标准和促进策略也是至关重要的，有利于促进婴幼儿养育照护中回应性喂养的开展，进而获得最佳的养育效果①。

第一，回应性喂养的标准。由照护者直接喂养婴幼儿或为能够进行自我喂养的年长婴幼儿提供进食帮助，并对婴幼儿的饥饿和饱足表现保持敏感；喂养过程缓慢、耐心，勿强迫婴幼儿进食；若婴幼儿拒绝进食某种食物，应尝试提供不同搭配、味道、口感的新食物，若仍拒绝进食，则应该多尝试几次；若婴幼儿在进食时容易失去兴趣，应该降低其他与进食无关的干扰；在喂食过程中应该注意与婴幼儿互动和目光交流②。

第二，回应性喂养的促进策略。喂养时要与婴幼儿进行交谈和目光接触，对预期的喂养行为进行明确沟通，及时、恰当地回应婴幼儿的饥饿和饱足信号；采用鼓励的方式帮助婴幼儿进食；喂养时选择健康、美味、适龄的食物和正确的进食方式，环境舒适无过多干扰，婴幼儿进食姿势舒适且尽量与照护者面对面以方便照护观察；根据一个可预测的时间表安排婴幼儿的喂养时间，每次喂养最好定时、定点；当婴幼儿拒绝进食时，可考虑采用不同口味和口感的食物组合或使用不同方式喂养婴幼儿，如结合游戏和亲子互动③。

（五）互动沟通

互动沟通是一个双向过程，当婴儿还不能通过语言进行表达时，更多的是通过非语言沟通方式来表达自己的需求以及回应照护者，照护人员应当根据婴幼儿的需求和做出的回应，协调自己的方式与其互动，并保持态度温和、愉快。良好的互动沟通方式有助于促进婴幼儿语言、认知发展、情感交流，以及早期脑发育。

第一，促进良好互动沟通的方法。照护者应总结婴幼儿日常生活中独特的沟通方式，如哭声、语言、动作、手势和面部表情以及身体姿势，并据此调整自己的行为，调动合适的身体姿势、表情、眼神、肢体动作及语言、声音等，以获得更好的互动④。

第二，早期语言发展并重。托育机构应指导家长给婴幼儿创造丰富的语言环境，注重跟婴幼儿之间的对话与交流，培养其对语言的理解能力，将实际物体、动作、指令等与语言相联系；充分利用生活照护的时间和婴幼儿说话，鼓励幼儿说出身边物品名称、短语，并用语言表达需求和参与简单对话，以促进其语言的表达。除此之外，还可为婴幼儿提供早期阅读，以培养其对阅读的兴趣和习惯，发展婴幼儿的语言和思维能力⑤。

实训 5.2.2　掌握回应性喂养的标准

(一) 任务要求

1. 理解回应性喂养对婴幼儿照护的重要意义。
2. 熟练掌握回应性喂养的 5 项标准。

(二) 操作方法

1. 根据任务提供的背景结合所学知识，罗列婴幼儿回应性喂养的标准。

---

①②③　许培斌，尹春岚．婴幼儿养育照护中的回应性喂养[J]．中国儿童保健杂志，2020，28(9)：955-957.

④　邵洁，童梅玲，张悦，等．婴幼儿养育照护专家共识[J]．中国儿童保健杂志，2020，28(9)：1063-1068.

⑤　童梅玲，邵洁，张悦，等．婴幼儿养育照护关键信息 100 条[J]．中国妇幼健康研究，2020，31(9)：1132-1136.

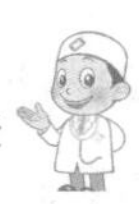

2. 可以通过文献阅读(搜索知网、万方、Web of Science 等中英文数据库)、小组讨论和咨询专业人士等方法完成任务。

3. 完整、简明、正确地填写下列学习单。学习单参考答案可扫码阅读。

表 5-6　回应性喂养标准学习单

5 项标准	具体内容
标准 1	由照护者直接喂养婴幼儿或为能够进行自我喂养的年长婴幼儿提供进食帮助,并对婴幼儿的饥饿和饱足表现保持敏感
标准 2	
标准 3	
标准 4	
标准 5	

学习单参考答案

(三) 任务评价要点

能够正确理解婴幼儿回应性喂养的 5 项标准,并且能够在学习单中正确列出具体内容。

任务 3　掌握预防疾病与伤害的方法

由于婴幼儿的各个系统和器官尚处于未发育成熟的状态,适应外界环境的能力较差,很容易受到环境有害因素的影响而出现各种疾病或伤害,而这些疾病和伤害是能够通过相应的方法和措施来预防和控制的,从而达到最大限度地保护婴幼儿健康与安全的目的。

一、日常卫生

婴幼儿的健康与日常卫生息息相关,如果日常生活中不注重个人卫生,容易导致细菌、病毒等进入体内,致使许多疾病出现,从而危害婴幼儿健康。因此在照护过程中应注意培养婴幼儿良好的卫生习惯,以预防疾病和促进健康。

(一) 脐部护理

脐带残端大约需要 1 周左右的时间才会脱落,脱落前应保持脐带残端干燥和清洁,如果要穿尿不湿,可将尿不湿在脐带下方折叠,以免污染脐带。如脐带残端污染,可用 75%酒精涂抹。脐带脱落的 1～2 天内,脐窝处会有少量黄色胶冻状分泌物,无臭味,可用 75%酒精涂抹并保持干燥。应密切观察脐窝部皮肤及分泌物的情况,一旦脐窝部皮肤出现粉红色肉芽及分泌物、脐周皮肤红肿或有脓性血性分泌物时,应及时就诊。

脐部护理

（二）洗浴

洗浴宜在喂奶前，或在喂奶后1～1.5小时进行。进行洗浴前应关闭门窗和空调，冬天要开启暖气调节温度。洗浴时室温宜保持在24℃～26℃，水温宜保持在38℃～40℃。具体方法①如下：

洗浴

（1）脱下衣服，包裹臀腹部。左前臂托住身体，左手掌托住头，将新生儿下肢夹在左腋下，用小毛巾擦洗双眼（由内眦向外眦擦拭）、面部、耳后、耳廓。

（2）洗头。用拇指、中指分别将两耳廓向内盖住耳孔，防止水流入耳道。将婴儿专用、对眼睛无刺激的洗发水倒在手上，然后在新生儿的头上轻轻揉洗，注意洗发水不能直接倒在新生儿头上，也不能用指甲接触新生儿的头皮。如果头皮上有污垢，可在沐浴前将婴儿油涂抹在头皮上，这样可使头垢软化而易于去除。洗过后将头皮上的洗发水冲洗干净。

（3）解开尿布，擦洗全身。抱新生儿放在温水中，左手托住，右手拿小毛巾蘸取温水擦洗全身，挤沐浴露于手掌依次擦洗新生儿颈部、胸腹部、背部、四肢、臀部，再用小毛巾蘸取温水擦洗全身皮肤。尤其注意擦洗皮肤皱褶处，观察肢体活动情况。注意全身皮肤是否完整，有无任何异常。

（4）擦干全身。待洗澡结束后，将其放在铺好的浴巾上，快速包裹起来并仔细擦干身上的水分，尤其注意擦干颈部、臀部、腋下等部位。

（5）耳朵、鼻部的保养。用棉花棒蘸取适量的婴儿油，在外耳道、鼻腔轻轻转2～3圈，擦掉污垢与水珠。

（6）脐部保养。用棉花棒蘸酒精清洁脐部。

（7）称体重。磅秤放置平稳，接通电源，铺棉包，磅秤置零，之后将其轻放在秤上，等数字稳定后读数。如果新生儿处于哭闹或躁动状态，需要等读数平稳后再确认；磅秤不可靠近墙面，以免肢体碰到②。

（8）抚触。

（9）穿上衣服和尿布。

（三）会阴及臀部护理

1. 会阴护理

为女婴清洗外阴时可用温水从前向后洗净拭干。1岁左右时男孩的包皮松动，容易积尿垢，清洗时需要轻轻地将包皮翻开，让阴茎头露出来，并使用温水清洗干净，洗净后需要把包皮复位，如果尿垢不清理干净，则可能发生包皮炎，还容易诱发包皮粘连③。

2. 臀部护理

婴幼儿的臀部皮肤常易出现发红、皮疹或糜烂等，绝大多数情况是由于尿布被尿液和（或）粪便浸湿后未及时更换，导致臀部皮肤长时间处于潮湿的环境，致使皮肤屏障功能被削弱，最终导致尿布皮炎的发生。因此，在皮肤护理的过程中应注意对导致婴幼儿尿布皮炎发生的危险因素进行评估。另外，还可以采取相应的预防措施，如选择合适的尿布、根据实际情况调整更换频次等。保持婴幼儿臀部皮肤清洁和干爽是主要的预防方法，一旦发生尿布皮炎，需要评估其严重程度，来采取对应的处理措施④。

二、生活安排

根据各年龄段婴幼儿的生理、心理特点，应合理安排其一日的生活和活动，保证其生活的规律性和

---

① 欧萍，刘光华. 婴幼儿保健[M]. 上海：上海科技教育出版社，2017：69-70.

② 张玉侠. 儿科护理规范与实践指南[M]. 上海：复旦大学出版社，2011：307.

③ 何慧华. 0～3岁婴幼儿保育与教育[M]. 上海：上海交通大学出版社，2013：76-77.

④ 张琳琪，李杨，宋楠，等. 婴幼儿尿布性皮炎护理实践专家共识[J]. 中华护理杂志，2020，55(8)：1169.

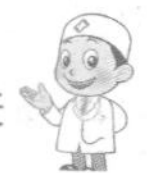

稳定性，促进婴幼儿的身心健康和潜能发展。主要包括生活护理和身体锻炼两方面内容。

（一）生活护理

科学合理规划生活作息时间，应对婴幼儿生活的主要内容，如进餐、如厕、睡眠、活动等各个生活环节和时间给予合理安排。逐步培养婴幼儿规律作息和良好睡眠习惯（按时睡、不奶睡、不抱睡、自主入睡），从而保证婴幼儿有充足的睡眠时间。建议每日睡眠时间为：0～3 月龄 13～18 小时，4～11 月龄 12～16 小时，1～2 岁 11～14 小时，3 岁 10～13 小时，并做到规律睡眠和觉醒[①]。

（二）身体锻炼

1. 0～1 岁婴儿身体锻炼建议

可以每天以各种方式让婴幼儿进行若干次身体活动，尤其是互动式的地板游戏。对于那些还不能移动的婴儿，可以进行至少 30 分钟的俯卧姿势（肚肚时间），在一天中清醒时分散进行[②]。

2. 1～2 岁幼儿身体锻炼建议

应在一天中分散的时间里，进行至少 3 小时的各种强度的身体活动，包括中等强度到剧烈的身体活动；活动多多益善[③]。

3. 3 岁幼儿身体锻炼建议

应在一天中分散的时间里，进行至少 3 小时的各种强度的不同身体活动，其中至少 60 分钟是中等强度到剧烈的身体活动，活动多多益善[④]。

4. 注意事项

活动中可以观察婴幼儿的精神状态、出汗量以及对身体活动的反应。活动后应及时更衣，注意观察其精神、食欲、睡眠等状况。

三、安全照护

严格落实各项安全管理制度和预防措施，为婴幼儿创造一个安全的照护环境，避免各种伤害的发生，确保婴幼儿的安全。

（一）提供安全的生活和活动环境

（1）完善相关制度。建立健全各项活动场所、婴幼儿睡眠室、消防、应急管理等安全防护措施和检查制度。

（2）提供安全的生活环境。睡觉时不宜遮盖婴幼儿的头部和脸部，以免其发生窒息；不宜把婴幼儿单独留在澡盆里或无围栏的床上，避免发生呛水、跌落等伤害。另外，必须将热水壶、暖瓶、药品、清洁消毒用品等放置在其不可触及的专用地方，插座、电线等有专门防护，避免烫伤、烧伤、触电等事故。紫外线杀菌灯的控制装置应单独设置，并采取防误开措施。定期对房屋、场地、生活设施等进行排查。

（3）创造安全的活动环境。各项活动应当以婴幼儿的安全为前提，要有工作人员关注婴幼儿的安全，避免误咽、误吸各种小物件，或发生误伤等行为。定期对活动场所、活动设置等进行安全排查，消除安全隐患。

---

① WS/T 579—2017，0 岁～5 岁儿童睡眠卫生指南[S]. 北京：中华人民共和国国家卫生健康委员会，2017.

②③④ World Health Organization. Guidelines on physical activity, sedentary behaviour and sleep for children under 5 years of age [EB/OL]. (2019-4-2)[2022-10-23]. https://www.who.int/publications/i/item/9789241550536.

（二）食品安全

（1）规章制度的制定与落实。严格落实各项食品安全工作，制定食品安全应急处置预案，做好食源性疾病防控工作。

（2）食品储存条件。食品应放置在阴凉、干燥的专用储存空间。每次开启配方食品后，需及时密封并记录开封时间，并在规定时间内食用。配方食品应在规定的配餐区，严格遵循产品食用说明按需、适量调配，调配好的配方奶仅使用1次，如有剩余，直接丢弃。

（三）伤害的预防及处理

《托育机构婴幼儿伤害预防指南（试行）》

应预防婴幼儿窒息、跌倒伤、烧烫伤、溺水、中毒、异物伤害、道路交通伤害等伤害的发生。配备基本的急救物资。日常开展针对照护人员、家长以及幼儿的伤害预防教育，普及安全知识、急救知识和急救技能，定期开展安全演练。一旦发生严重婴幼儿伤害时，立即呼救并拨打120急救电话。等待救援期间，密切关注婴幼儿的生命体征，在掌握急救技能的前提下先予以现场急救。非严重婴幼儿伤害可先自行处置，并根据伤害情况决定是否送医；及时通知家长。

（四）重视婴幼儿的心理安全

避免任何对婴幼儿的忽视、体罚、虐待、暴力或威胁行为，应提高自身情绪调控能力，避免向婴幼儿发泄不良情绪。全日观察并参与婴幼儿的活动，注意防止对婴幼儿身体和心理的伤害或虐待。

四、健康管理

根据婴幼儿不同时期的生长发育特点，开展健康管理服务，可以保障和促进婴幼儿身心健康，减少和预防疾病的发生，从而提高婴幼儿的生命质量。

（一）健康检查

1. 入托健康检查

《国家免疫规划疫苗儿童免疫程序及说明（2021年版）》

进入托育机构前，婴幼儿需到规定的疫苗接种单位完成适龄的预防接种，如因特殊原因延后务必补打；由卫生行政部门指定的医疗卫生机构进行健康检查，合格后方可入托；离开托育机构3个月以上的婴幼儿，返回时须重新进行健康检查，结果合格后才能允许进入托育机构。

2. 定期健康检查

按照“0～6岁儿童健康管理规范”要求，婴幼儿满3、6、8、12、18、24、30、36月龄的，在所在辖区基层医疗卫生机构进行健康检查，包括：体格检查、生长发育和行为发育筛查和评估，定期接受口腔健康、眼病筛查、听力和视力评估等，检测血红蛋白或血常规。

3. 晨午检查及全日健康观察

托育机构应做好婴幼儿在托期间的检查和巡查，并及时记录。每日晨间或午间入托时观察婴幼儿有无异常情况，对有无发热、咽喉有无充血、有无疱疹、精神状况等情况进行询问及检查。识别常见的眼部及耳部疾病症状，并对婴幼儿每日饮食、睡眠、大小便、精神状况等进行观察记录，及时发现某些急性传染病出现的皮肤损害，例如手足口病、水痘、猩红热等。如有异常，及时就诊处理，并与家长联系。

（二）疾病预防与管理

托育机构应定期开展形式多样的健康教育，普及卫生知识，教育婴幼儿养成良好的口腔卫生和用眼卫生习惯；教育和督促婴幼儿养成勤洗手、不揉眼睛等习惯，预防手足口病、轮状病毒等传染病；定期

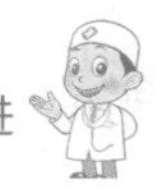

除虫、除螨；定期追踪婴幼儿口腔保健、眼、耳情况，对于一些患有贫血、肥胖等营养性疾病的婴幼儿，开展专案管理，发现视听异常、龋齿、营养不良等管理无效时，提醒和督促家长及时带婴幼儿到医疗卫生机构进行诊断及矫治。另外，需重视婴幼儿心理保健，发现心理行为问题的，及时告知家长带其就诊。

五、症状管理

掌握婴幼儿常见症状，有利于及时发现当前和/或潜在问题，帮助鉴别疾病和治疗。

（一）发热

发热通常指腋温≥37.5℃或肛温≥38℃。若3月龄内婴儿肛温≥38℃，3～6月龄婴儿肛温≥39℃，或发热伴有其他异常状况，应及时就医。婴幼儿发热，宜松解包被或衣物散热、开窗通风，避免采用捂热出汗的降温方法，要多休息、喂母乳或饮水。2月龄内婴儿应慎用退热药，2月龄后婴幼儿若体温超过39℃，因发热表现出明显不适，应及时就诊，遵医嘱用药。

（二）呕吐

当婴幼儿发生呕吐时，应立即让婴幼儿的头偏向一侧，或采取侧卧位或坐位，身体略前倾，避免发生误吸，注意膳食合理、易消化。如呕吐物呈黄绿色、咖啡色或含血性物质，或有粪便样气味、频繁呕吐、精神反应差，伴发热、腹胀、腹泻等症状时，应及时就诊。

（三）便秘

便秘是婴幼儿常见的问题，应首先找到导致便秘的原因，提供针对性的治疗。排除疾病及药物影响，便秘主要原因包括饮食不均衡（膳食纤维摄入不足、食量摄入不足、饮水量不足）、缺乏定时排便的习惯、活动不足。因此，在日常护理过程中，严格按照奶粉的配方说明书合理配置；保证足够的饮水量；调节膳食，如在较大幼儿的饮食里添加蔬菜、水果、较粗的五谷等，以促进胃肠蠕动。一般在1岁半到2岁时，可以帮助婴幼儿养成按时排便的习惯；经常顺时针揉腹，促进肠蠕动；还可以引导婴幼儿多运动①。务必观察婴幼儿的排便情况，发现异常，及时就医。

实训 5.2.3　掌握新生儿洗浴的方法

（一）任务要求

1. 理解洗浴对新生儿皮肤护理的指导意义。
2. 熟练掌握新生儿洗浴的方法，并归纳洗浴过程中的注意事项。

（二）操作方法

1. 根据任务提供的背景结合所学知识，罗列出新生儿洗浴的步骤和注意事项。
2. 可以通过文献阅读（搜索知网、万方、Web of Science 等中英文数据库）、小组讨论和咨询专业人士等方法完成任务。
3. 完整、简明、正确地填写下列学习单（见表5-7），学习单参考答案可扫码查看。

---

① 王懋功. 0～3岁婴幼儿家庭实用手册[M]. 上海：上海交通大学出版社，2012：13-14.

学习单
参考答案

表 5-7　新生儿洗浴步骤学习单

操作步骤		具体内容	注意事项
操作前	洗浴准备	如：准备婴儿专用的洗浴用品	宜在喂奶前进行，或在喂奶后 1～1.5 小时进行。洗浴前应关闭门窗和空调，冬天要开启暖气调节温度。洗浴时室温宜保持在 24～26℃，水温宜保持在 38～40℃
操作中	双眼、面部、耳后、耳廓		
	洗头		
	全身擦洗、擦干		
操作后	耳、鼻部、脐部保养 称体重 抚触 穿衣服和尿布		

（三）任务评价要点

能够正确理解新生儿洗浴的基本内容，并根据操作步骤，在学习单中列出具体的内容以及相关注意事项。

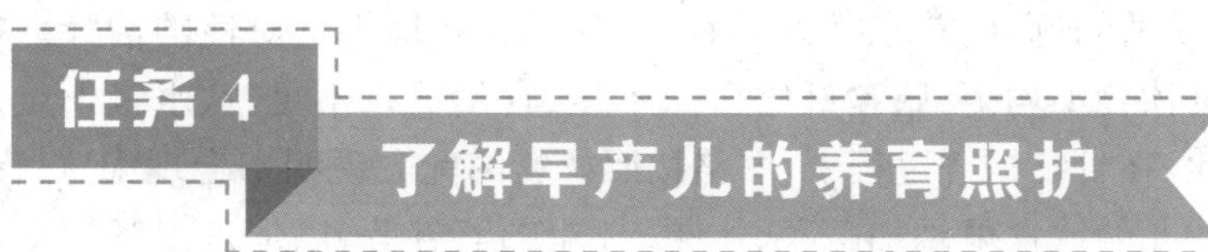

任务 4　了解早产儿的养育照护

早产儿通常是指胎龄<37 周出生的新生儿，是新生儿死亡发生的重点人群，也是易发生远期健康问题的高危人群。提供科学合理的早产儿养育照护能够有效改善其疾病预后及促进健康。

一、早产儿养育照护的具体方法

早产儿养育照护内容主要包括环境与保暖、合理喂养、随访和健康检查、预防感染、睡眠、早期发展促进。

（一）环境与保暖

1. 环境温湿度适宜

适宜的环境温度能使早产儿保持理想的体温，能保证新陈代谢率最低耗氧量最少，也是让早产儿感到最舒服的环境温度。居住环境的温度一般控制在 24～26℃，湿度控制在 55%～65%[①]，室内空气保持新鲜，注意开窗通风，每次至少 30 分钟。

① 张军，高玲玲，陈少贞. 早产儿全程照护理论与实践[M]. 武汉：华中科技大学出版社，2008：163.

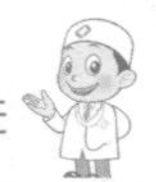

2. 减少光线刺激

尽可能地减少光线对早产儿的影响，因为强光刺激可能会造成其视网膜病变，生长发育缓慢，体重增加速度减慢，持续照明会导致早产儿日夜作息不规律；若频繁接受强光刺激还会延迟行为能力的发展，也难以建立规律的睡眠习惯，进而影响早产儿的睡眠质量。因此，夜间或睡眠时的光线宜幽暗，白天可以拉上窗帘，避免光线直接照射眼睛；随着早产儿不断长大，可尝试在白天为其提供柔和的光线，夜晚提供较暗的光线，逐步培养早产儿适应日夜周期，养成良好的睡眠习惯①。

3. 减少噪音刺激

环境中的噪音对早产儿尤其是处于恢复期的早产儿的大脑有很多不良影响，可引起呼吸暂停、心动过缓和生命体征波动，影响早产儿的脑发育等。噪音会缩短早产儿的熟睡时间，导致其难以建立规律的作息习惯，体重增加缓慢。因此，在照护早产儿的过程中，要注意为早产儿营造一个安静的环境，如对早产儿说话声音要轻柔、关门动作要轻柔等②。

4. 注意保暖

早产儿体温调节中枢功能尚不完善，皮下脂肪薄，体表面积相对较大，相对来说更易散热，更容易受到外界环境温度的影响，因此，合理保暖对早产儿至关重要。需要注意的是不要过度保暖，若给早产儿穿戴过多或包裹太紧，易出现捂热综合征。该综合征是指过度保暖、捂闷过久引起婴儿缺氧、高热、大汗、脱水、抽搐昏迷，乃至呼吸、循环衰竭的一种冬季常见急症；另外，尽量避免使用热水袋，防止婴儿被烫伤②。

（二）合理喂养

1. 营养风险程度的分类

出院前应由新生儿科医生对早产儿进行喂养和生长评估，根据出生胎龄、出生体重、喂养状况、生长评估以及并发症将营养风险的程度分为高危、中危、低危早产儿（见表 5-8），这是出院后个体化营养指导的基础；早产儿营养风险程度的划分并不是固定不变的，如果营养风险程度为中危或低危早产儿出现了高危早产儿的指征（见表 5-8 中的第 3～8 条之一），宜升为高危或中危进行管理，并及时调整早产儿喂养方案③。

表 5-8　早产儿营养风险程度的分类

评估项目	高危早产儿	中危早产儿	低危早产儿
1. 胎龄(w)	＜32	32～34	＞34
2. 出生体重(g)	＜1 500	1 500～2 000	＞2 000
3. 胎儿生长受限	有	无	无
4. 经口喂养	欠协调	顺利	顺利
5. 奶量 ml/(kg・d)	＜150	＞150	＞150
6. 体重(g/d)	＜25	＞25	＞25
7. 宫外生长迟缓	有	无	无
8. 并发症*	有	无	无

*注：并发症包括支气管肺发育不良、坏死性小肠结肠炎、消化道结构或功能异常、代谢性骨病、贫血、严重神经系统损伤等任意一条。

---

① 时亚军，林振浪，贾玉双. 早产儿家庭护理全攻略 从医院到家庭[M]. 武汉：华中科技大学出版社，2015：42-45.

② 张军，高玲玲，陈少贞. 早产儿全程照护理论与实践[M]. 武汉：华中科技大学出版社，2018：163.

③ 《中华儿科杂志》编辑委员会，中华医学会儿科学分会儿童保健学组，中华医学会儿科学分会新生儿学组. 早产、低出生体重儿出院后喂养建议[J]. 中华儿科杂志，2016，54(1)：6-12.

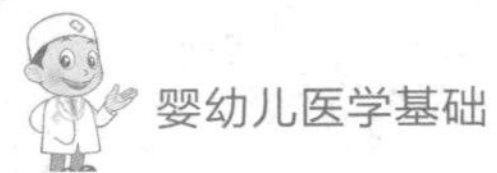

2. 早产儿出院后喂养方案

营养风险程度决定了早产儿的喂养方案，应结合随访监测的早产儿生长水平和速度、摄入奶量等，在原喂养方案基础上，调整下一阶段的喂养方案，使早产儿达到理想适宜的生长状态①。

3. 其他营养素的补充

（1）铁剂补充。早产儿生后 2～4 周开始补充铁剂 2 mg/(kg・d)，酌情补充至矫正 12 月龄[矫正年龄即以胎龄 40 周（预产期）为起点计算矫正后的生理年龄，计算方法为：矫正月龄＝实际月龄－早产周数，早产周数＝足月胎龄－出生胎龄]；使用母乳强化剂、强化铁的配方奶及其他富含铁的食物时，酌情减少铁剂的补充剂量。

（2）维生素 A、D 和钙、磷补充。一般在出生后数天内开始给婴儿补充维生素 D 800～1 000 IU/d，3 个月后改为 400 IU/d，直至 2 岁。酌情补充维生素 A、钙和磷。

（三）随访和健康检查

1. 随访内容

（1）询问既往信息。

《早产儿保健服务指南》

（2）体格检查，体格生长监测与评价。

（3）神经心理行为发育监测与评估，包括发育监测、发育筛查和发育评估。

（4）特殊检查：听力评估、早产儿视网膜病（ROP）筛查及儿童眼病筛查和视力检查、贫血检测，以及其他必要的辅助检查。

（5）喂养咨询、护理与疾病预防及早期发展促进指导。

（6）异常情况的早期识别和处理。

2. 随访次数

根据《早产儿保健工作规范》，早产儿可以分为以下 2 类：

《早产儿保健工作规范》

（1）低危早产儿。指胎龄≥34 周且出生体重≥2 000 g，无早期严重合并症及并发症、生后早期体重增长良好的早产儿。建议婴儿出院后至矫正 6 月龄内每 1～2 个月随访 1 次，矫正 7～12 月龄内每 2～3 个月随访 1 次，矫正 12 月龄后至少每半年随访 1 次。根据随访结果酌情增减随访次数。

（2）高危早产儿。指胎龄＜34 周或出生体重＜2 000 g、存在早期严重合并症或并发症、生后早期喂养困难、体重增长缓慢等任何一种异常情况的早产儿。建议出院后至矫正 1 月龄内每 2 周随访 1 次，矫正 1～6 月龄内每 1 个月随访 1 次，矫正 7～12 月龄内每 2 个月随访 1 次；矫正 13～24 月龄内，每 3 个月随访 1 次；矫正 24 月龄后每半年随访 1 次。根据随访结果酌情增减随访次数。矫正 12 月龄后，连续 2 次生长发育评估结果正常，可转为低危早产儿管理。

（四）预防感染

1. 用物消毒

每次喂奶后清洁和消毒奶具；被服每周清洗 1～2 次，日光暴晒 6～8 小时；衣物每天清洗干净，日光暴晒，早产儿的毛巾和其他用物要单独分开，并定期煮沸消毒②。

2. 皮肤清洁

为早产儿提供柔软的衣服和被褥，并保持清洁干燥。保持头颈、腋下、会阴等皮肤褶皱处的清洁干燥，观察皮肤有无破损；使用一次性、软而吸水性强的尿布，每次更换尿布时，用温水清洗臀部，用软毛

---

① 《中华儿科杂志》编辑委员会，中华医学会儿科学分会儿童保健学组，中华医学会儿科学分会新生儿学组. 早产、低出生体重儿出院后喂养建议[J]. 中华儿科杂志，2016，54(1)：6-12.

② 张军，高玲玲，陈少贞. 早产儿全程照护理论与实践[M]. 武汉：华中科技大学出版社，2018：166.

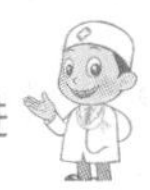

巾轻轻吸干，勿用力擦拭皮肤①，因为早产儿的皮肤角质层薄。另外，要勤换尿布，保持干燥，避免尿布皮炎的发生。

3. 保持口腔清洁

喂奶结束后用干净的棉签蘸取温开水轻轻涂洗早产儿口腔，保持早产儿口腔清洁②。

4. 保持脐带清洁

脱落前勿要让尿液浸湿，保持脐部干爽清洁，若发现脐窝出现渗血、脓性分泌物或脐轮红肿，应及时就诊③。

5. 避免交叉感染

接触早产儿前和换尿布后洗手，不要让感冒的照护者去照顾早产儿，减少早产儿接触病菌的机会④。

6. 提高免疫力

按照《国家预防接种工作规范》相关要求进行预防接种。

（五）睡眠

建议采用仰卧位的睡眠姿势，因为侧卧位比仰卧位更容易发生婴儿猝死综合征。睡前也不要让婴儿吃得过多或过少。尽量不要让婴儿养成抱睡或奶睡的不良习惯。

建议睡眠时间：新生儿每天平均需要16小时（14～20小时）；矫正月龄1～2个月的婴儿每天平均为15小时；矫正月龄3～4个月的婴儿每天平均14～15小时；矫正月龄5～6个月的婴儿每天总睡眠时间长13～14小时，其中白天小睡2小时，晚上能连续睡至少6小时，甚至有的长达12小时；6个月后的婴儿中枢神经系统不断成熟，其睡眠模式逐渐建立且接近于成人，睡眠持续时间能力逐渐增强⑤。

（六）早期发展促进

早产儿在不同年龄段需要给予相应的视、听、触觉等感知觉刺激，创建丰富的语言环境和提供练习主动运动的机会，进行适合年龄特点的游戏活动，鼓励进行亲子互动及建立同伴关系，避免违背发育规律的过度干预。

知识拓展

早产儿不同年龄段早期发展促进内容

实训 5.2.4　归纳早产儿的随访内容

（一）任务要求

1. 了解随访对早产儿养育照护的指导意义。
2. 理解并掌握早产儿随访的具体内容。

（二）操作方法

1. 根据任务提供的背景结合所学知识，归纳并罗列出早产儿随访的具体内容。

2. 可以通过文献阅读（搜索知网、万方、Web of Science等中英文数据库）、小组讨论和咨询专业人士等方法完成任务。

3. 完整、简明、正确地填写下列学习单（见表5-9），学习单参考答案可扫码查看。

学习单参考答案

①②③　张军，高玲玲，陈少贞. 早产儿全程照护理论与实践[M]. 武汉：华中科技大学出版社，2018：166.

④　张军，高玲玲，陈少贞. 早产儿全程照护理论与实践[M]. 武汉：华中科技大学出版社，2018：166-167.

⑤　张军，高玲玲，陈少贞. 早产儿全程照护理论与实践[M]. 武汉：华中科技大学出版社，2018：171.

表 5-9 早产儿随访内容学习单

项目	内容
询问既往信息	如：早产儿出生情况、患病情况及治疗经过，住院天数、出院时体重及出院时喂养情况
体格检查，体格生长监测与评价	
神经心理行为发育监测与评估	
特殊检查	
喂养	
疾病预防和护理	
早期发展促进指导	
异常情况的早期识别和处理	

（三）任务评价要点

能够正确理解早产儿随访的基本内容，并根据随访项目，在学习单中全面、准确地列出具体内容。

思政话题

2021 年 9 月，国务院发布《中国儿童发展纲要（2021—2030 年）》，提出“儿童是国家的未来、民族的希望。当代中国少年儿童既是实现第一个百年奋斗目标的经历者、见证者，更是实现第二个百年奋斗目标、建设社会主义现代化强国的生力军。促进儿童健康成长，能够为国家可持续发展提供宝贵资源和不竭动力，是建设社会主义现代化强国、实现中华民族伟大复兴中国梦的必然要求。而在儿童与健康这个发展领域里，提出的主要目标之一就是促进城乡儿童早期发展服务供给，普及儿童早期发展的知识、方法和技能”。①

请思考：（1）促进早期发展服务的意义是什么？（2）如何开展和加强早期发展服务？

模块小结

本模块系统阐述了婴幼儿健康促进基本理论，并从喂养与营养方法、婴幼儿回应性照护和早期发展知识、疾病与伤害的预防措施和早产儿的养育照护四方面详细介绍了婴幼儿照护的注意事项。在理论部分，本模块着重介绍了成人疾病的胚胎起源学说（“都哈学说”）和生命早期 1 000 天概念，并据此提出了孕前和孕产期的营养干预计划；在实践部分，本模块通过文字、视频与综合实训相结合的方式，着重让学习者掌握婴幼儿的科学喂养与日常照护技巧，了解早产儿生命早期卫生保健的必要知识。

① 信息来源：中共中央 国务院，《国务院关于印发中国妇女发展纲要和中国儿童发展纲要的通知》，中国政府网（http://www.nhc.gov.cn/wjw/mtbd/202109/8a657d8a53ff468f85cb8c3e6da06bf0.shtml），2021 年 9 月 27 日。

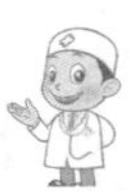

思考与练习

一、单项选择题

1. “生命早期 1 000 天”指的是(　　)。

A. 孕前 1 年到出生后 1 岁内　　B. 0～3 岁
C. 怀孕到子代 2 岁内　　D. 幼儿 2～5 岁
E. 孕前 2 年到出生

2. 人脑细胞增殖的关键生长期是(　　)。

A. 妊娠中晚期至出生后 6 个月　　B. 0～2 岁
C. 出生后 6 个月至 2～3 岁　　D. 妊娠中期
E. 妊娠晚期

3. 孕早期或备孕前 3 个月补充(　　)可以预防胎儿神经管畸形。

A. 维生素 A　　B. 维生素 C　　C. 维生素 B_9　　D. 维生素 B_6
E. 维生素 D

4. (　　)月龄应该添加蔬菜泥、水果泥。

A. 6～8　　B. 2～4　　C. 9～12　　D. 9～11
E. 12～24

5. 一般腋温≥(　　)℃定义为发热。

A. 37　　B. 37.3　　C. 37.5　　D. 38
E. 38.5

6. 新生儿洗浴时的室温宜保持在(　　)。

A. 20～22℃　　B. 22～24℃　　C. 24～26℃　　D. 26～28℃
E. 28～30℃

7. 12～24 月龄建议每日谷物类的量为(　　)g。

A. 10～20　　B. 20～50　　C. 50～100　　D. 100～125
E. 125～150

二、多项选择题

1. 人类发育的可塑性存在于(　　)。

A. 胎儿期　　B. 婴儿期　　C. 儿童早期　　D. 青春期
E. 成人期

2. 生命历程理论研究提出的模型是(　　)。

A. 累积模型　　B. 压力模型
C. 关键期模型　　D. 生理-心理-社会因素模型
E. 交互模型

3. 《国民营养计划(2017—2030 年)》为推动生命早期 1 000 天营养健康规划的具体行动包括(　　)。

A. 开展孕前和孕产期营养评价和膳食指导
B. 实施妇幼人群营养干预计划
C. 提高母乳喂养率，培养科学喂养行为
D. 提高婴幼儿食品质量与安全水平，推动产业健康发展
E. 推广健康生活方式

4. 不宜母乳喂养的情况是(　　)。

A. 婴儿患有某些代谢性疾病　B. 母亲患有某些传染性或精神性疾病

C. 乳汁分泌不足　D. 无乳汁分泌

E. 母亲心情低落

5. 以下哪些矿物质或维生素是常规推荐孕妇补充的？(　　)

A. 铁　B. 钙　C. 维生素 C　D. 维生素 D

E. 维生素 A

6. 以下哪些行为属于饥饿表现，应考虑喂奶？(　　)

A. 频繁吸吮手指　B. 焦躁不安　C. 觅食反射　D. 欲哭表情

E. 嘴巴发出“吧唧”声

7. 回应性照护包括(　　)。

A. 亲子关系　B. 敏感观察　C. 恰当回应　D. 回应性喂养

E. 互动沟通

三、判断题

1. 在添加辅食的基础上母乳喂养可持续至 2 岁及以上。(　　)
2. 低危早产儿出院后至矫正 6 月龄内每 1～2 个月随访 2 次。(　　)
3. 1～2 岁建议的每日睡眠时间为 11～14 小时。(　　)
4. 在冲配配方奶时，应先加奶粉后加水。(　　)
5. 6 个月内的婴儿，可以使用红色的带声响的玩具，促进视觉、听觉、运动觉等能力的发展。(　　)
6. 在室温储存条件下，母乳最长能储存 48 小时。(　　)
7. 疾病的易感性只与基因有关。(　　)

四、简答题

1. 请简述回应性喂养的促进策略。
2. 请简述婴幼儿定期健康检查的时间和主要内容。
3. 请简述回应性照护的定义。
4. 请简述 DOHaD 理论。
5. 请简述“生命早期 1 000 天”对儿童生长发育的重要意义。

学习模块六 婴幼儿中医保健和医疗卫生制度

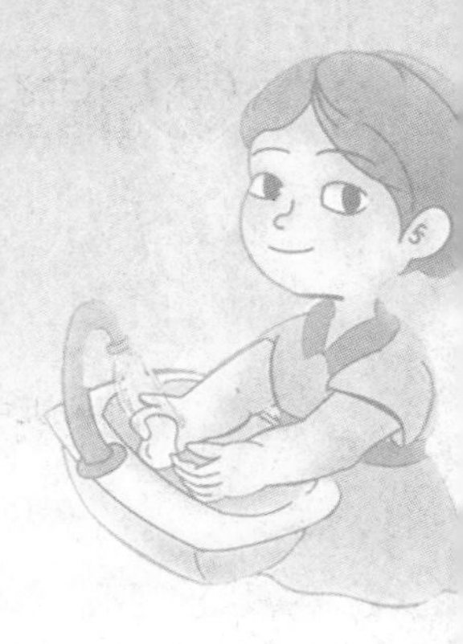

模块导读

本模块共有两个学习情境，包括婴幼儿中医保健和医疗卫生制度。通过学习，本模块将使学习者熟悉婴幼儿相关的中医保健方法，了解相关的医疗卫生制度，提升中医文化自信和增强法治观念。学习情境中包含了对中医理论体系和哲学思想的介绍，进而引导学习者从中医角度认识婴幼儿的生理、病理、病因特点，熟悉婴幼儿常见疾病的中医防治，也相应地介绍了相关的医疗卫生制度，阐述了托育服务的发展过程及意义，介绍了婴幼儿初级卫生保健的内容和辅助生殖技术及相关伦理问题，同时结合国家近几年最新发布的政策和法规，从宏观角度让学习者了解中国特色婴幼儿医疗卫生制度的不断发展和完善。

学习目标

➢ 知识目标

1. 了解中医理论体系和哲学思想。
2. 认识婴幼儿常见疾病的中医四诊和防治方法。
3. 了解托育服务的发展和相关政策。
4. 认识婴幼儿基本公共卫生服务内容。
5. 了解人胚胎相关的伦理原则。

➢ 能力目标

1. 能初步学会用中医理论去思考生活中的某些现象。
2. 会解释婴幼儿的中医生理、病理、病因特点。
3. 能运用中医防治的观点和方法来阐述婴幼儿常见疾病。
4. 能够将托育机构设置标准和管理规范的理论知识应用到托育工作中。
5. 能够正确对待婴幼儿免疫接种后的不良反应。

➢ 思政目标

1. 树立中医论治的理念，增强中医文化的自信心。
2. 培养辩证思维，拓展学科视野。
3. 坚守科研和医学伦理道德底线，遵守国家相关法律法规。
4. 明确人胚胎的伦理地位，尊重人胚胎的人格尊严。
5. 辩证对待基因编辑等前沿医学技术。

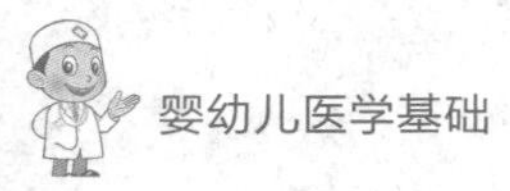

内容结构

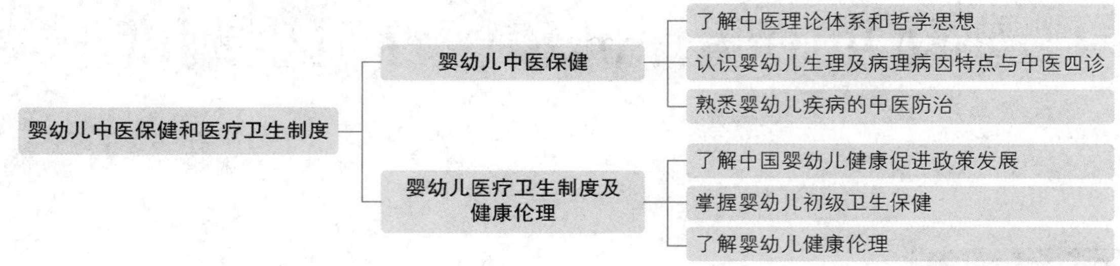

学习情境 1 婴幼儿中医保健

案例导入

乐乐是个活泼可爱的男孩，很快就三岁了，最近他受寒感冒了，经医生诊治后没有发热咳嗽了，但鼻涕总是止不住，尤其是遇到冷空气后，流鼻涕、打喷嚏的症状就反复出现。乐乐家长很着急，医生告知，乐乐应该是患上了过敏性鼻炎，需要喷鼻药和内服药物，一般疗程为三个月，或者接受脱敏治疗，时间则更长。乐乐对药物很是抗拒，治疗效果较差。为此，医生提出可以寻求中医诊治，比如通过小儿推拿、药浴等疗法帮助乐乐改善鼻炎症状。

问题：作为婴幼儿照护者，你是否了解中医相关的保健方法？除案例中提到的小儿推拿、药浴方法，你还知道有哪些中医方法对婴幼儿常见病的诊治有促进作用？

任务 1 了解中医理论体系和哲学思想

中医学有着数千年的悠久历史，是中华民族长期同疾病作斗争经验的总结，是中华优秀传统文化的重要组成部分。中医学有着自己独特的理论体系和丰富的实践经验，为世界医学的发展和全人类的健康事业做出了巨大的贡献。在科学突飞猛进的今天，中医学仍在医疗保健中发挥着重要的作用。它是祖先留给我们的智慧，应该好好珍惜和保护并发扬光大。

中医拾贝

一、中医学的基本特点

中医产生于原始社会，春秋战国时期中医理论已经基本形成，出现了解剖和医学分科，已经采用

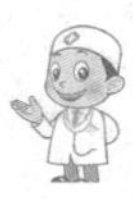

"四诊",中医学的基本特点主要有整体观念、恒动观念、辨证论治。了解这些特点可以更好地帮助我们了解中医、认识中医、走进中医。

(一) 整体观念

整体观念,指客观世界任何事物都是由各种要素以一定方式构成统一的整体。中医学重视事物的统一性、完整性和关联性,认为人是一个有机的整体,人与自然界密切相关,人体受社会环境影响。这些认识构成了中医学的整体观念。

知识拓展 人体是有机整体

1. 人体是一个有机整体

人体是由若干脏腑、组织、器官所组成,各部分均有不同结构和功能,但不是孤立的,而是相互作用、相互制约的。这一整体性体现在生理上、病理上和诊治上,这也是中医学和现代医学相区别的地方。案例中乐乐的过敏性鼻炎,可能是肺气不足引起,而不仅是鼻子局部的病变。乐乐流鼻涕也只是其中一个症状,可结合其面色、鼻涕性状、平时生活状态作出最终诊治方案。

知识拓展 中医的五脏、六腑、形体、官窍

2. 人与自然界的统一性

自然界是人类赖以生存的外在环境。其变化影响人体,人体会产生相应的调节。如夏天气候炎热,人出汗多。地域同样会影响人体的生理活动,如江南多湿热,人体腠理多疏松;北方多燥寒,人体腠理多致密。因此,人体更应注重四时养生。

知识拓展 四时养生

3. 人与社会环境的统一性

政治、经济、文化、宗教、婚姻、人际关系等社会因素,影响人的心理、生理和病理变化,人在适应社会环境的过程中维持着生命的稳定平衡,体现人与社会环境的统一性,因此中医临床强调必须了解患者所处的社会环境及心理状态。案例中乐乐的照护者是否减少养育环境中的过敏原也是乐乐能否取得疗效的重要因素。[①]

(二) 恒动观念

知识拓展 从中医整体观念浅谈健康

运动是物质的存在形式及其固有属性,中医学认为动而不息是自然界的根本规律,生理上的恒动观认为人体的脏腑、组织、器官的生理活动都处于永恒无休止的运动中,如生、长、壮、老、已是生命活动的全过程,这一过程中充分体现了"动"。疾病的产生、发展与转归是一个不断运动变化的病理过程。中医学主张的未病先防、既病防变,就是用运动的观点去审视疾病可能发展的趋势,体现了养生治病的恒动观念。案例中随着乐乐病情的变化,无论是推拿还是药浴的方法在处方上都有可能发生调整,这就是恒动观念的体现。

(三) 辨证论治

中医学认识疾病和治疗疾病的过程,就是辨证论治的过程,所谓辨证是将望、闻、问、切四诊所收集的资料、症状和体征,通过分析、综合、辨清疾病的原因、性质、部位以及邪正之间的关系,最终概括为某种性质之证,是疾病过程中某一阶段的病理概括。所谓论治是根据辨证的结果,确立相应的治疗原则和方法,辨证论治是诊治疾病过程中不可分割的两个部分。辨证论治,作为临床诊治疾病的基本特点,指要能辩证地看待病和症的关系,因此在临床施治时,可采取同病异治或异病同治的治则来处理。同是过敏性鼻炎,如治疗时乐乐证型与其他幼儿不同,则采取的治疗方法也会不同,体现了中医的"同病异治"。

知识拓展 中医学的"异病同治"

① 郑洪新,杨柱. 中医基础理论(新世纪第五版)[M]. 北京:中国中医药出版社,2021:40-43.

二、中医学的气和血

血，又称血液，是循环流通于心脉之中富含营养的红色液体，是构成和维持人体生命活动的基本物质之一。血在脉络中运行才能发挥其生理功效，称为“血府”。血液以水谷精微和肾精为其化生之源。

气是构成和维持人体生命活动最基本的精微物质。其中元气是推动人体生长发育最根本、最重要的气，是维持人体生命活动的原始动力。气的生命活动过程，即是元气的消长变化及升降出入运动。一旦失调则影响身体健康，故有“百病皆生于气”之说。因此防病治病也应以调护元气为本，善养生者更应正视护养元气。

中医认为气为阳，血为阴，气行则血行，气滞则血瘀，气是血生成运行的动力，血是气的载体与物质基础，气以推动温煦为主，血以滋润营养为生，气血相随，气为血帅，血为气母，两者关系密切而统一。

三、中医学的理论体系

阴阳五行学说属于古代的哲学范畴，是我国古代用以认识自然和解释自然的世界观和方法论。我国古代医家为了更好地解释生理现象、病理变化及指导临床诊断和治疗，借助阴阳五行等当时先进的哲学思想，构建了中医独特的理论体系。阴阳学说和五行学说一直推动着中医学的不断发展，是中医学最基本、最重要的两大理论。

（一）阴阳学说

1. 阴阳学说的基本概念

阴阳，是对宇宙间相互关联的事物或现象对立双方属性的概括，既可代表相互关联而性质相反的两种事物或现象，又可代表同一事物或现象内部相互对立的两个方面，阴阳初始的含义是非常朴素的，朝日光为阳，背日光则为阴。随着观察面的拓展，阴阳的朴素含义又得以引申，古人把自然界具有对立属性的事物或现象分为阴阳两个方面，阴阳就成为概括自然界的抽象概念。《素问・阴阳应象大论》说：“水火者，阴阳之征兆也。”它指出中医学以水火作为阴阳的征象，水为阴，火为阳，水性寒而润下故属阴，火性热而炎上故属阳①。寒热、上下、动静是水与火所表现出来的不同特性，类似于水性者则为阴，类似于火性者则为阳，具体见表 6-1。

表 6-1　事物、现象阴阳属性归纳表

属性	空间	时间	季节	温度	湿度	重量	性状	亮度	运动状态
阳	天、上、外、南	昼	春、夏	温、热	干燥	轻	清	明亮	动、升、兴奋、亢奋
阴	地、下、内、北	夜	秋、冬	凉、寒	湿润	重	浊	晦暗	静、降、抑制、衰退

阴阳学说的基本内容

2. 阴阳学说的基本内容

阴阳学说的内容丰富，包括阴阳对立、阴阳互根、阴阳消长、阴阳转化，自然界中的一切事物或现象都可以用这些内容解释。

（二）五行学说

1. 五行的概念和特性

五行，即木、火、土、金、水五种物质及其运动变化。五行中的“五”指构成自然界的物质木、火、土、

① 郑洪新，杨柱. 中医基础理论(新世纪第五版)[M]. 北京：中国中医药出版社，2021：19-33.

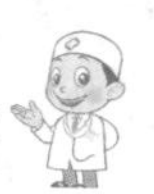

五行的特性

金、水，“行”指这五种物质的运动和变化。《尚书·洪范》对五行的特性作出高度的概括，即所谓“水曰润下，火曰炎上，木曰曲直，金曰从革，土爰稼穑”。五行的特性是古人对这五种物质的直观认识进行抽象而形成的理论概念，是用以区别各种事物五行属性的基本依据。

2. 事物、现象的五行归类

五行学说以五行的特性为依据，运用取向比类和推演络绎的方法，对自然界的事物和现象进行归类(见表 6-2)，构建了自然界的五大系统五行学说，它是古代天人相应思想的基础，也说明了人与自然环境统一的理论基础。

表 6-2　事物、现象的五行归纳表

自然界						五行	人体					
五味	五色	五化	五气	五方	五季		五脏	五腑	五官	五体	五志	五声
酸	青	生	风	东	春	木	肝	胆	目	筋	怒	呼
苦	赤	长	暑	南	夏	火	心	小肠	舌	脉	喜	笑
甘	黄	化	湿	中	长夏	土	脾	胃	口	肉	思	歌
辛	白	收	燥	西	秋	金	肺	大肠	鼻	皮毛	悲	哭
咸	黑	藏	寒	北	冬	水	肾	膀胱	耳	骨	恐	呻

3. 五行学说的基本内容

(1) 五行相生：生，即资生、助长、促进之意，五行相生是指木、火、土、金、水之间存在着有序的递相资生、助长、促进的关系，五行相生的次序为木生火，火生土，土生金，金生水，水生木。

(2) 五行相克：即克制、抑制、制约之意，五行相克，是指木、火、土、金、水之间存在着有序的递相克制制约的关系，五行相克的次序是木克土，土克水，水克火，火克金，金克木。五行相克的关系中，任何一行都存在着克我和我克两个方面的关系。五行相生相克关系示意图见图 6-1。

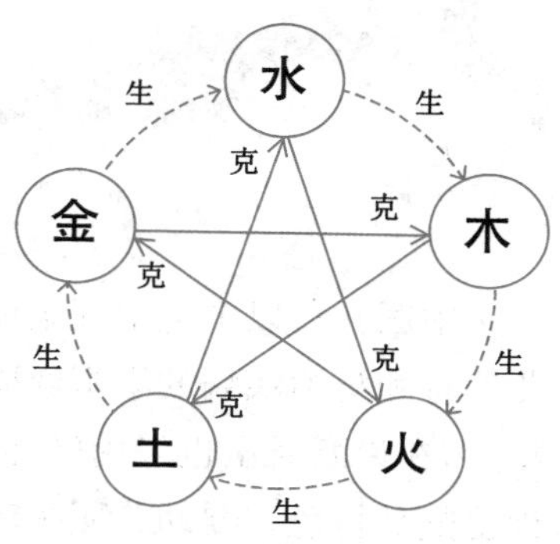

图 6-1　五行生克规律示意图

四、中西医的比较

关于中西医的比较讨论非常多，比如有学者提出西医注重的是解剖，是局部，是微观，中医注重整体观，是功能，是全身。通过文献研究和临床实践分析，中西医有着各自的理论体系，思维方式也不同，在对疾病的病因、病机、检查、诊治方面都各有特色。例如案例中的乐乐可以选择西医治疗，同样也有中医的保驾护航。随着科学技术的发展和人类认知的改变，有不少专家学者呼吁中西医在某些方面可以做到融合，应根据病人的具体情况来选择诊疗方法，目的都是为了减少病人的痛苦，治愈疾病。

实训 6.1.1　调查婴幼儿家长对中医的认知情况

中医是中华民族的瑰宝，但由于各种原因，婴幼儿家长对中医并不了解，当孩子生病时也不会为孩子寻求中医诊疗，鉴于此，请你设计一份对 0～3 岁婴幼儿家长中医认知情况的调查问卷并完成调查报告。

(一) 任务要求

1. 熟悉中医学的特点和理论体系并利用所学知识设计、收集、整理调查问卷。

2. 锻炼与家长的沟通能力。

3. 初步运用所学知识指导家长正确了解中医。

(二) 操作方法

1. 根据任务提供的背景结合所学知识，完整、正确记录调查问卷。

2. 可以通过文献阅读(搜索知网、万方、维普等中文数据库)、线上和线下发放问卷或寻求专业人士帮助等方法完成任务。

(三) 评价要点

调查问卷要点

1. 调查问卷的要点可参照二维码内容。调查问卷的具体内容可根据查阅的资料设计。

2. 调查数据来源是否准确、客观、全面。

3. 调查结果的记录正确，结论简明，调查报告具有启发性。

任务2 认识婴幼儿生理及病理病因特点与中医四诊

中医儿科以中医学理论体系为指导，用中国传统的治疗方法为手段，荟萃了中华民族数千年来小儿养育和防治疾病的丰富经验。它在认识婴幼儿生理、病因、病理方面都有着非常独特和完整的体系特点，在诊断时虽也采用望、闻、问、切四种不同的诊查手段，但由于婴幼儿生长发育的特殊性，儿科四诊也颇具特色。婴幼儿照护者从中医角度认识婴幼儿的生理、病理、病因特点以及四诊方法，不仅有助于工作的开展，也能为守护婴幼儿健康提供更多的支撑。

一、婴幼儿生理特点

(一) 脏腑娇嫩，形气未充

脏腑，指五脏六腑；娇，指娇弱，不耐攻伐；嫩，指柔嫩；形，指形体结构，四肢百骸等；气，指各种生理功能；充，指充实旺盛。脏腑娇嫩，形气未充是概括地说明婴幼儿处于生长发育阶段，其机体脏腑的形态未曾成熟、各种生理功能未曾健全[①]。著名医家钱乙提出小儿五脏六腑成而未全，全而未壮，婴幼儿不是大人的缩小版。脏腑柔弱，对病邪侵袭、药物攻伐的抵抗和耐受能力都较低。如婴幼儿与成人相比，易于感受风寒或风热邪气，出现发热、鼻塞、流涕、咳嗽等症，平时用药与成人相比用量小，禁忌多。婴幼儿行气均未充实，人体的各种生命现象还不能完全表达，如小儿的语言能力和行为能力都比成人差，生殖能力至青春期才能逐步具备，这种特点在中医里被归纳为变蒸学说。这与现代医学对婴幼儿八大系统的生理特点描述高度吻合，即八大系统的发育都不完善，需要照护者更加用心和专业的教养。

变蒸学说

婴幼儿的脏腑娇嫩，虽是指其五脏六腑的行与气皆属不足，但其中又以肺、脾、肾三脏不足更为突

① 赵霞，李新民. 中医儿科学[M]. 北京：中国中医药出版社，2021：15-16.

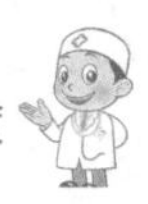

出，表现出肺脏娇嫩、脾常不足、肾常虚。此处的肺、脾、肾和现代医学所指的这三种器官有区别，也有联系。比如肺脏娇嫩常出现发热、咳嗽、流涕等症状，这与婴幼儿呼吸系统发育不完善，容易出现支气管炎、肺炎等呼吸系统常见病有类似之处。脾常不足，则容易出现挑食、偏食、腹泻、便秘等，婴幼儿的消化系统中谈到其消化吸收功能较差，对饮食的要求很高，不然也容易出现上述脾常不足的症状。而肾常虚，则和现代医学中的肾脏属泌尿系统，较小婴幼儿的排尿还不能自主，易出现遗尿，肾脏容易遭受外界侵害、引发肾脏疾病有关联。中医有专门研究人体各个脏腑的生理功能、病理变化及其相互关系的藏象学说，该学说对肺、脾、肾的解释可扫二维码拓展学习。

知识拓展

藏象学说之肺、脾、肾

(二) 生机蓬勃，发育迅速

婴幼儿的机体无论是在形态结构方面，还是在生理功能方面，都在不断地迅速发育成长，如婴幼儿的身长、胸围、头围随着年龄的增加而增长，思维、语言、动作能力随着年龄的增加而迅速提高，他们的年龄越小，这种蓬勃的生机就越明显。我国现存最早的儿科专著《颅囟经·脉法》中说“凡孩子 3 岁以下，呼为纯阳”，将这种蓬勃生机、迅速发育的生理特点概括为“纯阳”。这里的“纯”指小儿先天所禀的元阴元阳未曾耗散，“阳”指小儿的生命活力，犹如旭日之初升，草木之方萌，蒸蒸日上，欣欣向荣。

二、婴幼儿病理特点

(一) 发病容易，传变迅速

传变是指病邪或病变的转移、演变，又称传化。婴幼儿脏腑娇嫩，形气未充，年龄越小，表现就越突出。正是由于婴幼儿机体的这种不够成熟、不够完善的生理特点，形成了婴幼儿的御邪能力较弱，抗病能力不强，容易被外邪所伤，出现病情多变而迅速传遍的特点。婴幼儿发病容易突出表现在肺、脾、肾系疾病及传染病等方面①。六淫外邪不论是从口鼻而入，还是从皮毛而受，均易先犯于肺，使肺系疾病成为儿科发病率较高的一类疾病。而婴幼儿脾胃的功能状态与婴幼儿快速生长发育的需求常常不相适应，也容易出现呕吐、腹痛、便秘等脾系疾病。肾精的功能关乎生长发育和性功能成熟，婴幼儿临床上也多见肾精失充，骨骼改变的疾病。婴幼儿的抗病能力较弱，容易感受各种时邪疫毒，如流行性腮腺炎、水痘等传染病，传染病一旦发生，又易在儿童中相互传染，造成流行。婴儿病变、传变迅速的病理特点还可表现为寒热虚实的迅速转化，较成人突出，也就是易虚易实，易寒易热。照护者要特别留意婴幼儿的不适，及早就诊，以免病情加重，甚至演变成危急重症。

知识拓展

易虚易实、易寒易热

(二) 脏气清灵，易趋康复

与成人相比，婴幼儿的机体生机勃勃，脏腑之气清灵，随拨随应，对各种治疗反应灵敏，并且婴幼儿基础性疾病较少，病情相对单纯，因而婴幼儿疾病虽具有发病容易、传变迅速的特点，但一般来说病情好转的速度较成人为快，疾病治愈的可能性也较成人更大。例如婴幼儿感冒咳嗽等病症虽多发但好转也快。

三、婴幼儿病因特点

婴幼儿发病的病因与成人多数相同，但由于婴幼儿自身的生理特点，对不同疾病的易感程度与成人有明显的差别。婴幼儿的病因以外感、食伤和先天因素居多，情志、意外和其他因素也值得注意。婴幼儿不同年龄对不同病因的易感程度也不同，如年龄越小，对六淫邪气的易感程度越高；年龄越小，因

① 赵霞，李新民. 中医儿科学[M]. 北京：中国中医药出版社，2021：15-16.

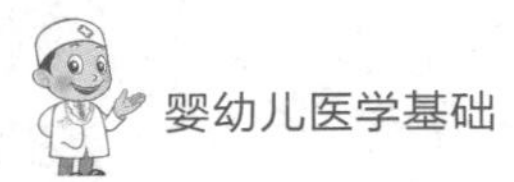

乳食而伤的情况越多等。

(一) 外感因素

外感六淫邪气与疫疠之气均易于伤害婴幼儿而致病。

六淫邪气，是指风、寒、暑、湿、燥、火六种外感病邪的统称。风、寒、暑、湿、燥、火在正常情况下称为“六气”，是自然界六种不同的气候变化。若“六气”发生太过或不及，容易导致人体患病。由于婴幼儿脏腑娇嫩，卫外功能较成人弱，不知自调寒温，所以与成人相比，婴幼儿更易被风热、风寒、邪气所伤，产生各种肺系疾病。

疫疠是一类具有强烈传染性的病邪，其引发的疾病有起病急骤、病情较重、症状相似、易于流行等特点。传染病属于疫疠的范畴，故在托幼机构中预防传染病的发生是一项重要工作。

(二) 乳食因素

知识拓展

孩子脾常不足，家长可做这些

乳食婴幼儿脾常不足，且饮食不知自调，易于为乳食所伤，由于照护者喂养不当，出生缺乳，或未能按期按质按量添加辅食，或放任婴幼儿所好，饮食营养不均衡，都会使婴幼儿脾气不充，运化失健，产生脾胃病症。又因婴幼儿不能自控自调饮食，容易造成挑食、偏食。婴幼儿缺乏卫生知识，饮食不洁也是其发病的一个常见原因，会误食一些被污染的食物引发肠胃疾病，如吐泻、腹痛、寄生虫病等。现代医学也特别注重婴幼儿的营养与喂养，国家卫生健康委也在 2021 年 12 月印发了《托育机构婴幼儿喂养与营养指南(试行)》，分年龄段提供了喂养与营养要点。如果孩子经常脾不足，可扫码拓展阅读家长或照护者可采取的措施。

(三) 先天因素

先天因素即胎产因素，是指婴幼儿出生之前已作用于胎儿的致病因素，遗传病因是婴幼儿先天因素中的主要病因，父母的基因缺陷会导致婴幼儿先天畸形、生理缺陷或代谢异常等。妇女受孕以后不注意养胎护胎，也是导致婴幼儿出现先天性疾病的常见原因，所以特别强调优生优育。

(四) 情志因素

婴幼儿对周围环境认识的角度不同于成人，因而导致婴幼儿发病的情志因素与成人有着一定的区别，最常见的情志所伤是惊恐，当婴幼儿乍见异物或骤闻异声时容易导致惊伤心神，出现夜啼、心悸、抽风等病症；长时间的所欲不遂，缺少关爱，容易导致忧思、孤独、忧郁等病症；家长对子女的过于溺爱，也容易让其产生精神行为障碍类疾病。所以良好、轻松的教养环境对婴幼儿的生长发育有着重要影响，否则会消耗婴幼儿肾精，让他们身材矮小、性格孤僻等。

(五) 其他因素

婴幼儿好奇好动，运动功能较差，缺乏对周围环境或事物的判断力，因而容易受到意外伤害，如烫伤、跌伤、误食、不慎吸入异物而窒息等。随着社会的变化，环境和食品污染、激素类化学物质超标都成为社会普遍关注的致病因素，婴幼儿疾病的病因也有新特点出现。

四、婴幼儿中医四诊

因为婴幼儿不会说话，较大儿童虽已会说话，但不能正确叙述自己的病情，所以称儿科为哑科。加上婴幼儿就诊时常啼哭吵闹，影响气息脉象，造成诊断上的困难，所以小儿科“以望为主，问继之，闻则次”。

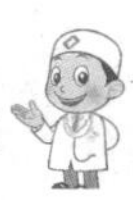

（一）望诊

婴幼儿肌肤柔嫩，反应灵敏，凡外感六淫、内伤乳食，以及脏腑自身功能失调或气血阴阳的偏盛偏衰，会容易从面、唇、舌的苗窍各部呈现，其反映病情的真实性比成人更明显，不易受到病儿主观因素的影响。望诊一般分为总体望诊（望神色、望形态）和分部望诊（审苗窍、辨斑疹、察二便、察指纹）。

1. 望神色

神指婴幼儿的精神状态，色指面部气色。望神色，就是望婴幼儿的精神与气色，通过对婴幼儿目光、神态、表情、反应等方面的综合观察，了解五脏精气盛衰和病情轻重及预后情况。凡婴幼儿精神振作，二目有神，表情活泼，面色红润，呼吸均匀，反应敏捷，均为气血调和，神气充沛的反应，是健康或病情轻浅之象。反之，若婴幼儿精神萎靡，二目无神，表情呆滞，面色晦暗，呼吸不匀，反应迟钝，则为体弱有病之表现，或病情较重之象。面部望诊是婴幼儿望神色中的重要组成部分，其中五色主病是望神色的主要方法（见表 6-3）。

表 6-3　面部五色与主证的关系

五色	主证
白色	多为寒证、虚证
红色	多为热证
黄色	多为脾虚证或有湿浊
青色	多为寒证、痛证、瘀证、惊痫
黑色	多为寒证、痛证、瘀证

2. 望形态

形指形体，态指动态，望形态就是观察婴幼儿形体的强弱胖瘦和动静姿态。形体望诊，包括头囟、躯体、四肢、肌肤、毛发等。

3. 审苗窍

苗窍与脏腑关系密切。舌为心之苗，肝开窍于目，肺开窍于鼻，脾开窍于口，肾开窍于耳及前后二阴，脏腑有病，能在苗窍上有所反映，审察苗窍可以测知脏腑病情，这是运用了中医司外揣内的思维方式。即通过诊查其外部的象征，便有可能策之内在的变化情况。

中医儿科其他诊法

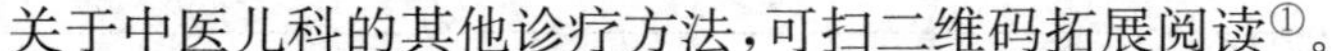

关于中医儿科的其他诊疗方法，可扫二维码拓展阅读[1]。

（二）闻诊

闻诊是用听觉和嗅觉来辅助诊查疾病的方法，儿科听声音主要包括婴幼儿的啼哭、呼吸、咳嗽、语言等的高亢低微；嗅气味包括婴幼儿口中之气味及大小便、痰液、汗液、呕吐物等气味。

（三）问诊

问诊是收集病史的一个重要方面，临床主要靠询问照护者来获取婴幼儿病历资料。婴幼儿问诊的内容除与成人相同外，要注意问年龄、发病的特点以及结合个人史来询问。一问年龄，因为年龄对诊断疾病具有重要意义，儿科某些疾病与年龄有密切关系，用药的剂量也应按年龄的大小而定。二问病情，主要包括询问疾病的症状及持续时间、病情变化、发病的原因等，着重可以问寒热、出汗情况，问头身、二便情况、饮食睡眠。三问个人史，包括胎产史、喂养史、生长发育史、预防接种史。

（四）切诊

切诊包括脉诊和按诊两个方面。婴幼儿脉诊与成人有所不同，因婴幼儿寸口部位较短，对较小儿童可以采用一指定三关的方法来体会小儿脉象的变化。切脉时间应在一分钟以上，最好在婴幼儿安静或入睡

① 赵霞，李新民. 中医儿科学[M]. 北京：中国中医药出版社，2021：20-29.

时进行，婴幼儿的脉相较成人软而稍数，年龄越小脉搏越快。应注意，恐惧、活动、啼哭等可影响脉象。按诊的话可以按察婴幼儿头囟的大小、凹凸、闭合的情况，以及可以按他的颈项、腋下可触及到的淋巴结。

实训 6.1.2　初探中医儿科视角下的过敏性鼻炎

见本情境案例导入，从中医儿科角度尝试分析乐乐发生过敏性鼻炎的病因、诊法，并把你能想到的可能原因、所用的诊法全部罗列并完成表格。

（一）任务要求

1. 理解并掌握中医对婴幼儿病因特点的描述。
2. 运用四诊法对婴幼儿过敏性鼻炎进行初步诊断。

（二）操作方法

1. 根据任务提供的背景结合所学知识，尝试用中医角度分析乐乐所患过敏性鼻炎这一情况。
2. 可以通过文献阅读（搜索知网、万方、Web of Science 等中英文数据库）、小组讨论和咨询专业人士等方法完成任务。
3. 完整、简明、正确地填写下列学习单（表 6-4）。学习单参考答案可扫码查看。

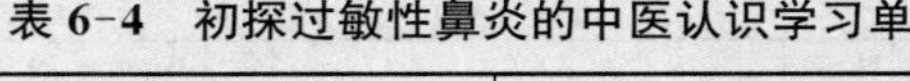
表 6-4　初探过敏性鼻炎的中医认识学习单

学习单
参考答案

病因	诊法
婴幼儿生理特点（肺脏娇嫩）	望诊（面色、……）
外感因素（……）	闻诊（……）
乳食因素（……）	问诊（……）
先天因素（……）	切诊（……）
情志因素（……）	其他诊法（……）
其他因素（……）	
你的总结：	

（三）任务评价要点

1. 文献资料丰富，具有参考性和科学价值。
2. 病因、诊法填写完整，具有针对性。
3. 总结合理，具有中医视角。

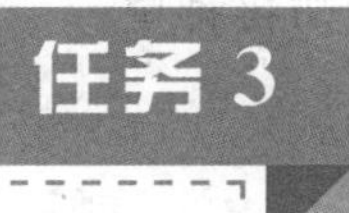

任务 3　熟悉婴幼儿疾病的中医防治

中医是我国民族的瑰宝，除了辨证论治有其鲜明的特点，在疾病防治方面也是颇具特色，从中医角

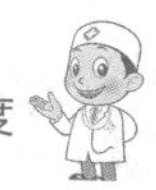

度出发进行婴幼儿疾病的防治，往往能有不同效果。

一、婴幼儿中医防治概要

1. 治疗大法

婴幼儿疾病的治疗大法基本与成人一致，但由于婴幼儿在生理、病理上与成人有所不同，故在治疗方法，用药剂量、给药途径的运用上也有其特点。中医在婴幼儿疾病的防治中方法多样，疗效较好。中药汤剂可内服，因其吸收快，加减运用灵活，便于喂服而最为常用。中成药易储存携带，服用方便，结合婴幼儿的口味特点，也可进行食疗法。外治疗法使用简便，易为患儿接受，可用于辅治或主治，都可以有良好的效果。

2. 具体治疗方法

内治法是中医药儿科最基本的手法，但是用药时应注意治疗要及时，处方要轻巧灵活，注意固护脾胃，掌握用药剂量，一般新生儿用成人量的 1/6，婴幼儿用成人量的 1/3。常用的内治法有疏风解表、止咳平喘、清热解毒、凉血止血、安蛔驱虫、消食导滞、镇惊开窍、利水消肿、健脾益气、培元补肾。但强调所有的治法都要在辨证论治的前提下开展，不得断章取义。常用的外治法有敷贴法、擦拭法、推拿法、针灸法（0～3 岁婴幼儿多以灸法为主）、熏洗法。这些外治法独具特色，婴幼儿比较容易配合，常常能取得良好的效果。需要注意的是，这些内外治法一定要在专业医生的指导下开展，不能妄自使用，以免造成不良后果。

知识拓展

儿科常见的中医外治法

中医认为，人体的正气充沛，病邪就没法入侵，人体就不会生病，如果人体正气不足，无法抵御病邪，病邪入侵人体，就会发生疾病。在预防疾病时，特别强调提升体内的正气，我们常说的增强体质就是属于提升正气的一种。另外，饮食调护是非常重要的手段，俗称的忌口就是饮食调护的体现。家庭和托幼机构是婴幼儿生活的主要场所，俗话说“七分治三分养”，照护者正确的调护有助于配合医生的治疗，预防疾病的发生，促进疾病的痊愈。

二、婴幼儿常见疾病的中医防治

（一）感冒

1. 诊断要点

气温骤变，冷暖失调，或有与感冒病人接触史；有感受外邪病史；发热、怕冷、鼻塞流涕、打喷嚏、微咳等为主症；血象检查异常。

2. 治疗要点

治疗时需辨证论治，常见的证型有风寒感冒、风热感冒、暑邪感冒、体虚感冒，根据不同的感冒证型所用中药汤剂的药方也不同。可以用抗病毒口服液等中成药进行治疗。还可配合外治疗法，比如药包进行药浴，或者采取针灸疗法，常取的穴位有大椎、曲池、外关、肺腧穴。

3. 预防与调护

加强婴幼儿的户外活动，让其呼吸新鲜空气；增强婴幼儿的锻炼；随气候变化及时增减衣服；避免与感冒病人接触，感冒期间少去公共场所；可选择接种流感疫苗。发热期间可以多饮热水或者是热粥，饮食要清淡易消化，如米粥、新鲜蔬果，忌食辛辣冷饮、油腻食物，随时注意观察病情变化，以防发生他症。[①]

知识拓展

婴幼儿感冒中医小妙招

---

① 赵霞，李新民. 中医儿科学[M]. 北京：中国中医药出版社，2021：74-79.

（二）咳嗽

1. 诊断要点

咳嗽常发病于冬、春两季，常因气候变化而发病，晨起或睡前加重；病前多有感冒病史，咳嗽为主要临床症状；肺部听诊可闻及两肺呼吸音粗糙或干湿啰音。

2. 治疗要点

要分清外感和内伤。外感咳嗽以疏散外邪、宣通肺气为基本法则。不宜过早使用滋腻镇咳药物，以免留邪。内伤咳嗽应辨别病位、病性、随证施治。可酌情服用小儿宣肺止咳颗粒、罗汉果止咳糖浆等中成药帮助化痰止咳。过敏性咳嗽者可选择冬病夏治和夏病冬治的敷贴疗法、隔药艾灸疗法、小儿推拿等提升体内正气。

3. 预防与调护

小儿咳嗽的常用食疗方法

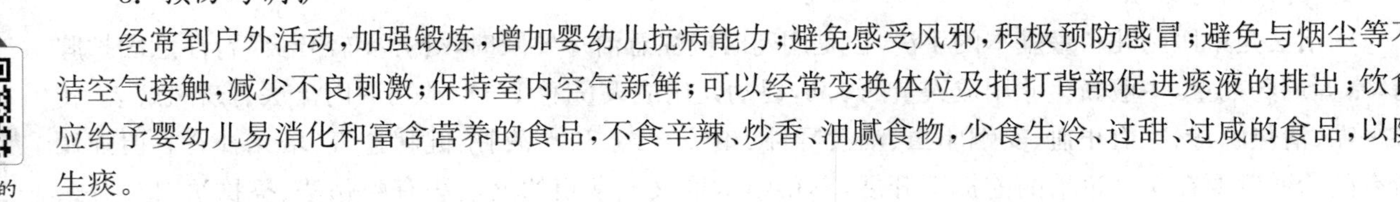

经常到户外活动，加强锻炼，增加婴幼儿抗病能力；避免感受风邪，积极预防感冒；避免与烟尘等不洁空气接触，减少不良刺激；保持室内空气新鲜；可以经常变换体位及拍打背部促进痰液的排出；饮食应给予婴幼儿易消化和富含营养的食品，不食辛辣、炒香、油腻食物，少食生冷、过甜、过咸的食品，以防生痰。

（三）过敏性鼻炎

1. 诊断要点

该病属于中医鼻鼽范畴，以鼻痒、阵发性喷嚏、清水样鼻涕和鼻塞为特征，不同类型过敏性鼻炎患者的主要表现和轻重程度不尽相同。常伴随咽痒、胸闷、头痛、咳嗽等症状。可常年发病，也可呈季节性发作。

2. 治疗要点

临床上较常见证型有肺气虚寒、脾气虚弱、肾阳不足、肺经有热，中药方可辨证论治。也可采取艾灸治疗，取合谷、列缺等为主穴，或耳针、小儿推拿迎香穴、中药熏蒸调理小儿过敏性鼻炎。情境导入案例中的乐乐也可在辨证论治下使用该法。

3. 预防与调护

婴幼儿要避免接触过敏原。对已经明确的过敏原，要尽量避免与之接触；对真菌、尘螨过敏者应常通风，保持室内清洁、干爽；对动物皮屑、羽毛、排泄物等过敏者应尽量避免接触动物。增强婴幼儿机体抵抗力，为婴幼儿选择适合的户外活动，适当体育锻炼，可增强婴幼儿身体免疫力，加强呼吸道的防御能力。

（四）腹泻

1. 诊断要点

中医称腹泻为泄泻，有乳食不节、饮食不洁或感受风寒、风热病史；大便次数较平时明显增多，重症达 10 次以上，粪便呈淡黄色或清水样。

2. 治疗要点

灸腹部穴位治疗腹泻

中药方以运脾化湿为基本法则。虚症以扶正为主，分别治以健脾益气，温补脾肾，配合藿香正气液、健脾八珍膏等中成药一起治疗。还可使用小儿推拿、针灸等方法，或者用丁桂儿脐贴配合治疗。

3. 预防与调护

注意婴幼儿饮食卫生，食品应新鲜清洁，不吃变质食品，不暴饮暴食，饭前便后要洗手；提倡母乳喂养，不宜在夏季及婴幼儿有病时断奶，遵守辅食添加的原则，注意科学喂养；加强户外活动，注意气候变化和避免腹部受凉；婴幼儿患病时适当控制饮食，减轻脾胃负担。腹泻严重时，应暂时禁食，忌食油腻、

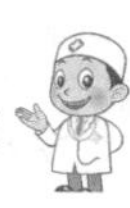

生冷及不易消化的食物。煮粥时可加薏米、山药，以健脾护胃。

（五）便秘

1. 诊断要点

中医称便秘为积滞，以不思乳食、食而不化、腹部胀满、大便干燥、排便困难为主症；会伴有烦躁不安，夜间睡眠不安等。

2. 治疗要点

本病以消食化积、理气健脾为基本法则，根据寒热虚实等不同类型加减论治，或配合小儿香橘丸、清热化滞颗粒服用，但因中病即止，不可过度使用。此外，小儿推拿也常运用治疗便秘，可用药袋敷于中脘穴或肚脐处。

3. 预防与调护

调节婴幼儿饮食，合理喂养，注意营养易消化，科学喂养；根据婴幼儿生长发育需求逐渐给婴儿添加辅食，以免造成脾胃功能负担，积滞不化。腹胀者可顺时针按摩腹部，便秘者可用蜂蜜 10～20 ml 冲服（1 岁以上幼儿可酌情使用），严重者可将开塞露外用，脾胃虚弱者常灸足三里穴。应加强婴幼儿排便习惯的训练，让儿童肠道恢复正常运转，建立规律排便。增加液体和富含纤维膳食的摄入量；多鼓励婴幼儿饮水并加强运动。

几种缓解和治疗便秘的食疗便方

（六）生长发育迟缓

1. 诊断要点

中医称生长发育迟缓为五迟五软，五迟指立迟、行迟、齿迟、发迟、语迟，五软指头项软、口软、手软、足软、肌肉软。五迟五软可单独出现也可同时出现。可能有孕期调护失当、药物损害、产伤、早产以及喂养不当史。婴幼儿 2～3 岁还不能站立行走，为立迟、行迟；初生无发或者少发，随年龄增长，仍稀疏难长为发迟；12 个月时尚未出牙，以及此后牙齿萌出过慢为齿迟；1～2 岁还不会说话为语迟。婴幼儿半岁前后，颈项仍软弱下垂为头项软；咀嚼无力，时流清涎为口软；手臂不能握举为手软；两岁以后仍不能站立、行走为足软；肌肉松软无力为肌肉软。

五迟五软护理须知

2. 治疗要点

五迟五软多属于虚症，以补为主要治疗大法。要尽可能早期发现，治疗前先应找到病因，再对症治疗，可将有效方剂制成丸、散、膏剂常服，以半年为 1 疗程，重复 2～3 个疗程，或配合针灸、推拿、教育及早期开发训练等综合措施，可以取得一定疗效。

3. 预防与调护

大力宣传优生优育知识，提倡婚前进行健康检查；孕妇要注意养胎护胎，加强营养，不乱服药物；婴幼儿要注意合理喂养，防治各种急慢性疾病；重视功能锻炼，加强智力开发；加强营养，用推拿疗法，按摩萎软的肢体，防止肌肉萎缩。

（七）夜啼

1. 诊断要点

婴幼儿白天能安静入睡，入夜则啼哭不止，时哭时止，或每夜定时啼哭，甚至通宵达旦，白天如常，称为夜啼，多见于新生儿及婴儿。啼哭是新生儿及婴儿的一种生理活动，本部分主要论述婴儿夜间不明原因的反复啼哭。

2. 治疗要点

首先要排除外感发热、口腔疾病、肠套叠等疾病引起的啼哭，以免耽误患儿病情。治疗要点是重在辨别轻重缓急。确认啼哭无原发性疾病者，方可按脾寒、心热、惊恐辨证论治，或者用艾叶、干姜粉适量炒热，用纱布包裹，熨小腹部，从上到下，反复多次，此法可用于脾寒气滞证，也可用推拿、针灸疗法配合治疗。

知识拓展

巧治夜啼

3. 预防与调护

要注意防寒保暖，但不可使衣被过暖；孕妇及乳母不可过度食用寒凉及辛热刺激食物，不能受惊吓；要养成良好的睡眠习惯，不通宵开启小夜灯；注意保持周围环境安静，检查衣物或被褥有无异物，以免刺伤皮肤。如果婴儿啼哭不止，要注意寻找原因或者做进一步检查，以尽早明确诊断。①

实训 6.1.3 婴幼儿便秘的中医防治汇报

茵茵是个两岁三个月的女童，近日托育中心的老师发现她大便干结，要五六日才拉一次，甚至拒绝排便、尿黄、面色红、口干口臭，如果你是该老师，请从中医角度谈谈防治要点。请分组查阅资料，整理婴幼儿便秘的中医防治方法并进行汇报（汇报形式多样、可以是文献综述、PPT、宣传海报、现场解说等）。

（一）任务要求

1. 熟悉婴幼儿便秘中医防治知识。
2. 能查找拓展婴幼儿便秘中医防治的方法。
3. 会进行小组合作，有一定的沟通和合作能力。

（二）操作方法

1. 视人员具体情况进行分组并分配成员职责，建议每 4～6 人分成一个小组。
2. 各组查阅相关知识，收集资料后整理中医防治婴幼儿便秘方案，内容应科学、实用、具有针对性。
3. 将整理的资料形成最终汇报形式，汇报过程流畅、自然，有一定的说服力。

（三）任务评价要点

采取小组互评和教师评价相结合的方式完成考核评价表（见表 6-5）。

表 6-5 考核评价表

评价内容	分值	评价方式	
		互评	师评
查阅及收集的资料科学、实用、具有针对性	25		
汇报成果逻辑性强，说理清晰	25		
汇报展示有特色，表述流畅	20		
有较强的科研创新意识，团队沟通、合作能力强	10		
态度认真、做事积极	15		
有一定的批判性思维，能提出自己的建议	5		
总分	100		
总计（互评 40%＋师评 60%）＝			

① 赵霞，李新民. 中医儿科学[M]. 北京：中国中医药出版社，2021：167-170.

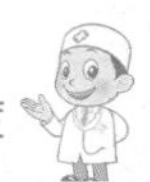

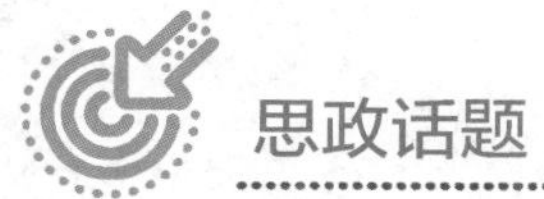

思政话题

国家卫生健康委印发的《健康儿童行动提升计划(2021—2025年)》提出，在全国县级以上公立中医院普遍设立儿科，有条件的地市级以上中医院应当开设儿科病房。儿童医院能够提供儿科中医药服务，三级儿童医院和有条件的二级儿童医院应当设置中医儿科。在基层医疗卫生机构运用中医药技术方法开展儿童基本医疗和预防保健。这一系列措施的出台，标志着中医儿科将迎来新的发展机遇，中医儿科即将大显身手。[①]

请思考:(1) 作为婴幼儿照护者，如何在日常工作和生活中增强"信中医、爱中医、用中医"的理念？(2) 你认为在婴幼儿托育事业中，中医儿科有可能在哪些方面发挥它的优势和作用？

① 信息来源：国家卫生健康委，国家卫生健康委关于印发健康儿童行动提升计划(2021—2025年)的通知，http://www.nhc.gov.cn/fys/s3585/202111/554a64ff0eff4971a37db413a00083a6.shtml，2021年10月29日。

学习情境 2 婴幼儿医疗卫生制度及健康伦理

90 后的宝妈芳芳最近很苦恼，自己的宝宝已经两岁了，吃饭、运动都很正常，但是从不说话，对父母的呼唤也充耳不闻，看到跟宝宝一样大的孩子都能和妈妈叽叽咕咕说个不停，芳芳不禁十分着急，带着孩子到儿童医院就诊。经过一系列检查后，医生发现孩子患有听力障碍，询问芳芳后得知孩子自出生后从未进行过听力检查。医生告诉芳芳，新生儿出生后都要进行听力筛查，这是国家卫生部规定的新生儿筛查项目之一，早期筛查可以及早发现有听力障碍的婴儿，进而有效地实现“早发现，早诊断，早干预”，尽可能地减低听力损伤对儿童的不良影响。

问题：你知道新生儿体检包括哪些内容吗？你认为新生儿体检的重要性如何？

任务 1 了解中国婴幼儿健康促进政策发展

国情决定了我国的基本医疗卫生制度、医疗保障制度和医疗卫生服务体系必须充分考虑中国特色，既不会走以美国为代表的市场之路，也不会走以英国为代表的计划之路，而必然会走向计划与市场相结合的中国特色之路。

一、中国特色婴幼儿医疗卫生制度的发展

1990 至 2018 年我国 5 岁以下儿童死亡率变化

事实证明，70 余年来，我国居民健康水平持续改善，人均预期寿命从 35 岁提高到 77 岁，用较少的投入解决了全世界六分之一人口的就医问题。中国的医疗卫生事业走出了一条具有中国特色的道路。婴幼儿健康发展离不开中国特色医疗卫生制度的保障，经过 70 余年不懈的努力，2021 年我国孕产妇死亡率已下降到 16.1/10 万，婴儿死亡率下降至 5.0‰，5 岁以下儿童死亡率下降至 7.1‰，妇幼健康核心指标已降至历史最低水平①，各项婴幼儿医疗卫生制度也在不断发展和完善当中，详见二维码内容中的“1990 至 2018 年我国 5 岁以下儿童死亡率变化”。

中国特色婴幼儿医疗卫生制度的发展，主要体现在以下三个方面。

---

① 董超. 我国妇幼工作成就显著[N]. 保健时报，2022-09-01(001). DOI：10.28034/n.cnki.nbjsb.2022.000269.

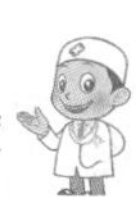

（一）健康法制、政策体系日趋完善

一是不断加强婴幼儿健康法制建设。《中华人民共和国宪法》第四十九条规定“婚姻、家庭、母亲和儿童受国家的保护”。国家陆续颁布实施《母婴保健法》《人口与计划生育法》，将保障婴幼儿健康权益上升为国家意志。国务院制定母婴保健法实施办法、计划生育技术服务管理条例、细化政策措施，可以推进各级政府部门和全社会支持、保障婴幼儿健康发展。

此外，国家对婴幼儿食品、接触材料及制品也都设立了明确的健康标准和相关的法律法规，如《食品安全法》对婴幼儿食品包装信息、食品原料和产品配方等都提出明确要求；《婴幼儿及儿童纺织产品安全技术规范》规定婴幼儿及儿童纺织产品的安全技术要求、试验方法、检验规则；《食品安全国家标准奶嘴》规定奶嘴的范围、基本要求、技术要求、标签标识等。

二是持续完善婴幼儿健康政策体系。将婴幼儿健康发展纳入党和国家重要政策和规划，在《中国儿童发展纲要（2021—2030）》《“健康中国2030”规划纲要》等重要文件中，提出了明确的目标要求和政策措施，将婴幼儿健康核心指标和重点政策措施纳入各级政府目标考核，推动各项工作落实。制定和完善婴幼儿健康相关规范和标准，加强全行业管理，逐步形成系统完备的婴幼儿健康政策体系。

（二）健康服务网络建设不断加强

不断加强城乡婴幼儿健康服务网络建设，逐步形成以妇幼保健机构为核心、以基层医疗卫生机构为基础、以大中型综合医院专科医院和相关科研教学机构为支撑的保健与临床相结合、具有中国特色的婴幼儿健康服务网络。

积极推进婴幼儿健康优质资源下沉。通过组建妇幼健康服务联合体、远程医疗、对口支援等方式，提高基层医疗卫生机构服务能力。鼓励各级医疗机构间纵向联合，形成分工协作、上下联动的工作机制，提高优质医疗资源可及性。

积极应用互联网技术和大数据平台，提升信息采集、分析和应用能力。完善自助服务设备和便民服务设施，广泛提供在线预约诊疗、候诊提醒、缴费支付、诊疗报告查询等便捷服务，全面开展预约诊疗服务，引导群众有序就诊，切实改善群众就诊体验。①

（三）婴幼儿托育服务崭露头角

中国婴幼儿健康促进政策发展与基本国情息息相关。在经历了从高生育率迅速到低生育率的转变之后，我国人口的主要矛盾已经不再是增长过快，而是人口红利消失、临近超低生育率水平、人口老龄化、出生性别比失调等问题。2021年7月20日，《中共中央、国务院关于优化生育政策促进人口长期均衡发展的决定》提出实施三孩生育政策及配套支持措施，就优化生育政策，实施一对夫妻可以生育三个子女政策，并取消社会抚养费等制约措施，清理和废止相关处罚规定，配套实施积极生育支持措施。

但是由于缺乏育儿支持，女性所面临的“工作-家庭”矛盾十分突出，家庭对工作的负向溢出效应、工作对家庭责任的时间挤压等，都严重地制约着女性将生育意愿转化为实际生育行为的能力。因此，在全面三孩政策背景下，重建社会化托育服务体系，提供有质量的托育服务，营造良好的人口环境，具有十分重要的现实意义。托育服务的发展和完善将是我国婴幼儿健康促进的重点工作。

二、托育服务的发展与完善

托育服务发展历程

（一）托育服务发展历程

传统社会的婴幼儿抚养方式主要是家庭式养育。近代以来，中国的幼儿教育由完全的家庭教育缓

① 中国妇幼健康事业发展报告（2019）（二）[J]．中国妇幼卫生杂志，2019，10(6)：1-7.

慢地向社会化教育转化，公办托儿所和幼儿园开始出现。我国的人口政策正随着国情积极调整，目前已全面放开二孩、三孩政策。随着出生人口的快速增加，婴幼儿托育服务的需求量也会逐渐增大，传统托育的模式和机构数量都将面临挑战。

（二）我国托育服务相关政策

知识拓展

我国托育行业全国性政策发展历程

目前国家已经意识到民众对于托育机构的强烈需求，从 2016 年开始，政府多次在重大会议上强调发展托育服务的重要性和迫切性。国务院《关于深化教育改革，全面推进素质教育的决定》中明确指出“要重视婴幼儿的身体发育和智力开发，普及婴幼儿早期教育的科学知识和方法”。

三、普惠托育

普惠托育是指面向 3 岁以下婴幼儿家庭，按照政府指导价格提供的符合相关标准和规范的托育服务。

（一）普惠托育的特点

普惠托育有三大优势：一是服务价格能被广大婴幼儿家庭所接受，这也是实行政府指导价的主要目的，为此普惠托育也将得到多种方式的政府扶持；二是服务质量有保障，能够满足婴幼儿家庭对安全质优服务的期盼，为此普惠托育必须符合相关标准规范，并得到有效监管；三是服务方便可及，能够为婴幼儿家庭提供就近便利的托育服务。

（二）发展普惠托育的意义

目前我国 3 岁以下婴幼儿人数超过 4 700 万，每年有高达 1 500 万以上的新生儿，但托育服务仍然处于起步阶段，在有 0～3 岁婴幼儿的家庭中，有托育服务需求的占 30%，其中 90%是 2～3 岁婴幼儿家庭，但据国家卫生健康委员会调查结果显示，我国 0～3 岁婴幼儿入托率只有 5%左右[①]。发展普惠托育服务体系，实施三孩生育政策及配套支持措施，是积极应对人口老龄化、促进人口长期均衡发展的有效举措。

发展普惠托育，是利国利民之举。一方面，做好普惠托育工作，提供安全健康、科学规范的托育服务，有利于提升儿童早期发展水平，促进婴幼儿健康成长，是提升人口素质的基础工程。另一方面，普惠托育服务可以有效减轻家庭养育的时间成本和经济压力，有助于提振育龄人群生育意愿，推动实现适度生育水平。另外，发展普惠托育服务，还有助于促进就业和家庭领域的性别平等，促进广大家庭和谐幸福。

（三）如何发展普惠托育

发展普惠托育服务，需要调动社会力量的积极性。一方面，要加大政府投资力度，提高托位建设补贴标准，进一步降低普惠机构开办成本；另一方面，可以采取公建民营、运营补贴、奖励补助、购买服务等多种方式，降低普惠机构运营成本。比如，强化政策支持和示范引领，支持有条件的用人单位参与普惠托育服务体系建设；推动各项支持政策的落实，优化市场环境，调动社会力量参与的积极性；充分挖掘幼儿园、社区资源、产业园区、工作场所、家庭住宅等多种资源，通过新建改建等方式提供托育服务。此外，在人员队伍建设方面，强化婴幼儿托育服务规范化管理，加强婴幼儿早期发展与健康管理人才培养。充分考虑各地区的实际情况，在出生人口减少、学前教育资源有富余的地区，鼓励“托幼一体化”，推动有条件的幼儿园开设托班，将 2 至 3 岁幼儿托育服务纳入以公立机构为主的普惠性学前教育服务体系；在欠发达地区将婴幼儿照护服务纳入基本公共服务体系，发挥政府和公益组织的作用，探索多样化、全覆盖的婴幼儿普惠托育模式。

知识拓展

我国普惠托育的发展和规划目标

① 杨桂华. 政策支持 托育市场或迎来风口[N]. 黑龙江日报，2021-07-19(005). DOI：10.28348/n.cnki.nhjrb.2021.003297.

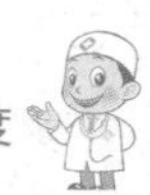

实训 6.2.1　情景模拟：如果你要开设和经营一家规范的托育机构，需要做哪些工作？

(一) 任务要求

1. 熟悉托育机构的设置标准。
2. 掌握托育机构的管理规范。

(二) 操作方法

1. 全班同学可自行分为两组，各组查阅相关资料后讨论如何开设并经营一家托育机构。
2. 各组成员担任托育机构负责人、政府部门工作人员、托育从业人员、幼儿监护人等角色，按照下列表单的要点进行情景模拟。
3. 各组成员在下列表单中记录对方组员的模拟内容，并为对方组员的表现进行评分并说出理由。

表 6-6　任务评价表单

要点	模拟内容	得分
场地设施		
人员规模		
备案登记		
收托管理		
保育管理		
健康管理		
安全管理		
人员管理		
监督管理		

注：评分标准为 1～10 分，10 分为满分。

(二) 评价要点

根据评价表单给予评分。

任务 2　掌握婴幼儿初级卫生保健

一、出生缺陷综合防治体系

由于环境污染等因素，婴儿出生缺陷的发病率有逐渐增高趋势，已成为影响人口素质和群体健康水平的公共卫生问题。近年来国家高度重视出生缺陷的防治，启动实施免费孕前优生检查等系列重大公共卫生项目，出台完善大病保障等多项健康惠民政策，推进出生缺陷综合防治。

出生缺陷综合防治体系包括出生缺陷三级预防，涵盖社会宣传、健康教育、婚前医学检查、遗传咨询、计划生育咨询指导、围孕期保健、孕期保健、孕期筛查、产前筛查、产前诊断和新生儿疾病筛查、诊断和治疗等一系列服务内容，详见本书模块一任务三。

在出生缺陷的预防工作中，应重视高新医学技术的发展和网络平台的建立。2021 年国家重点研发计划生殖健康及重大出生缺陷防控研究重点专项——"单基因病扩展性携带者筛查新技术研发临床应用评估及救助体系构建"正式立项①；构建出生缺陷综合防控网络平台，可以使新生儿出生缺陷病筛查工作中血片采集管理、资料的录入及汇总、血片转运及上报、结果反馈以及阳性患儿追踪管理工作更规范、高效地进行，确保数据完整、准确，并通过平台实现数据利用、分析，为政府提供决策依据②。

二、面向婴幼儿的基本公共卫生服务

基本公共卫生服务项目主要通过城市社区卫生服务中心(站)、乡镇卫生院、村卫生室等城乡基层医疗卫生机构免费为全体居民提供。基层医疗卫生机构在婴幼儿卫生保健工作中发挥着举重若轻的作用，长期以来为婴幼儿的健康成长做出了积极的贡献，为婴幼儿健康发育的各个阶段保驾护航。

本学习情境开头案例中的新生儿母亲正是因为忽视了新生儿体检，导致孩子听力障碍未得到及时医治，留下了不可逆的损伤。新生儿体检可使筛查出的病儿得到及早的处理，获得较好的预后。新生儿刚出生时，需要在医院完成头围、身高、体重、心脏杂音、听力等检查、筛查项目。后期包括新生儿家庭访视、满月健康管理和婴幼儿健康管理。

(一) 新生儿家庭访视

新生儿出院后 1 周内，医务人员可到新生儿家中进行，同时进行产后访视，了解出生时情况、预防接种情况。在开展新生儿疾病筛查的地区应了解新生儿疾病筛查情况等。观察家居环境，重点询问和观察喂养、睡眠、大小便、黄疸、脐部情况、口腔发育等情况。为新生儿测量体温、记录出生时体重、身长，进行体格检查，同时建立《母子健康手册》。根据新生儿的具体情况，对家长进行喂养、发育、防病、预防伤害和口腔保健指导。如果发现新生儿未接种卡介苗和第 1 剂乙肝疫苗，要提醒家长尽快补种。如果发现新生儿未接受新生儿疾病筛查，要告知家长到具备筛查条件的医疗保健机构补筛。

(二) 新生儿满月健康管理

新生儿出生后 28～30 天，结合接种乙肝疫苗第二针，应在乡镇卫生院、社区卫生服务中心进行随访。重点询问和观察新生儿的喂养、睡眠、大小便、黄疸等情况，对其进行体重、身长、头围测量、体格检查，对家长进行喂养、发育、防病指导。

(三) 婴幼儿健康管理

满月后的随访服务均应在乡镇卫生院、社区卫生服务中心进行，偏远地区可在村卫生室、社区卫生服务站进行，时间分别在 3、6、8、12、18、24、30、36 月龄时，共 8 次。有条件的地区，建议结合儿童预防

① 周红辉，张静，张强. 新技术新模式将出生缺陷扼杀在受精卵之前[N]. 科技日报，2021-11-10(008). DOI:10.28502/n.cnki.nkjrb.2021.006099.

② 蔺峥嵘，孟照琰，张斌，等. 基于区域医疗联盟体系下的甘肃省出生缺陷综合防控网络平台设计与实现[J]. 中国数字医学，2021,16(11):116-120.

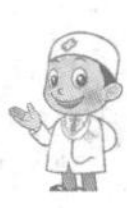

接种时间增加随访次数。服务内容包括询问上次随访到本次随访之间的婴幼儿喂养、患病等情况，进行体格检查，做生长发育和心理行为发育评估，进行科学喂养（合理膳食）、生长发育、疾病预防、预防伤害、口腔保健等健康指导。在婴幼儿6～8、18、30月龄时分别进行1次血常规（或血红蛋白）检测。在6、12、24、36月龄时使用行为测听法分别进行1次听力筛查。在每次进行预防接种前均要检查有无禁忌证，若无，体检结束后接受预防接种。

（四）婴幼儿眼保健服务

通过眼保健宣传教育、视力评估和相关眼病的筛查，早期发现影响儿童视觉发育的眼病，及早矫治或及时转诊，以预防儿童可控制性眼病的发生发展，保护和促进儿童视功能的正常发育，2021年6月17日国家印发《0～6岁儿童眼保健及视力检查服务规范（试行）》，对婴幼儿各阶段的眼保健及视力检查服务做出如下规定：

（1）健康儿童应当在生后28～30天进行首次眼病筛查，分别在3、6、12月龄和2、3、4、5、6岁健康检查的同时进行阶段性眼病筛查和视力检查。

（2）具有眼病高危因素的新生儿，应当在出生后尽早由眼科医师进行检查。

（3）出生体重＜2 000 g的早产儿和低出生体重儿，应当在生后4～6周或矫正胎龄32周，由眼科医师进行首次眼底病变筛查。

三、计划免疫接种

（一）免疫规划

免疫规划是指根据国家传染病防治规划，使用有效疫苗对易感人群进行预防接种所制定的规划、计划和策略，按照国家或者省、自治区、直辖市确定的疫苗品种、免疫程序或者接种方案。中国实施免疫规划政策已40余年，取得了令人瞩目的成就：不仅通过疫苗接种消灭了天花和脊髓灰质炎，有效控制了乙型病毒性肝炎，并接近消除麻疹，其他免疫规划针对的传染病发病率也显著下降[①②]。

（二）疫苗接种

根据《疫苗流通和预防接种管理条例》的规定，疫苗可分为第一类疫苗和第二类疫苗。第一类疫苗是指政府免费向公民提供，公民应当依照政府的规定受种的疫苗。主要有：乙肝疫苗、卡介苗、脊髓灰质炎疫苗、百白破疫苗、麻腮风疫苗、白破疫苗等；第二类疫苗是指由公民自费并且自愿受种的其他疫苗。目前常用的第二类疫苗有流感疫苗、水痘疫苗、B型流感嗜血杆菌疫苗、口服轮状病毒疫苗、肺炎疫苗、狂犬病疫苗等。第一类疫苗与第二类疫苗是相对的，不是绝对不变。由于国家的经济承受能力、疫苗的供应等多种原因，第二类疫苗暂时实行自费接种，随着条件的成熟，许多第二类疫苗也将纳入国家免疫规划。

疫苗不良反应的分类与处理

实训6.2.2　如何开展婴幼儿保健健康教育讲座

假设你是托育机构或社区医院等婴幼儿照护相关工作人员，现在需要你以婴幼儿保健为主题，开设一场健康教育讲座，你会如何开展相关工作？

---

① 余文周，王富珍，温宁，等. 中国深化医疗改革十年免疫规划助力全民健康[J]. 中国疫苗和免疫，2020，26(5)：602-606.

② 吴疆. 中国免疫规划工作的现况及建议[J]. 中华预防医学杂志，2013，47(10)：888-890.

(一) 任务要求

1. 了解健康教育讲座开展流程及内容。
2. 掌握健康教育讲座设计要点。

(二) 操作方法

1. 收集相关健康信息,明确健康教育讲座受众的主要健康问题,开展目标人群的健康需求评估。

2. 制订开展计划,如确定讲座主题、编写讲座教案、落实场地和设备、发放通知等。

(三) 任务评价要点

健康教育讲座完成后,请你对照以下指标,如实评价并进一步完善讲座设计方案。

表 6-7　任务评价指标表

一级指标	二级指标	要点
设计	主题	切合实际、贴近群众
	内容	内容新颖,知识科学
	形式	形式多样,讲究方法
组织与实施	材料	有计划方案、宣传通知、活动记录表、活动图片和小结等
	场地	环境舒适、桌椅安排合理
	流程	井然有序、能够应对各种突发状况
	人员	宣讲人员仪表整洁、谈吐得当、条理清晰
效果	参与率	目标人群参与程度高
	知晓率	实际效果好,受众健康知识知晓率提高
	满意度	受众满意程度高

任务 3　了解婴幼儿健康伦理

伦理学是对道德现象的系统研究,亦称道德哲学,集中关注人的行为和人的价值的道德领域,是寻找道德价值真理的科学[①]。当代伦理学建构了一套包括原则、准则或规则在内的道德规范体系,分析和评判现实生活中涉及该不该、正当与否、善恶及对错,进而指导人们的社会行为,协调人与人、人与自然、人与社会等各种伦理关系。

医学伦理学以医疗卫生领域中的道德现象及其发展规律为主要的研究对象,研究内容主要包括:

① 王海明. 伦理学定义、对象和体系再思考[J]. 华侨大学学报(哲学社会科学版),2019(1):26-48. DOI:10. 16067/j. cnki. 35-1049/c. 2019. 01. 003.

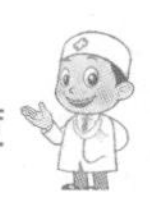

医学伦理学的基本理论，基本的医学伦理原则、规范和范畴，预防医学、临床医学、医学科研、医院管理、卫生经济与医疗保健政策等领域引发的伦理问题及分析框架，医学道德实践以及医学道德教育、修养及评价监督、医学专业精神等。

一、健康伦理的基本内容

健康伦理是医学伦理学的重要命题。健康是一种在身体、精神上的完美状态，以及良好的适应力，而不仅仅是没有疾病和衰弱的状态。健康伦理的基本内容包括三个方面：健康权利、健康责任和健康公平。

健康权利是公民重要的基本权利，也是公民享受其他权利的前提。但是健康作为权利的同时，又是一项责任。

健康是个人的责任、社会的责任也是政府的责任。当个体患病时，应充分认识到患病是不符合社会需求的一种状态，把康复作为己任。公民应积极参加与人群健康有关的社会公共活动，且不做危害他人健康行为的举动，不侵犯他人的健康权益。政府应该把增加人们健康作为卫生工作的首要目标，并制定公正合理的卫生法律法规，保证各项卫生事业有法可依，组织实施健康教育，促进公民建立良好的生活习惯。

健康公平的关键是卫生资源分配的公平，出发点和落脚点是结果公平，核心是关注弱势群体的健康，其哲学基础在于生命面前人人平等。健康公平意味着生存机会的分配应以需要为导向，意味着社会成员共享社会进步的成果。

二、辅助生殖技术伦理

（一）辅助生殖技术的定义及相关伦理问题

人类辅助生殖技术，是指运用医学技术和方法代替自然的人类生殖过程的某一步骤或全部步骤的手段，对配子、合子、胚胎进行人工操作，以达到受孕为目的的技术。随着人类辅助生殖技术的不断发展，诸多伦理问题也随之显现。例如，妇女为了一次生多孩，可以要求医生进行促排卵吗？父母是否可以遗弃通过辅助生殖技术出生但有缺陷的婴儿？是否可以给单身的妇女实施辅助生殖技术？胚胎来源于父母，生存条件也是由父母所赐，那么父母可以买卖自己的胚胎吗？精子和卵子不是人体器官，是否可以买卖？可以为有生育障碍的夫妻提供代孕服务吗？

（二）辅助生殖技术的伦理原则

辅助生殖技术的伦理原则

辅助生殖技术的伦理原则主要包括以下 7 点：① 有利于患者的原则。② 知情同意的原则。③ 保护后代的原则。④ 社会公益的原则。⑤ 保密原则。⑥ 严防商业化的原则。⑦ 伦理监督的原则。具体可见二维码知识拓展。

三、前沿医学技术伦理

克隆人技术、胚胎干细胞研究、基因编辑治疗等前沿医学技术不再局限于实验室，它们已被广泛应用到疾病诊断治疗的各个阶段。它们既是当前医学新技术的热点，也是引发众多伦理争议的热点。

（一）克隆人技术伦理

克隆人技术又称为无性繁殖，该技术能取出高等动物的成体细胞，将其携带遗传信息的细胞核植入去核的卵母细胞中，不经过有性过程即可将结合体激活、分裂，再将发育到一定程度的胚胎移植于母体子宫妊娠直至分娩。针对克隆人，中国的政策立场是，支持治疗性克隆人胚胎，反对生殖性克隆人胚胎。克隆技术处于生命科技的前沿，特别是在医疗和制药方面具有极大的利用价值，例如能够获取可用于救助他人的关键器官。中国的《人胚胎干细胞研究伦理指导原则》禁止以研究为目的，通过有性生殖制造人胚胎做实验，但是通过克隆技术制作无性生殖的胚胎是可以的，由此可见，中国政府认为无性生殖所获得的人胚胎比有性生殖所获得的人胚胎伦理地位要低得多。但是没有一种科学技术像克隆人技术那样受到伦理观念的显著制约，从事这项研究工作的人员应受到道德的约束，受到公众和政府的监督，保证克隆人技术向有利于人类生存和发展的健康方向发展。

（二）胚胎干细胞技术伦理

胚胎干细胞因其特性，可以分化成为身体内 200 多种细胞类型中的任何一种，形成了人体的各个组织和器官。如果让这种万能细胞按照我们的意愿进行分化，用于修复患病的组织甚至器官，人类将会在对抗自身疾病方面前进一大步。但是，由于获取人类胚胎干细胞的过程不可避免地需要使用人类胚胎，违背基本的伦理道德[①]。

人胚胎干细胞研究的伦理原则

胚胎干细胞研究始于 20 世纪 70 年代，截至目前仍然是生命科学领域研究中的热点问题。人胚胎干细胞研究应遵循以下伦理原则：① 尊重人胚胎的人格尊严原则。② 人胚胎使用的非强制性原则。③ 适度有偿性原则。④ 伦理保护与医学进步、法律规范相协调的原则。具体可扫码拓展阅读。

（三）基因编辑技术伦理

基因编辑技术已经成为生命科学领域重要的颠覆性技术之一。随着研究和应用不断深入，尤其是该技术用于人类基因的编辑之后，相关伦理问题探讨甚嚣尘上。2015 年，CRISPR/Cas9 技术首次应用于人类胚胎编辑，引发基因编辑技术伦理和监管问题的激烈讨论[②]。

美国国家科学院在 2017 年 2 月发布了一份关于基因编辑的报告。报告指出："可以允许科学家修改人胚胎 DNA，以阻止婴儿疾病，但是，这只有在极少数情况下实施，并且必须在有保障措施，且符合道德标准的情况下进行"。要修改人胚胎 DNA，有严格的限制，必须有"令人信服的理由"，且不能有"合理的替代方案"，例如预防严重的遗传性疾病。基因编辑治疗存在一定的风险，有一种"脱靶效应"容易造成其他非目标基因被修改，因此修改人胚胎 DNA 应该在政府的监督下进行。这份报告得到国际社会的普遍认可，阐明了基因编辑的基本伦理规范，并没有全面禁止，而是提出了严格的限制条件。

科技应该在伦理原则和相关法律规范下推进，但伦理观念对科技的约束并不是一成不变的。这种可变性来自人们伦理价值观的转变，出于文化和宗教伦理价值观在不同的时代可能会发现变化。"人体生命科学技术而言，几乎在其发展的每一重大时刻，诸如活体解剖、人体输血、器官移植、试管婴儿技术等的研究与应用，最初均遭到宗教、道德等方面的否定，然而，这些技术最终均冲破了宗教、道德等方面的既有禁区，获得普遍发展"[③]。

目前中国已初步建立了生命伦理委员会，但是它需要提高综合法律、伦理和科学等多方面意见的能力，它的审查机制需要进一步完善。

四、医学伦理委员会

医学科学的发展与进步以医学研究为基础，无数的历史经验证明，只有人道的、符合伦理的医学研

---

① 王嫒嫒. 欧洲人类胚胎干细胞技术专利适格性研究及启示[J]. 法制与社会，2019(12)：207-208.

② 王慧媛，李鹏飞，徐丽娟，等. 基因编辑技术伦理治理探讨[J]. 中国科学院院刊，2021，36(11)：1259-1269.

③ 高兆明. 技术祛魅与道德祛魅——现代生命技术道德合理性限度反思[J]. 中国社会科学，2003(3)：11.

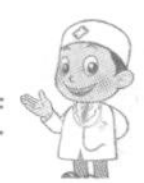

究才符合医学发展的根本目的。20 世纪 50、60 年代以来建立的医学伦理委员会负责对医学研究进行独立的伦理审查与监管，这为保护生物医学研究中人类受试者和实验动物的尊严与权益，保证医学研究目的、研究方案、研究过程和研究结果的正当性与合理性提供了制度保障。

（一）医学伦理委员会的发展和意义

最早在 1971 年，加拿大的学者提出了建立医院伦理委员会的建议。1984 年，美国医学会作出了"每个医院建立一个生命伦理学委员会"的决议，在此期间，英国、德国、澳大利亚、加拿大等国家的一些研究机构或医院也相继建立起医学伦理委员会。在中国，1988 年就有学者提出建立医学伦理委员会的设想，中国医学会医学伦理学会分别于 1990 年和 1994 年提出了《医院伦理委员会组织规则》和《医院伦理委员会通则》，为伦理委员会的建立提供了指导和依据，此后天津、北京、上海、江苏等地的医学伦理委员会如雨后春笋般纷纷成立[①]。

医学伦理委员会存在及建立的意义主要体现在以下四个方面：① 保护患者的人权及尊严。这是医学伦理委员会最直接的一个作用，保护患者基本权利并维护其尊严的完整性。② 保护医生不受到无辜的伤害。当发生医患纠纷时，不同专业背景的伦理委员会成员从不同的角度出发看待矛盾与问题，从而以一个综合全面性的中立姿态介入医患冲突，客观上起到了保护医生权益及医疗机构的作用。③ 提高医学技术，促进医学发展。医学伦理委员会扮演了对医学技术进步的促进者和推动者，医学伦理委员会不仅具有道德规范的直接性作用，同时也具备了发展医学事业的间接推进作用。④ 普及社会公众的伦理意识，规范道德选择。医学伦理委员会通过举办公开讨论活动，对公众进行知识宣讲，在提高社会大众的伦理意识及道德选择方面发挥着积极的作用[②]。

（二）医学伦理委员会的职能和运行

医学伦理委员其主要的组织成员包括医务人员、法律专家及非医务人员等，其职责为对各类临床研究方案及附件进行督查，看其是否合乎伦理道德，以保障受试者的安全和权益[①]。

医学伦理委员会职能介绍

医学伦理委员会的职能主要包括咨询指导、审查批准、教育培训和政策研究。严格的管理制度、规范的审查流程和标准的操作程序是医学伦理委员会高效运行和伦理审查质量的重要保障。严格的管理制度保证医学伦理委员会工作的独立和透明，标准的操作程序保证医学伦理委员会工作的科学和规范。伦理委员会的制度包括伦理审查申报程序、审查批准程序、会议制度、监督管理制度等；标准操作程序需要对伦理委员会的审查方式、审查类型、审查决定的传达、实地访查以及文档制度等进行规定。

实训 6.2.3　医学活动伦理审查中的知情同意

知情同意在涉及人的研究伦理中占据最重要的地位，是临床试验过程中既必要又重要的环节，其目的是更好地保护受试者。假设你现在要开展一项科研项目，涉及动物实验甚至人体实验，需要与受试者签署知情同意书，你会如何撰写？

（一）任务要求

1. 了解医学伦理中知情同意的重要性。
2. 掌握知情同意书的书写规范和要求。

---

① 李志光，梁宁霞，张馥敏，等. 医学伦理委员会的发展历程、特点及思考[J]. 江苏卫生事业管理，2011，22(4)：28-30.

② 杨柳青青. 医学伦理委员会的意义及发展探析[J]. 卫生软科学，2015，29(12)：773-776.

(二) 操作方法

请查阅《涉及人的生命科学和医学研究伦理审查办法(征求意见稿)》及相关资料。

1. 确定你想要开展的涉及医学伦理的医学研究项目主题。
2. 撰写一份该项目的知情同意书。

政治文件

《涉及人的生命科学和医学研究伦理审查办法(征求意见稿)》

(三) 任务评价要点

1. 知晓如何在医学科研工作中做到知情同意。
2. 撰写的知情同意书内容和格式符合规范。

思政话题

“基因编辑婴儿”案于2019年12月30日在深圳市南山区人民法院一审公开宣判。某大学副教授贺某等人在明知违反国家有关规定和医学伦理的情况下，将安全性、有效性未经严格验证的人类胚胎基因边际技术用于辅助生殖医疗，通过伪造伦理审查书，招募男方为艾滋病病毒感染者的多对夫妇实施基因编辑及辅助生殖，以冒名顶替、隐瞒真相的方式，由不知情的医生将基因编辑过的胚胎通过辅助生殖技术移植入人体内，致使2人怀孕，先后生下3名基因编辑婴儿。贺某等人的行为逾越科研和医学伦理道德底线，严重违反国家有关规定，在国内外造成恶劣影响，被依法追究刑事责任。[①]

请思考:(1) 基因编辑是否可以用于“优生”? 在预防疾病的同时，改变后代的身高，相貌甚至是提高人类后代的智力?(2) 如何辩证看待基因编辑技术的利弊?

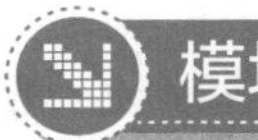

模块小结

本模块通过对中医基本理论、婴幼儿生理及病理病因特点、常见病的中医防治等的介绍拓展了学习者对婴幼儿生理与疾病的认识，提升了中医文化的自信。介绍了托育服务、婴幼儿初级卫生保健和健康伦理相关的医疗卫生制度，从宏观角度让学习者了解中国特色婴幼儿医疗卫生制度的发展和完善。

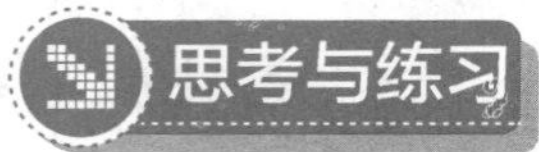

思考与练习

在线练习

一、单项选择题

1. 中医学中辨证的“证”是指(   )。
   A. 疾病的症状与体征　　B. 对疾病症状与体征的调查过程
   C. 对疾病症状与体征的分析过程　　D. 疾病发展过程中，某一阶段的病理概括
2. “阴在内，阳之守也”说明了阴阳的(   )关系。
   A. 阴阳失调　　B. 阴阳互根　　C. 阴阳对立　　D. 阴阳消长

---

① 信息来源:央视新闻,“基因编辑婴儿”案贺建奎因非法行医罪被判三年,中国法院网(https://www.chinacourt.org/article/detail/2019/12/id/4750322.shtml.),2019年12月30日。

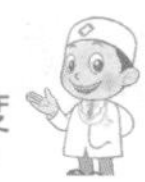

3. 阴阳属性的征兆是(　　)

A. 寒与热　　B. 水与火　　C. 上与下　　D. 左与右

4. 按照托育机构的设置要求,托育机构应当有自有场地或租赁期不少于(　　)年的场地。

A. 1年　　B. 2年半　　C. 2年半　　D. 3年

5. 婴幼儿接种卡介苗的时间为(　　)。

A. 出生后24小时内　　B. 出生后1个月　　C. 出生后3个月　　D. 出生后6个月

二、多项选择题

1. 属于中医学的特点有(　　)。

A. 整体观念　　B. 恒动观念　　C. 辨证论治　　D. 局部观念

2. 关于婴幼儿病理特点的中医认识正确的有(　　)。

A. 发病容易　　B. 传变迅速　　C. 脏气清灵　　D. 易趋康复

3. 托育机构应配备的人员有(　　)。

A. 保育人员　　B. 保健人员　　C. 炊事人员　　D. 安保人员

4. 以下属于一类疫苗的是(　　)。

A. 乙肝疫苗　　B. 麻腮风疫苗　　C. 水痘疫苗　　D. 肺炎疫苗

5. 以下不属于辅助生殖技术伦理原则的是(　　)。

A. 保护后代的原则　　B. 知情同意的原则

C. 兼顾利益的原则　　D. 有利于医学进步的原则

三、判断题

1. 中医学讲究辨证论治,可异病同治,也可同病异治。(　　)

2. 我国现存最早的儿科专著是《黄帝内经》。(　　)

3. 托育机构应当保证婴幼儿每日户外活动不少于1小时,寒冷、炎热季节或特殊天气情况下可酌情调整。(　　)

4. 出生缺陷综合防治体系包括出生缺陷三级预防、婚前医学检查、孕期检查、产前检查和新生儿疾病筛查等。(　　)

5. 拒绝使用体外培育超过十四天的胚胎,可以最大程度上维护了人胚胎的尊严,使胚胎在科研活动中不会遭到滥用。(　　)

四、简答题

1. 请简述中医学的基本特点。
2. 请简述婴幼儿病因特点。
3. 请从中医防治角度简述婴幼儿咳嗽的诊断要点和预防调护。
4. 请从中医防治角度简述婴幼儿过敏性鼻炎的诊断要点和预防调护。
5. 请简述发展托育服务的意义。
6. 你是否认同“建立医学伦理委员会的目的就是为了更好地保护患者利益”的说法?为什么?

主要参考文献

[1] 柏树令,应大君.系统解剖学[M].8版.北京:人民卫生出版社,2013.

[2] 季成叶.现代儿童少年卫生学[M].2版.北京:人民卫生出版社,2010.

[3] 刘祖洞,乔守怡,吴燕华,等.遗传学[M].3版.北京:高等教育出版社,2013.

[4] 步宏,李一雷.病理学[M].9版.北京:人民卫生出版社,2018.

[5] 淮河流域出生及出生缺陷监测项目专家组.出生缺陷临床识别手册[M].北京:人民卫生出版社,2014.

[6] 蒋泓.孕前、产前保健与婴儿喂养实用指南[M].上海:复旦大学出版社,2018.

[7] [美]斯蒂文·谢尔弗.美国儿科学会育儿百科0~5岁[M].池丽叶等,译.5版.北京:北京科学技术出版社,2020.

[8] 张玉侠.实用新生儿护理学[M].北京:人民卫生出版社,2015.

[9] 王卫平,孙锟,常立文.儿科学[M].9版.北京:人民卫生出版社,2018.

[10] 黎海芪.实用儿童保健学[M].北京:人民卫生出版社,2016.

[11] [美]塔尼娅·奥尔特曼.美国儿科学会育儿百科[M].唐亚等,译.7版.北京:北京科学技术出版社,2020.

[12] 中华医学会健康管理学分会.中国体检人群听力筛查专家共识[J].中华健康管理学杂志,2016,10(6):420-423.

[13] 向伟,胡燕.中国儿童体格生长评价建议[J].中华儿科杂志,2015,53(12):887-892.

[14] 姚树桥,杨艳杰.医学心理学[M].7版.北京:人民卫生出版社,2018.

[15] 鲍秀兰.0~3岁婴幼儿早期教育和早期干预[M].北京:人民卫生出版社,2021.

[16] 朱宗涵,曹彬.儿童早期运动发展与促进[M].北京:人民卫生出版社,2021.

[17] 史慧静.学前儿童卫生与保育[M].上海:复旦大学出版社,2019.

[18] 金星明,静进.发育与行为儿科学[M].北京:人民卫生出版社,2014.

[19] 鲍秀兰,等.0~3岁儿童最佳的人生开端[M].北京:中国妇女出版社,2019.

[20] [美]詹姆士·M.考夫曼,蒂莫西·J.兰德勒姆.儿童和青少年情绪与行为障碍:写给老师和家长的心理学指南[M].凌春秀,译,11版.北京:人民邮电出版社,2021.

[21] [日]松田道雄.育儿百科[M].王少丽等,译.北京:华夏出版社,2014.

[22] [美]克里斯托弗·卡尼.儿童行为障碍案例集[M].王金丽,李哲,译.6版.上海:上海社会科学院出版社,2020.

[23] 张婷.特殊教育的医学基础[M].北京:北京大学出版社,2011.

[24] 杨慧霞,段涛.健康与疾病的发育起源——DOHaD在中国[M].北京:人民卫生出版社,2013.

[25] 中国营养学会.中国居民膳食指南(2016)[M].北京:人民卫生出版社,2016.

[26] 康松玲,贺永琴.婴幼儿营养与喂养[M].上海:上海科技教育出版社,2017.

[27] 邵洁,童梅玲,张悦,等.婴幼儿养育照护专家共识[J].中国儿童保健杂志,2020,28(9):1063-1068.

[28] 童梅玲,邵洁,张悦,等.婴幼儿养育照护关键信息100条[J].中国妇幼健康研究,2020,31(9):1132-1136.

[29] 欧萍,刘光华. 婴幼儿保健[M]. 上海:上海科技教育出版社,2017.
[30] 张玉侠. 儿科护理规范与实践指南[M]. 上海:复旦大学出版社,2011.
[31] 张军,高玲玲,陈少贞. 早产儿全程照护理论与实践[M]. 武汉:华中科技大学出版社,2018.
[32] 中华儿科杂志编辑委员会,中华医学会儿科学分会儿童保健学,中华医学会儿科学分会新生儿学组,早产、低出生体重儿出院后喂养建议[J]. 中华儿科杂志,2016,54(1):6-12.
[33] 郑洪新,杨柱. 中医基础理论[M]. 5 版. 北京:中国中医药出版社,2021.
[34] 赵霞,李新民. 中医儿科学[M]. 5 版. 北京:中国中医药出版社,2021.

图书在版编目(CIP)数据

婴幼儿医学基础/史慧静主编. —上海：复旦大学出版社，2023.4
ISBN 978-7-309-16638-5

Ⅰ.①婴… Ⅱ.①史… Ⅲ.①小儿疾病-诊疗 Ⅳ.①R72

中国版本图书馆 CIP 数据核字(2022)第 214635 号

婴幼儿医学基础
史慧静　主编
责任编辑/夏梦雪

复旦大学出版社有限公司出版发行
上海市国权路 579 号　邮编：200433
网址：fupnet@fudanpress.com　http://www.fudanpress.com
门市零售：86-21-65102580　团体订购：86-21-65104505
出版部电话：86-21-65642845
常熟市华顺印刷有限公司

开本 890×1240　1/16　印张 12.25　字数 353 千
2023 年 4 月第 1 版
2023 年 4 月第 1 版第 1 次印刷

ISBN 978-7-309-16638-5/R·2017
定价：48.00 元